Tropon-Symposium VIII

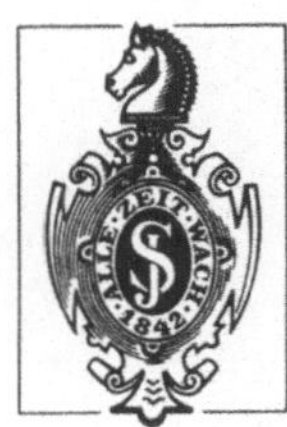

Organische Psychosyndrome

Herausgegeben von Reinhold Schüttler

Mit 28 Abbildungen und 34 Tabellen

Springer-Verlag
Berlin Heidelberg New York
London Paris Tokyo
Hong Kong Barcelona
Budapest

Tropon-Symposium VIII
am 20. 11. 1992 in Köln

Prof. Dr. med. REINHOLD SCHÜTTLER

Bezirkskrankenhaus Günzburg
Abteilung Psychiatrie III der Universität Ulm
Ludwig-Heilmeyer-Str. 2
89312 Günzburg

ISBN-13: 978-3-540-56771-4   e-ISBN-13: 978-3-642-84961-9

DOI: 10.1007/978-3-642-84961-9

CIP-Titelaufnahme der Deutschen Bibliothek
Organische Psychosyndrome: mit 28 Abbildungen und 34 Tabellen / hrsg. von . – Berlin;
Heidelberg; New York; London; Paris; Tokyo; Hong Kong; Barcelona; Budapest: Springer,
1993
   (Tropon-Symposium; 8)

NE: Schüttler, Reinhold [Hrsg.]; Tropon-Werke <Köln>: Tropon-Symposium

Satz: RTS, 69257 Wiesenbach/HD
25/3130-543210 – Gedruckt auf säurefreiem Papier

Begrüßung

O. ROHDE
Geschäftsführer, Troponwerke Köln

Sehr geehrter Herr Professor Schüttler,
sehr verehrte Damen, sehr geehrte Herren,
ich möchte Sie herzlich zum diesjährigen 40. Tropon-Symposium begrüßen. Wir freuen uns, daß Sie auch in diesem Jahr zu uns nach Köln gekommen sind.

Ihnen, Herr Professor Schüttler, möchten wir unseren besonderen Dank dafür aussprechen, daß Sie den Vorsitz und die wissenschaftliche Organisation dieses Symposiums übernommen haben. Ebenso danke ich den Referenten für Ihre Bereitschaft, uns mit ihren Vorträgen an ihrem Wissen teilhaben zu lassen.

Dieses inzwischen schon traditionelle Tropon-Symposium veranstalten wir heute zum 40. Mal.

Noch nie in seiner langen Geschichte hat sich dieses Unternehmen und die pharmazeutische Industrie insgesamt so ungünstigen Rahmenbedingungen ausgesetzt gesehen. Das neue Gesundheitsstrukturgesetz bürdet der Pharma-Industrie immense Lasten auf. Ohne prophetische Fähigkeiten zu besitzen, kann man voraussagen, daß unter diesen Bedingungen eine Vielzahl von Firmen ins Straucheln geraten wird. Damit wird auch der Forschungsstandort Deutschland erheblich in Frage gestellt.

Die Turbulenzen im Vorfeld der neuen gesetzlichen Regelungen haben eine Entwicklung aufgedeckt, die uns zunehmend mit Sorge erfüllt. Ausgelöst durch Steuerungsinstrumente wie Arzneimittelbudgets, Festpreisregelungen, Wirtschaftlichkeitsprüfungen etc., entstehen Verteilungskämpfe, die die traditionelle Solidarität zwischen Ärzte und Pharma-Industrie untergraben. Dies könnte sich besonders verhängnisvoll auswirken in einer Disziplin wie der Pharmakologie, in der eine Verbesserung der therapeutischen Optionen vital an die Kooperation zwischen Kliniker und Pharma-Industrie geknüpft ist. Ein Aufweichen des Konsens sollte auf alle Fälle vermieden werden.

In diesem Jahr wollen wir ein für den klinischen Alltag hochrelevantes Thema, die organischen Psychosyndrome, abhandeln.

Sie, meine Damen und Herren, werden ja immer wieder vor die Frage gestellt, ob es sich bei dem jeweiligen klinisch faßbaren Krankheitsbild um eine endogene oder exogene Psychose handelt. Viele primär nichtpsychiatrischen Krankheitsbilder wie internistische oder neurologische Affektionen können sich klinisch als Psychosyndrome manifestieren und müssen natürlich von primären endogenen Psychosen abgegrenzt werden, um sie einer adäquaten Therapie der Grundkrankheit zuzuführen.

Dieses Thema, die Auswahl der Referenten und das fachkundige Auditorium lassen eine lebhafte Diskussion erwarten.

Ich freue mich mit Ihnen auf einen anregenden und interessanten Tag und wünsche unserem Symposium einen erfolgreichen Verlauf.

Einleitung

Prof. Dr. R. Schüttler

Sehr geehrter Herr Rohde,
meine sehr verehrten Damen und Herren,
es ist mir eine besondere Ehre, dieses 40. Tropon-Symposium moderieren zu dürfen. Ich danke herzlich für die Einladung und ich freue mich, daß Tropon eine der großen Firmen ist, die in wirklich uneigennütziger Weise das Zusammentreffen von Fachkollegen fördert.

Organisch-psychische Störungen werden in allen medizinischen Bereichen häufig angetroffen, allerdings nicht regelmäßig erkannt. Felduntersuchungen ergaben eine Zeitpunktprävalenz behandlungsbedürftiger psychoorganischer Störungen um 2, 7 %. Da hiervon mehr als die Hälfte auf Alterskranke entfällt, ist in Zukunft mit einer Zunahme psychoorganischer Erkrankungen zu rechnen. Nimmt man vorübergehende bzw. leichte Störungen dieser Art hinzu, wie zum Beispiel Fieberdelirien, kurzdauernde traumatische oder postoperative psychoorganische Störungen, so ist damit zu rechnen, daß bei ungefähr jedem dritten Menschen einmal im Laufe des Lebens im Zusammenhang mit einer körperlichen Krankheit eine organisch-psychische Störung auftritt. Die Kenntnis der Symptomatologie akuter und chronischer, körperlich begründbarer Psychosen und Psychosyndrome gehört demnach zum selbstverständlichen Basiswissen des Arztes.

Den zahlreichen Ursachen entsprechen aber keineswegs zahlreiche verschiedene psychopathologische Syndrome. Die resultierenden psychopathologischen Zustandsbilder sind vielmehr trotz ihrer vielfältigen Ätiologie auffallend gleichartig. Die psychopathologische Symptomatik ist also ätiologisch vorwiegend unspezifisch. Sie läßt großenteils zwar erkennen, daß eine organische Erkrankung die Ursache ist, meist jedoch nicht, um welche es sich im einzelnen handelt.

Körperlich begründbare psychische Störungen sind demnach durch ihre Ätiologie und Symptomatik definiert, entsprechend werden sie diagnostiziert. Insoweit sind die Verhältnisse eindeutig. Nebenbei bemerkt, bedeutet die Verwendung des Begriffs „organisch" nicht, daß den übrigen psychopathologischen Zustandsbildern des triadischen Klassifikationssystems kein zerebrales Substrat zugrundeliegt. Im Kontext des heutigen Symposiums bedeutet der Begriff „organisch" lediglich, daß das so klassifizierte Syndrom auf jeden Fall einer unabhängig davon diagnostizierbaren zerebralen oder systemischen Störung zugeordnet werden kann.

Die Einteilung und Nomenklatur akuter und chronischer körperlich begründbarer Psychosyndrome ist uneinheitlich. So ist zum Beispiel die geläufige Diagnose „organisches Psychosyndrom" heute nicht mehr allgemein anerkannt. Die derzeitige terminologische Unübersichtlichkeit ist insbesondere darauf zurückzuführen, daß zur Einteilung der körperlich begründbaren psychopathologischen Syndrome nicht nur die Symptomatologie herangezogen wird, sondern auch andere Aspekte wie Erkrankungsalter, Verlauf und Prognose, Schweregrad der Erkrankung oder Art und Ort der Hirnschädigung. Alle nach diesen Aspekten geprägten Begriffe, wie zum Beispiel „organische Psychose" und „organisches Psychosyndrom" als Kennzeichnung akuter und chronischer Störungen, „Demenz" als Kennzeichnung schwerster Störungen, „Durchgangssyndrom" oder „Funktionspsychose" als Kennzeichnung reversibler Störungen, „endokrines Psychosyndrom" als Kennzeichnung einer regelhaften Beziehung zwischen Ursache und Symptomatik oder „hirnlokales Psychosyndrom" als Kennzeichnung von psychischen Folgen einer herdförmigen Hirnschädigung, sind anfechtbar und kritisierbar, sie wurden daher weitgehend aufgegeben. Zwar ist es nicht falsch, diese altgewohnten Begriffe weiter zu benutzen, sie werden jedoch allmählich unüblich, besonders in der internationalen Verständigung und in der Klassifikation, wie DSM III und ICD-10 zeigen.

Meine Damen und Herren, die heutige Vortragsliste weist die Namen von auf ihren Fachgebieten herausragenden Experten auf. Wir dürfen uns also auf einen spannenden und anregenden wissenschaftlichen Austausch freuen. Zweifellos ist die Thematik dieses Symposiums aber nicht nur wissenschaftlich interessant, sondern auch für die praktische ärztliche Tätigkeit von eminenter Bedeutung.

Inhaltsverzeichnis

Mitarbeiterverzeichnis

BECHTER, K., Dr. med.
Bezirkskrankenhaus, Ludwig-Heilmeyer-Str. 2, 89312 Günzburg

DAUCH, W., Priv.-Doz. Dr.
Neurochirurgische Klinik, Klinikum der Philipps-Universität,
Baldingerstraße, 35043 Marburg

EGBERTS, E.-H., Prof. Dr.
Medizinische Klinik I, Klinikum Lippe-Detmold GmbH,
Röntgenstr. 18, 32756 Detmold

FOERSTER, K., Prof. Dr.
Psychiatrische Universitätsklinik, Osianderstr. 22, 72076 Tübingen

GROß, Gisela, Prof. Dr. med.
Bereich Verlaufspsychiatrie, Universitäts-Nerven- und Poliklinik,
Sigmund-Freud-Str. 25, 53127 Bonn

HAAN, J., Prof.
Chefarzt der Neurologischen Klinik, Krankenhaus Maria Hilf GmbH,
Akademisches Lehrkrankenhaus der RWTH Aachen,
Südwall 27, 41179 Mönchengladbach

HARTMANN, H.
Zentralinstitut für Seelische Gesundheit, Abteilung Psychopharmakologie,
J 5, 68159 Mannheim

HEUSER, Isabella, Dr. med. Dipl.-Psych.
Max-Planck-Institut für Psychiatrie, Kraepelinstr. 10, 80804 München

HUBER, G., Prof. Dr. med. Dr. med. h.c.
Emerit. o. Prof. der Universität Bonn, Zentrum für Nervenheilkunde,
53127 Bonn (Venusberg)

KLOSTERKÖTTER, J., Priv.-Doz. Dr.
Psychiatrische Universitätsklinik, Pauwelsstr. 30, 52074 Aachen

MÜLLER, W. E., Prof. Dr.
Zentralinstitut für Seelische Gesundheit, Abteilung Psychopharmakologie,
J 5, 68159 Mannheim

NABER, D., Priv.-Doz. Dr.
Psychiatrische Universitätsklinik, Nußbaumstr. 7, 80336 München

NISSEN, G., Prof. Dr.
emerit. Direktor der Universitätsklinik und Poliklinik
für Kinder- und Jugendpsychiatrie,
Füchsleinstr. 15, 97080 Würzburg

PLOOG, D., Prof. Dr.
Max-Planck-Institut für Psychiatrie, Kraepelinstr. 2, 80804 München

SCHÜTTLER, R., Prof. Dr.
Bezirkskrankenhaus Günzburg, Abteilung Psychiatrie II der Universität
Ulm, Ludwig-Heilmeyer-Str. 2, 89312 Günzburg

SOYKA, M., Dr. med.
Psychiatrische Klinik und Poliklinik, Nußbaumstr. 7, 80336 München

1 Psychopathologische Prozesse in neuroethologischer Sicht

D. PLOOG

Auch das menschliche Verhalten hat eine Evolutionsgeschichte, die durch die vergleichende Erforschung angeborenen Verhaltens (Ethologie) und seiner neuralen Substrate (Neuroethologie) zugänglich ist. Dominanzverhalten und Submission, Selbstbehauptungs- und Bindungsverhalten, Werbe- und Sexualverhalten sind solche Aspekte menschlichen Sozialverhaltens, deren Bedeutung für die Psychopathologie herausgestellt wird. Einen Zugang zur zerebralen Organisation und Desorganisation des speziestypischen Sozialverhaltens gewinnt man durch die Untersuchung normativer und pathologischer nonverbaler Kommunikationsprozesse, z. B. kommt die angeborene mimische Ausdrucksmotorik erst beim Menschen unter voluntative Kontrolle. Unter pathologischen Bedingungen treten Dissoziationen zwischen der Willkürkontrolle und dem spontanen Gefühlsausdruck einerseits und dem zugeordneten Gefühlserlebnis andererseits auf. Evolutionsbiologisch gesehen stützt dies die Annahme, daß Emotionen subjektive Korrelate angeborener Bewegungsweisen sind. Auch der Wahrnehmungsapparat, z. B. für Mimik-Erkennen, ist arttypisch vorgeprägt. Die emotionale Bewertung eines Wahrnehmungsreizes scheint von der kognitiven (Neokortikalen) Analyse des Wahrgenommenen entkoppelt zu sein. Dies hat beträchtliche therapeutische Konsequenzen. Insgesamt ist es das nonverbale Kommunikationssystem, das vor allem bei den endogenen Psychosen defizitär ist.

1.1 Einführung

Dieses Symposium soll mir eine willkommene Gelegenheit sein, das Thema Psychiatrie und Ethologie noch einmal abzuhandeln, und zwar, wie im Titel angezeigt, mit Einbeziehung der Neuroethologie. Es werden sich dabei konzeptuelle Beziehungen zu den organischen Psychosyndromen ergeben. Der Ausdruck Neuroethologie mag vielen nicht bekannt sein. Darum will ich ihn erläutern. Während die Ethologie bekanntlich die vergleichende Erforschung angeborenen Verhaltens zum Gegenstand hat, beschäftigt sich die Neuroethologie mit den neuralen Substraten und funktionalen Mechanismen, die angeborenem Verhalten zugrunde liegen oder, genauer gesagt, mit den kausalen Beziehungen zwischen bestimmten, meist komplexen Verhaltensweisen und deren neuralem Substrat. In beiden untrennbar aufeinander bezogenen Teilgebieten der Ethologie und der Neuroethologie wird besonderer Wert auf den evolutionären und artenvergleichenden Aspekt gelegt (Ploog 1988). Tinbergen führte schon 1951 in seinem Buch „The Study of Instinct" den Terminus Ethophysiologie ein und erklärte, daß eine gute Verhaltensanalyse von der höchst komplexen Ebene des Verhaltens eines Lebe-

Tropon-Symposium, Bd. VIII
Organische Psychosyndrome
Hrsg. R. Schüttler
© Springer-Verlag Berlin Heidelberg 1993

wesens bis hinunter auf die Ebene der Neurophysiologie, heute würde man sagen, bis auf die molekulare Ebene, wo immer möglich, betrieben werden müsse. Der Unterschied zwischen einem Neuroethologen und einem Neurobiologen ist in einer verschiedenen methodischen Annäherung an das jeweilige Problem gegeben. Der Neurobiologe bevorzugt eine „bottom-up" Analyse, d. h. er beginnt seine Analyse auf einer unteren organismischen Ebene, z. B. dem Neuron, und schaut, wie seine Ergebnisse in einen übergeordneten komplexeren Zusammenhang passen. Für den Neuroethologen ist die „top-down" Analyse die Methode der Wahl. Die Analyse beginnt mit dem zu untersuchenden Verhalten selbst, z. B. dem Beutemachen, dem Werbeverhalten oder einer bestimmten Kommunikationsweise, um nur einige sequentiell organisierte Formen angeborenen Verhaltens zu nennen. Das Ziel der Untersuchung ist, das jeweilige Verhalten neurobiologisch zu erklären und seinen Ablauf unter Berücksichtigung der jeweiligen Umweltbedingungen vorauszusagen.

So gesehen verhält sich der klinische Psychiater primär wie ein Ethologe. Er geht bei seinen Patienten von der Verhaltensbeobachtung in einer bestimmten Umwelt aus, analysiert und klassifiziert das jeweils gestörte Verhalten, z. B. Zwangshandlungen, und fragt, wenn er ein naturwissenschaftlich forschender Psychiater ist, nach den kausalen Mechanismen des betreffenden Verhaltens. Diese Frage nach den kausalen Mechanismen ist dieselbe, die schon Jaspers (1923) stellte, als er nach den kausalen Mechanismen psychopathologischer Phänomene fragte. Heute, 70 Jahre später, häufen sich mit der rapiden Entwicklung der Neurowissenschaften die Fakten, die uns ermutigen, Fragen nach den physischen Ursachen von Verhaltensstörungen, affektiven Störungen und Denk- und Gedächtnisprozessen zu stellen, wenn wir auch zugeben müssen, daß wir im Bereich der Psychopathologie weit von dem Ziel entfernt sind, befriedigende Antworten zu bekommen. Die Kluft zwischen den physischen Ursachen psychischer Störungen und dem Erleben des Patienten, seiner Lebensgeschichte und seiner sozialen Umwelt ist unüberbrückt. Wir müssen weiter danach fragen, wie diese beiden Welten, wahrscheinlich die zwei Seiten einer Medaille, aufeinander bezogen und voneinander abhängig sind. Da wir nicht damit rechnen können, daß das Leib-Seele-Problem nach Art einer mathematischen Gleichung mit Hilfe eines Algorithmus lösbar ist (Gierer 1985), bleiben die beiden inkonsistenten Zugänge des Psychiaters zu den Störungen seiner Patienten bestehen.

In einer solchen Situation ist es nützlich, sich nach biologischen Theorien umzusehen, die nach der Naturgeschichte bestimmter Verhaltensweisen und ihrer zentralnervösen Organisation fragen, um auf diese Weise Erkenntnisse über Aufbau, Struktur und Funktion des Verhaltens von Organismen und derjenigen neuralen Mechanismen zu gewinnen, die das jeweilige Verhalten zustande bringen. Solche auch dem Menschen eigenen lebenswichtigen Verhaltensweisen sind z. B. Nahrungssuche und Nahrungserwerb, Angriff und Flucht, Dominanzverhalten und Submission, Selbstbehauptungs- und Bindungsverhalten, Reproduktions- und Sexualverhalten und das sich durch alle diese Verhaltensweisen ziehende Band sozialer Verständigungsweisen, die höchst artspezifisch sind. Unter diesen nimmt die Sprache als jüngstes Produkt der Evolution den höchsten Rang ein. Fassen wir gestörtes Verhalten in der Psychiatrie ins Auge, so erkennen wir Komponenten dieser Verhaltensweisen in bunter Mischung und wechselnder Ausprägung in unseren gänzlich anders geordneten diagnostischen Kategorien wieder. Während aber die z. Zt. herrschenden Hypothesen über die Ursachen psychopathologischer Zustände zumeist auf meßbaren Effekten psychotroper Substanzen beruhen, könnten sich diese Ursachen unter einem anderen theoretischen Blickwinkel als Beiwerk eines in den genannten Bereichen basal gestörten Verhaltens herausstellen.

Wie ich bei mehreren Gelegenheiten ausführlich dargestellt habe (1964, 1972, 1980), scheint mir die Ethologie, teils auch in ihrer Variante der Soziobiologie, ein theoretisches Konzept anzubieten, das für die Erklärung psychopathologischer Prozesse nützlich ist. Die Ethologie fußt auf der Evolutionslehre. Als vergleichende Biologie hat sie im Prinzip das Verhalten aller Lebewesen zum Gegenstand und somit auch den Menschen (Eibl-Eibesfeldt 1987). Im Grunde ist dieser Ansatz zur Erklärung von biologischen Prozessen in der Medizin durchaus herkömmlich; wir suchen bei Tieren und beim Menschen nach Gemeinsamkeiten und Unterschieden z. B. des Immunsystems, der Körperorgane und der Gehirne. In der Psychiatrie aber, wo es psychische Phänomene und menschliches Verhalten auf seine Wurzeln zu untersuchen gilt, ist dieser Ansatz auch heute noch ungewöhnlich und wird wegen seiner stammesgeschichtlichen Perspektive nicht selten abgelehnt. Dabei war Kraepelin der erste, der die Psychopathologie unter evolutionärem Aspekt betrachtet hat. Auch hier kann ich nicht umhin, die höchst weitsichtige Stelle aus seiner Arbeit über „Die Erscheinungsformen des Irreseins" aus dem Jahre 1920 zu zitieren:

> „Das Bild, das wir uns hier von der Entstehungsgeschichte der Krankheitserscheinungen entwerfen konnten, ist sicherlich überaus roh und unvollkommen. Der stammesgeschichtliche Aufbau der menschlichen Persönlichkeit hat sich in unendlich langsamer Entwicklung, in unzähligen feinen, kaum merklichen Fortschritten vollzogen; auch Rückschritte werden vorgekommen sein; Nebenwege wurden eingeschlagen und wieder verlassen. Das Endergebnis dieser unabsehbaren Entwicklung enthält naturgemäß Spuren und Überbleibsel aus den verschiedensten Abschnitten der Stammesgeschichte, mag auch die ungeheure Mehrzahl einstmals herausgebildeter und dann überwundener Einrichtungen völlig verlorengegangen sein. Wenn wir daher heute versuchen, die Äußerungen des Irreseins mit den einzelnen Entwicklungsstufen der Persönlichkeit in Beziehung zu setzen, so fehlen uns dafür fast alle Voraussetzungen. Sollen diese Versuche über ein unsicheres Tasten hinausgelangen, so wird es notwendig sein, die Erscheinungen unseres Innenlebens überall auf ihre Wurzeln in der Seele des Kindes, des Naturmenschen, des Tieres zurückzuverfolgen, ferner zu prüfen, wieweit in Krankheitszuständen verschollene Regungen aus der Vorzeit der persönlichen und stammesgeschichtlichen Entwicklung neues Leben gewinnen. Die Ausblicke, die eine derartige Betrachtungsweise gewährt, scheinen mir trotz der Kümmerlichkeit unseres heutigen Wissens ermutigende zu sein; sie könnten mit dazu beitragen, uns unsere so unendlich schwierige Hauptaufgabe, das klinische Verständnis der Krankheitsformen, zu erleichtern."

Direkten Bezug auf Darwin nimmt Kraepelin (1916) in seiner 19. Vorlesung über hysterische Geistesstörungen, wo er die Ausdrucksformen der Gemütsbewegungen als „Reste uralter Schutzeinrichtungen" betrachtet. In diesem Zusammenhang möchte ich auch meinen ersten Lehrer in der Psychiatrie, Ernst Kretschmer, nennen, der mit seinem Begriff der „Motorischen" bzw. „Psychomotorischen Schablonen" meine Gedanken in die später eingeschlagene Richtung gelenkt hat. Er meinte damit „genormte Bewegungsabläufe", die phylogenetisch vorgebildete „Reflex- und Instinktformeln" und ihre Bruchstücke, ebenso wie die ontogenetisch sich entwickelnden sekundären Automatismen in Gang, Haltung und Gebärde umfassen (1953, 1971). In moderner technischer Sprache würden wir heute von vorprogrammierten Bewegungsabläufen sprechen, die, soweit sie nicht erlernt und automatisiert worden sind, ganz den Instinktbewegungen Konrad Lorenz' (1937, 1953, 1992) entsprechen.

1.2 Klinische Beobachtungen an akuten Psychosen

Meine Anknüpfungspunkte zur Ethologie waren damals Beobachtungen über Bewegungsabläufe an katatonen Schizophrenen und Patienten mit psychomotorischer Epilepsie in Dämmerattacken. Besonders die motorischen Stereotypien der Katatonen gaben Anlaß zu prinzipiellen Auseinandersetzungen zwischen den „Organikern" und den „Psychikern" unter den Psychiatern, ein Streit, der heute wegen der abnehmenden Bedeutung der Psychoanalyse und der Entwicklung potenter somatischer Therapien an Brisanz verloren hat. Anfang der 50er Jahre jedenfalls, als ich auf der Suche nach einem theoretischen Ansatz war, der Biologie und Psychologie umfaßt, sahen die „Somatiker" in diesen Bewegungsstörungen den Ablauf eines nicht faßbaren und sinnlosen hirnorganischen Prozesses, während die „Psychiker" denselben Vorgang für einen psychopathologisch ableitbaren, verstehend zu interpretierenden seelischen Ausdruck hielten, der mit der Lebensgeschichte des Kranken in Zusammenhang steht (Ploog 1957; Winkler 1957).

Bei den Kranken beobachten wir bestimmte Bewegungen, die ganz überwiegend mit Tätigkeitsworten beschrieben werden können, wie z. B. streichen, wischen, schütteln, schlenkern, bohren, fingern, nesteln, kauen, kratzen, reiben, wälzen, greifen; zu einem Teil sind es auch mimische Bewegungen mit Ausdruckscharakter und solche, die Gesten oder ritualisierte Bewegungen kennzeichnen, wie z. B. nicken, winken, zeigen, drohen oder sich bekreuzigen. In vielen Stereotypien vereinigen sich mehrere dieser Bewegungsweisen zu einem einfachen Ablauf mit geringen Modifikationen oder sie wechseln miteinander ab wie bei dem katatonen Kranken auf Abb. 1, der entweder nestelte oder kaute. Hier zeigt er visuell orientiertes orales Greifen, das in derselben Form auch im schweren zerebralorganischen Abbau auftritt. Eine andere Patientin neigte ihren Körper rhythmisch nach vorne und hinten oder sie wechselte diese Bewegung mit einer Kratzbewegung gleicher Frequenz ab; dabei verbigerierte sie im Takt der Bewegungen Satzbruchstücke bis zu 10 min. Dauer.

Diese uniformierten Bewegungsweisen haben den Charakter von Grundbewegungen, wie wir sie auch beim Kleinkind beobachten können, wenn es z. B. ausdauernd reibt, wischt, schüttelt oder fingert. Sie sind, verglichen mit dem primitiven, reflexartigen Greifen, nicht mehr so schablonenhaft und deutlich komplexer als motorische Schablonen im zerebralen Abbau. Bei manchen Patienten wie dem eben gezeigten haben wir beides gefunden, motorische Schablonen und Stereotypien. Diese Stereotypien sind wie kleine Melodien, die sich gerne wiederholen. Beim Kinde haben solche

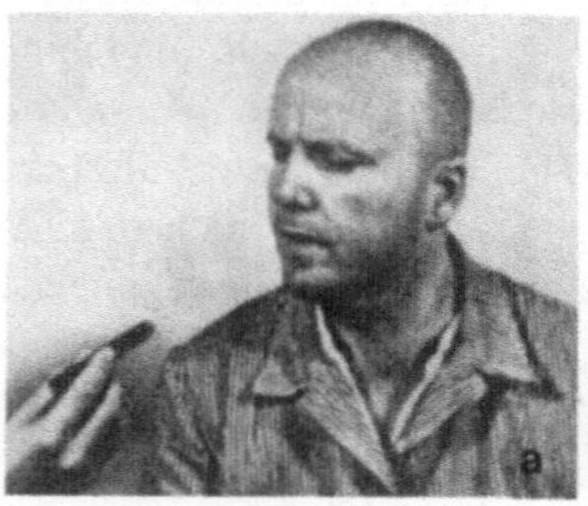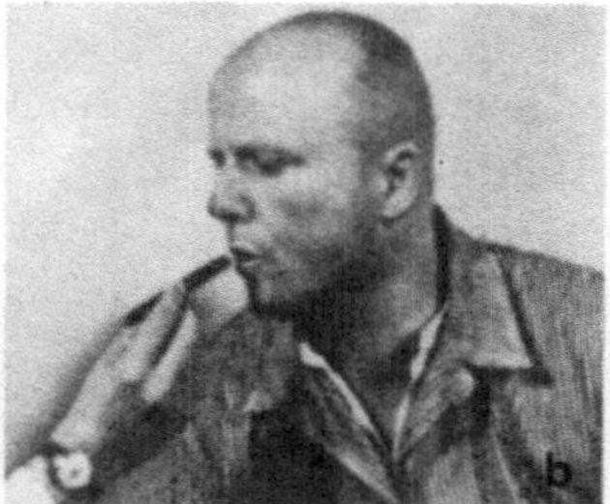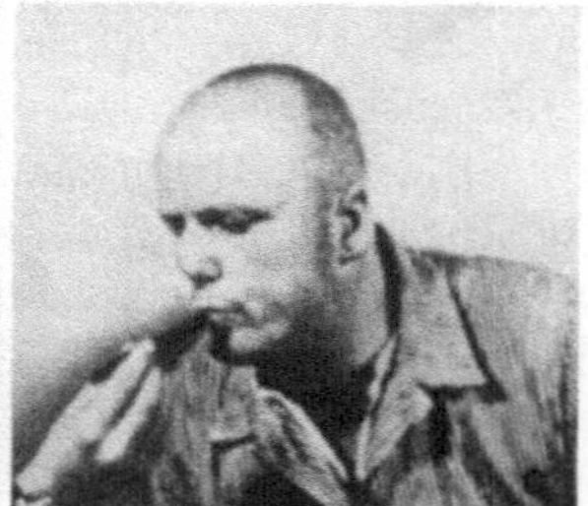

Abb. 1. Visuell orientiertes orales Greifen bei einem Defektschizophrenen mit motorischen Stereotypien. (Filmaufnahmen des Verfassers aus der Universitätsnervenklinik Marburg, 1955)

elementaren Weisen des Bewegens Funktionswert, und zwar sowohl eine explorierende Funktion als auch eine Ausprobier- und Übungsfunktion, wie wir sie auch beim Spiel junger Säugetiere, insbesondere junger Affen beobachten können. Bei den Stereotypien kataton Kranker oder auch bei den gleichgearteten Stereotypien in einer Dämmerattakke haben die Bewegungsabläufe keinen Funktionswert mehr. Für die motorischen Stereotypien zusammengenommen kann man im Vergleich zu normalen Handlungs- und Bewegungsweisen eine Rangordnung nach ihrem Grade von Freiheit und Zwangsläufigkeit aufstellen. Danach käme den Handlungen und Bewegungen der Gesunden ein optimaler Freiheitsgrad zu, der nur in besonderen, affektbesetzten Situationen eingeschränkt wäre. In den unteren Abschnitten eines solchen Ordnungssystems stehen die Dämmerattacken, in denen man oft noch zusammenhängende, wenn auch automatenhaft unangepaßte Handlungs- und Bewegungsabläufe beobachten kann, gefolgt von den katatonen, leerlaufartigen Verhaltensweisen mit nur noch geringen Freiheitsgraden und unter ihnen schließlich die Stereotypien mit nahezu gänzlicher Zwangsläufigkeit weniger Grundbewegungsweisen, die dissoziiert von der Gesamtmotorik ablaufen. Zu den motorischen Schablonen im zerebral-organischen Abbau ergeben sich enge Beziehungen. Auch auf dieser unteren, reflexähnlichen Ebene kommt es zu einer zunehmenden Entdifferenzierung der Schlüsselreize und zu einer schablonenhaften Reaktion auf wechselhafte Reize aus der Umwelt.

Der mit der Materie Vertraute liest heraus, daß diese Betrachtungsweise von zwei Seiten beeinflußt worden ist.

Zum einen ist es Hughlings Jacksons Lehre (1884) von der hierarchischen Organisation des Nervensystems, die besagt, daß höhere Organisationsebenen, wie der Neokortex, untere Organisationsebenen, wie z. B. das Zwischenhirn, im Normalfall kontrollieren, daß sich aber im zerebralen Abbau die unteren Ebenen, wenn auch in primitiverer, weniger adaptiver Form neu organisieren. Diese Lehre von der Evolution und Dissolution im Aufbau und im Abbau zentralnervöser Funktionen ist oft kritisiert worden. Darauf kann ich hier nur mit der Bemerkung eingehen, daß Jackson mit seinem Hierarchie-Modell nie den Anspruch erhoben hat, die ganze Pathologie erklären zu wollen. Es gibt daneben eine ganze Reihe anderer, gleichzeitig wirksamer Organisationsprinzipien, die aber in unserem Zusammenhang nicht relevant sind (Ploog 1980, S 448 ff). Jedenfalls gilt das Konzept von Jackson in bezug auf die Exekution von Bewegungen auch heute noch (Georgopoulos 1991).

Zum anderen war es die ethologische Lehre von den arteigenen genetisch vorprogrammierten Bewegungsweisen, die durch arteigene Schlüsselreize oder Auslöser hervorgerufen werden können oder unter bestimmtem Triebdruck auch ohne erkennbare äußere auslösende Reize gleichsam im Leerlauf ablaufen. Die zentralnervösen Mechanismen, die dafür in der aufsteigenden Säugetierreihe vorgebildet worden sind, treten unter den pathologischen Bedingungen der Psychose in Aktion und produzieren bruchstückhafte, nicht angepaßte, aber im Bewegungsrepertoire vorprogrammierte Bewegungsmuster (Ploog 1957).

Daß diese motorischen Abläufe in katatonen Psychosen, die man bei uns heute nur noch selten sieht, und ebenso bei psychomotorischen Dämmerattacken unter hochemotionaler Spannung ablaufen, ist allgemein bekannt. Ich erinnere an die gefürchteten Impulsivhandlungen in epileptischen Dämmerzuständen und bei katatonen Patienten, gelegentlich sogar aus der motorischen Sperrung oder dem Stupor heraus. Immer machen diese Ausbrüche den Eindruck einer elementaren Entladung.

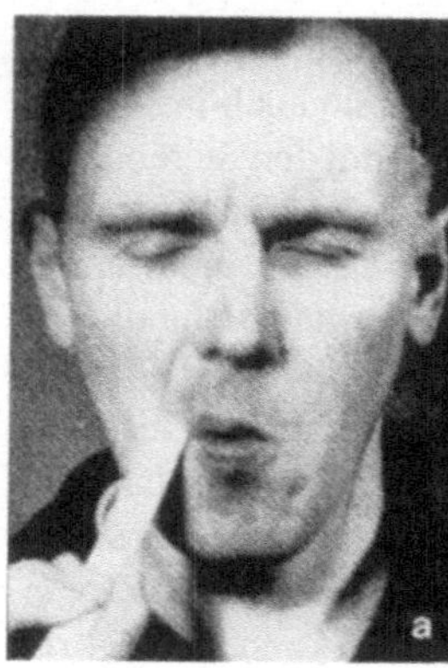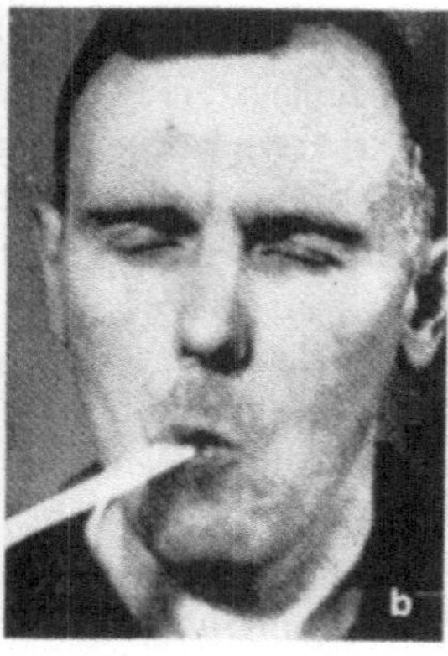

Abb. 2. Taktil ausgelöstes orales Greifen bei einem Defektschizophrenen
mit mimischer Desintegration. (Filmaufnahmen; s. Abb. 1)

Wichtig für mein Verständnis der Emotionalität oder Affektivität war neben den Bewegungsstörungen die veränderte Mimik in Psychosen und oft auch die veränderte Stimme beim Kreischen, Jammern oder Verbigerieren. Heimann u. Spoerri (1957) publizierten damals eine mich beeindruckende Arbeit über die mimische Desintegration bei chronisch Schizophrenen. Ich fand meine Beobachtungen darin wieder (Abb. 2). Dieser defektschizophrene Kranke mit einer ausgeprägten mimischen Desintegration zeigt hier taktil ausgelöstes orales Greifen. Doch im Gegensatz zur ausdrucksphänomenologischen Interpretation von Heimann und Spoerri sah ich in der Desorganisation der Mimik eine Störung des menschlichen nichtverbalen Kommunikationssystems und der diesem System zugrunde liegenden neuralen Mechanismen. Darwin (1872) beginnt das 3. Kapitel seines berühmten Buches „Der Ausdruck der Gemüthsbewegungen bei dem Menschen und den Thieren" damit, daß „nämlich gewisse Handlungen, welche wir als ausdrucksvolle für gewisse Zustände der Seele (mind) anerkennen, das direkte Resultat der Konstitution des Nervensystems sind und von Anfang an vom Willen und in hohem Maße auch von der Gewohnheit unabhängig gewesen sind." Und zum Schluß des Buches empfiehlt er den Physiologen, sich der mimischen Ausdrucksbewegungen, der „language of the emotions" anzunehmen. Dementsprechend stellte sich für mich die Frage, um welche physiologischen Prozesse es sich handelt, wie und wo sie im Gehirn ablaufen und wie ihrer Pathologie beizukommen sei.

Schließlich wurde mir die naturgeschichtliche Bedeutung des Ausdrucksverhaltens durch Tinbergens Buch „Social Behaviour in Animals" (1953) klar; es erschien zwei Jahre nach seiner Instinktlehre (1951) und beschreibt das soziale Verhalten der Tiere und die Verständigungsweisen, die das Zusammenleben herbeiführt und ermöglicht. Unter diesem Gesichtspunkt ist das Gesicht des Menschen und seiner nächsten Verwandten, der Menschenaffen, ein im Laufe von Jahrmillionen entstandener Signalapparat, der soziale Signale an seine Artgenossen aussendet, die von diesen verstanden und beantwortet werden. Der Evolutionsprozeß ist in bezug auf die Mimik mit den zugrunde liegenden Hirnprozessen nie zum Stillstand gekommen und hat sich noch vom Schimpansen zum Menschen, die bereits 98,5 % ihres Genoms gemeinsam haben sollen, weiter entwickelt. In engster Gemeinschaft mit dem mimischen hat sich auch der stimmliche Apparat entwickelt, wobei die Unterschiede zwischen den Menschenaffen und dem Menschen in diesem Bereich beträchtlich sind (Ploog 1990).

Die Überzeugung, daß es in akuten Psychosen nicht nur die bisher geschilderten motorischen Erscheinungen sind, sondern daß komplexes, von der Außenwelt nicht gesteuertes Instinktverhalten hervortritt, gewann ich durch den starken klinischen Eindruck, den jugendliche akut schizophrene Psychosen auf mich machten. Worum es mir dabei geht, will ich an zwei der damaligen Krankheitsbilder veranschaulichen. Die Krankengeschichten stammen aus den Jahren 1953–1956, aus einer Zeit also, in der die Psychopharmaka kaum Eingang in die Therapie gefunden hatten. Ich glaube, daß man heute solche Zustände, wenn überhaupt, nur noch sehr selten sieht.

Wulf, ein 14jähriger Junge, kam im Juli 1954 zum erstenmal in die Klinik, nachdem er Anfang 1953 erstmals kürzere psychotische Episoden durchgemacht hatte. Er klagte damals über Sterbensangst und das Gefühl, von Erdstrahlen durchdrungen zu werden. Er lauschte in sich hinein und hatte wahrscheinlich akustische Halluzinationen. Im Winter 1955/56 kam W. erneut in akut psychotischem Zustand zur Aufnahme. Sein Verhalten ließ drei Stadien erkennen:

Das Stadium der Bindungs- und der Schutzsuche: W. klammert sich an alle Autoritätspersonen, und zwar besonders an diejenige, die ihm als die einflußreichste bzw. mit der größten „Macht" ausgestattet erscheint, redet in sich immer wiederholenden Wendungen auf sie ein, sieht ihr tief in die Augen, schlingt nach Möglichkeit den Arm um sie, legt den Kopf an die Schulter und birgt das Gesicht an der Brust. Eine solche Situation wird von W. aus nie abgebrochen; er könnte beliebig lange darin verharren.

Das Stadium der Erregung: W. läuft stunden- und tagelang in wechselndem Tempo auf und ab, so als sei ihm der Weg abgeschnitten. Bei seinem Hin- und Herwandern spielt er gelegentlich an seinem erigierten Penis und onaniert mitunter auch öffentlich, ohne Notiz von seiner Umgebung zu nehmen. Versucht man, ihn am Umherlaufen zu hindern, wird er gereizt oder richtig böse. Aber auch ohne jeglichen erkennbaren Anlaß schlägt er beim Wandern plötzlich und blitzschnell auf einen gerade in seiner Bahn stehenden Pfleger ein. Als Ziel des Schlages wird das Gesicht bevorzugt. Nach Art des geführten Schlages und im Hinblick auf das aktive Aufsuchen des Aggressionszieles ist deutlich, daß es sich nicht um ein Abwehr- oder Verteidigungsverhalten, sondern um ein aktives Angriffsverhalten handelt. Ob W. in solchen Zuständen halluziniert, ist nicht sicher auszumachen.

Das Stadium des „Leerlaufes": W. liegt in seinem Bett, wirkt von seiner Umgebung „abgeschaltet" und onaniert sehr häufig, mitunter halbstündig. Wenn man ihn rapportsuchend oder beruhigend anspricht, reagiert er, obwohl wach, manchmal überhaupt nicht, manchmal wie jemand, der Lästige abschütteln will. Da W. mit offenen Augen und abwesendem Blick daliegt, ist es möglich, daß er halluziniert, ohne daß aber von ihm darüber etwas zu erfahren wäre.

Bemerkenswert ist bei W., daß er wohl immer im üblichen Sinne orientiert ist. Dennoch ist er während der oben beschriebenen Stadien in seiner Bewußtheit hochgradig eingeengt. Er ist vom eigenen Erleben so besessen, fasziniert oder getrieben, daß die Umgebung keinen Einfluß auf ihn bzw. sein Verhalten hat. Dafür ein drastisches Beispiel: Als die Stationsschwester W. am Masturbieren hindern will, sagt er ganz unbeteiligt und beziehungslos, die Schwester solle es dann doch bei ihm machen. In gesundem Zustand hat W. ein höflich-wohlerzogenes, etwas altkluges Auftreten und entspricht in seinem Denken, Fühlen, Urteilen und Verhalten der Altersnorm. Die geschilderten Verhaltensweisen empfindet er als fremd; sie sind ihm peinlich, und er steht ihnen verständnislos gegenüber.

Nehmen wir uns das „Stadium der Bindungs- und Schutzsuche" nochmals vor: John Bowlby (1969) entwickelte eine etologisch begründete Bindungstheorie, in der das in der ersten Lebenszeit zwischen Mutter und Kind gestiftete Band entscheidend wichtig für die Entwicklung der Persönlichkeit und der Sozialisation ist. Diese Bindung ist die Basis für das Gefühl der Sicherheit, des Geborgenseins, des Selbstvertrauens, aber auch die Wurzel für Trennungsangst, Liebesentzug und Unsicherheit (Bowlby 1973), also Befindlichkeiten, die in der Psychopathologie eine große Rolle spielen. Aufs engste mit der Bindungstheorie zusammenhängend ist die Schutzsuche zu verstehen, deren Ziel es ist, Sicherheit und Geborgenheit zu erlangen. Das Werben des Schwachen und Hilflosen um Gunst und Hilfe des Starken, das Beschwören seiner Macht, erkennen wir als angeborene Verhaltensbereitschaft, die hier in der Psychose bar zum Ausdruck kommt.

Daß es sich um ein präformiertes Verhalten handelt, geht daraus hervor, daß die für diese Situation symbolische Geste, nämlich das „Gesicht an der Brust des Starken zu bergen", stets von einer affektiven Antwort des „Starken" gefolgt ist: er fühlt sich *gedrängt,* den Schutzsuchenden anzunehmen, und legt ihm zum Zeichen dafür z. B. die Hand auf den Kopf oder schließt ihn – je nach Art der Beziehung – in den Arm. Dieses Doppel, Gebärde und Reaktion, Schlüsselreiz und Antwort darauf, hat ganz den Charakter eines Verhaltens auf dem Boden eines angeborenen Auslösemechanismus. Will der Starke den Flehenden aus irgendeinem Grunde nicht annehmen, kann er dies nur unter Überwindung eines stärkeren inneren Widerstandes tun; Unlustgefühle sind die Folge.

Im *„Stadium der Erregung"* sieht man sexuelle Erregung und blanke Aggressionen miteinander abwechseln, ohne daß es zu einer Triebverzehrung kommt. Die Stimmung ist gereizt. Es besteht ein starker Erregungsdruck, und die Instinkthandlungen – Aggression und sexuelles Verhalten – gehen impulsiv los, ohne daß sich eine adäquate Auslöser-Situation anbietet. Dieser Wechsel zwischen aggressivem und sexuellem Verhalten ist für Übersprunghandlungen besonders typisch.

Etwas anders ist die Situation im *„Leerlaufstadium"*. W. liegt „abgeschaltet" da und realisiert immer wieder die Endphase der sexuellen Triebhandlung. Ob er sich einen Sexualpartner überhaupt vorstellt oder ihn halluziniert, ist nicht auszumachen. Diese außerordentlich starke Triebabfuhr trägt ja allein durch ihre Dauer pathologischen Charakter und ist nicht mit den üblichen masturbatorischen Akten Jugendlicher zu vergleichen. Es besteht ein derartiger Erregungsdruck, daß der Vorgang am besten zu verstehen ist, wenn wir ihn als „Leerlaufaktivität" auffassen, d. h. die Instinkthandlung vollzieht sich ohne das dazugehörige Objekt.

Die zweite Krankengeschichte knüpft hier an und soll die Anbahnung einer derartigen Psychose unter ethologischen Gesichtspunkten veranschaulichen.

Erika P., ein 14jähriges, von jeher scheues, noch sehr kindliches Mädchen offenbarte eine zarte Schwärmerei für einen Gehilfen ihres Vaters. Einige Zeit darauf las sie bis tief in die Nacht hinein Bücher über Liebesprobleme; deswegen hielt sie sich für schlecht. Später besuchte sie ihren Lehrer in seiner Wohnung und versuchte ihn zu küssen. Dabei war sie sehr aufgeregt. Der Vater brachte sie daraufhin zur Großmutter. In der Bahn sprach das Mädchen einen Mitreisenden mit dem Namen des Lehrers an. Am Reiseziel war E. nachts sehr unruhig und schlief überhaupt nicht. Schließlich in die Klinik eingeliefert, hielt sie den Arzt für den Gehilfen ihres Vaters oder zu anderen Zeiten für ihren Lehrer und versuchte, nach deutlich wahrnehmbarer Steigerung des Erregungsdruckes, ihn bei der Visite unbekleidet zu umschlingen. Wenige Zeit danach lag sie unansprechbar, sozusagen abgeschaltet von der Umgebung, im Bett und führte unter erregtem Geflüster onanierend fertig ausgeprägte Begattungsbewegungen aus.

Nach ihrer Genesung gewann sie ihre kindlich scheue Wesensart vollkommen wieder zurück, erkrankte aber nach Jahren des Wohlbefindens und der Unauffälligkeit erneut, diesmal an einer stärker paranoid gefärbten Psychose.

Das junge Mädchen erlebt also einen pathologischen Einbruch in ihr bis dahin intaktes, präpubertäres Persönlichkeitsgefüge. Ihr anfänglich noch angepaßt wirkendes Liebes-*appetenzverhalten* richtet sich schließlich auf jedes in den Blickpunkt rückende männliche Wesen. Unter höchstem Erregungsdruck verhält sich die Kranke dann so wie ein ohne Konvention und Sitte aufgewachsenes Menschenweibchen und versucht in gänzlich unangepaßter Situation die Endhandlung, die Kohabitation, zu realisieren.

Diese beiden Krankheitsbilder lassen die gleichen Prinzipien der Dissolution auf der Ebene komplexen Handelns erkennen: Dem Normal-Gestimmten steht eine optimale Handlungsfreiheit zur Verfügung. Mit dem Aufkommen spezifischer Handelnsbereitschaften schränkt sich die Handlungsfreiheit ein. Je intensiver eine solche Partialstimmung hervortritt, desto zwangsläufiger ist der Handlungsablauf. In gleichem Grade wandelt sich das Realitätsbewußtsein der Kranken. Eine spezifische Handelnsbereitschaft geht mit einer Änderung der Bedeutungsgehalte der Objekte einher; die Objekte ändern je nach Stimmung ihre Physiognomie. Für die kleine Erika sind zuerst Lehrer und Gehilfe – Vater- und Jünglingsfigur – die Liebesobjekte. Später werden die Auslöser für das Sexualverhalten immer unspezifischer, es treten „Personenverwechslungen" männlicher Wesen ein, bis schließlich jede reale Partnerschaft erlischt und die Triebobjekte irreal werden. An ihnen vollziehen sich schließlich die Instinkthandlungen. – Wulf kann dem gleichen Menschen, je nach Stimmung, aggressiv oder schutzsuchend begegnen. Ein noch eben erstrebter Partner wird angsterfüllt von sich gestoßen. Zwei Instinkthandlungen liegen miteinander in Konkurrenz. Die gleiche Umgebung ist in der Psychose freundlich oder feindlich, nah oder fern, heimatlich oder fremd, abstoßend oder anziehend getönt. Diesen Bedeutungswandel der Objekte unter dem Einfluß verschiedener zentraler Gestimmtheiten kann man in ethologischen Untersuchungen gut demonstrieren. Von der kognitiven Seite, d. h. von der Objektwahrnehmung her gesehen, ist die von Emrich (1992) in den letzten Jahren ausgearbeitete Drei-Komponenten-Theorie der Wahrnehmung am besten geeignet, das psychotische Erleben dieser Patienten zu erklären. Diesem systemtheoretischen Ansatz entsprechend besteht die bewußte Wahrnehmung aus 3 Komponenten, nämlich dem sensorischen Einstrom (sensualistische Komponente), der internen Generierung von vorgestellter Wirklichkeit (konstruktivistische Komponente) und einer adaptiven Kontrolle (Zensor-Komponente), die die intern generierte und die mit den Sinnen wahrgenommene „Welt" gegeneinander abgleicht. Emrichs Hypothese (1988) besagt, daß das Zensor-System in der akuten Psychose geschwächt und durch den internen hypothesengenerierenden Apparat überfordert ist. Das Resultat ist der Realitätsverlust – die Psychose. In bezug auf unser Problem, veranschaulicht an den beiden Fallberichten, stellt sich die Frage, was dieser interne Apparat generiert und wie er neuroethologisch beschaffen sein könnte. Nach meiner Auffassung hat die speziestypische Ausstattung mit angeborenen Verhaltensweisen, zu der nach ethologischer Theorie ein weitgefächertes, hierarchisch organisiertes Motivationsgefüge gehört, einen Hauptanteil an diesem internen Apparat. Diese Ausstattung unserer Spezies ist die Matrix, aus der sich menschliches Verhalten entfaltet und gleichzeitig auch der Ort der speziestypischen Störungen, speziell der Psychosen, für die es im Tierreich kein zutreffendes Beispiel gibt; alle sog. Modelle bilden nur Teilaspekte ab. Es bleibt hier kein Raum, sich mit dem immer wieder vorgebrachten Argument auseinanderzusetzen, daß der Mensch ein instinktarmes Wesen sei. Die Humanethologie (s. Cranach et al. 1979; Eibl-Eibesfeldt 1984) hat ein breites Fundament für das allen Menschen gemeinsame Verhalten und Erleben gelegt, auf das wir uns stützen können. Dabei wollen wir besonderen Wert auf das Sozialverhalten und die nichtverbale Kommunikation legen.

1.3 Experimentelle Untersuchungen

Die große Frage ist nun die nach der Beschaffenheit des „Apparates", der angeborenes Verhalten hervorbringt oder besser gesagt, der dieses Verhalten einbringt in das komplexe, durch Erfahrung und Lernen erworbene oder modifizierte und kulturell geprägte

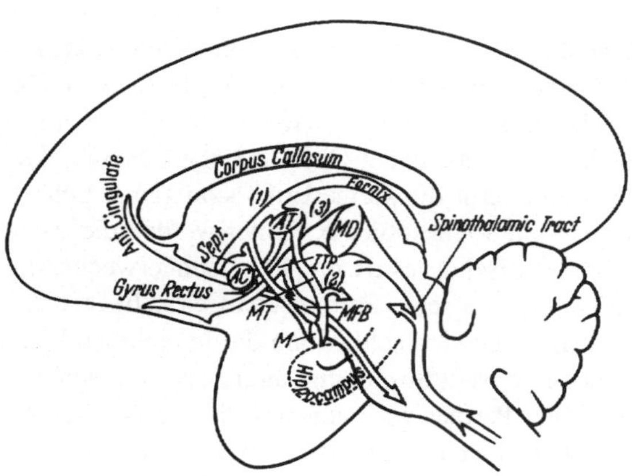

Abb. 3. Zerebrale Repräsentation der männlichen Genitalfunktion beim Totenkopfaffen (Saimiri sciureus). Durch elektrische Reizung des Gehirns lassen sich Erektionen des Penis in 3 Subsystemen des limbischen Systems auslösen. Diese sind (*1*) die Hippocampusprojektionen via Fornix zu Teilen des Septums (*SEPT*), den vorderen Thalamuskernen (*AT*) und dem Hypothalamus; (*2*) die Corpora mamillaria (*CM*), der Tractus mamillothalamicus (*MT*), der vordere Thalamus (*AT*) und der Gyrus cinguli; (*3*) der Gyrus rectus und der mediale Anteil des Nucleus medialis dorsalis des Thalamus (*MD*) mit seinen Verbindungen; der untere Thalamusstiel (ITP), der Projektionen des Nucl, medialis dorsalis (*MD*) enthält und sich caudalwärts mit dem medialen Vorderhirnbündel (*MFB*) vereinigt. *MFB* und *ITP* enthalten wichtige deszendierende Bahnen – *AC*, Commissura anterior (Aus MacLean u. Ploog 1962; Ploog 1992a)

phänotypische menschliche Verhalten. Damit kommen wir zur Neuroethologie, die die neuralen Substrate angeborenen Verhaltens vergleichend untersucht.

Auch im Hinblick auf die zitierten beiden Fallberichte lag es nahe, die zerebralen Strukturen aufzufinden, die für das Sexualverhalten verantwortlich sind. Für ein experimentelles Vorgehen kamen nur nichtmenschliche Primaten in Frage. Dazu bot sich mir eine außerordentlich günstige Gelegenheit im Labor von Paul MacLean an dem National Institute of Mental Health in Bethesda. Während elektrischer Hirnreizversuche am wachen Affen konnten wir Erektionen des Penis in einem, wie sich nach und nach herausstellte, ausgedehnten System auslösen, das vom Orbitalhirn bis in den unteren Hirnstamm reichte (MacLean u. Ploog 1962). In der Abb. 3 sind schematisch die 3 hauptsächlichen korrespondierenden Segmente des Systems dargestellt; sie gehören allesamt zum limbischen System und seinen unmittelbaren Verbindungen.

Während die Reizversuche liefen, registrierte ich mit 2 weiteren Beobachtern regelmäßig die sozialen Interaktionen von Totenkopfaffen, die in einem größeren Käfig in einer Gruppe lebten. Wir fanden, daß Erektionen mit Kopulationen im Gefolge vergleichsweise selten, ja bei einigen Tieren nie, jedoch in der sonstigen Interaktion oft und zwar immer mit gleichzeitigem Abwinkeln eines Beines, mit supiniertem Fuß und abgespreizter Großzehe auftraten. Nicht selten war diese auffällige Bewegungsweise von einem Piepslaut begleitet. Bald wurde klar, daß es sich um ein ritualisiertes soziales Signal im klassisch ethologischen Sinne handelt, etwas, das man damals zwar bei Reptilien und Vögeln, aber nicht beim Affen erwartet hätte. (Abb. 4a–d). Das Signal tritt in verschiedenen agonistischen sozialen Situationen auf, und zwar als Dominanzgebärde (a), in der gegenseitigen Kraftmessung oder defensiven Selbstbehauptung (b) und im Werbungsverhalten. Es trägt wesentlich zur Formung der Gruppenstruktur und

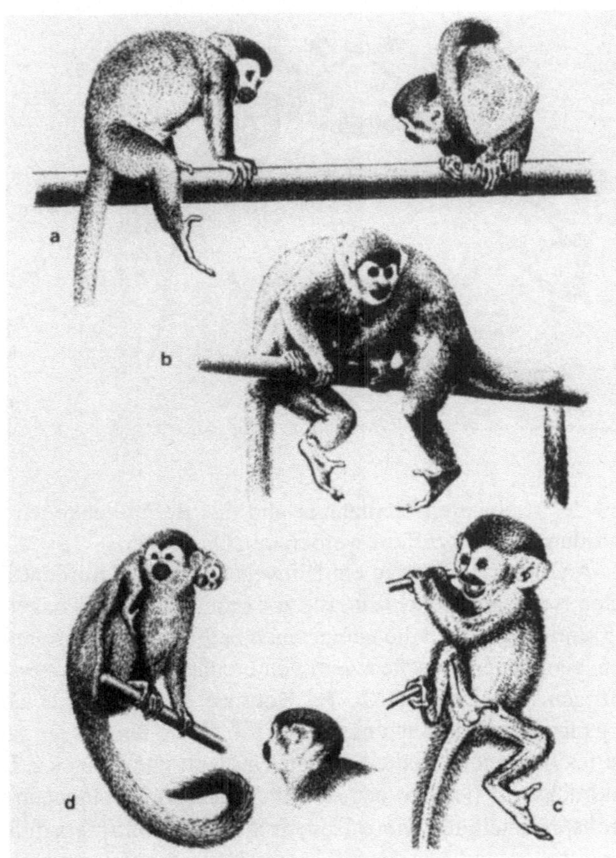

Abb. 4a–d. Imponieren (genitales Präsentieren) beim Totenkopfaffen, ein soziogenitales Signal. – **a** Imponieren auf Distanz. **b** Imponieren und Gegenimponieren in enger Stellung. **c** 49 Tage altes Männchen imponiert sein Spiegelbild an und vokalisiert dabei. **d** Imponieren eines Neugeborenen, vom Rücken der Mutter auf einen Gruppengenossen gerichtet, den Mund zur Vokalisation geöffnet. (Aus Fotos und Filmaufnahmen des Verfassers, gezeichnet von Hermann Kacher)

zur Rollenfindung in der sozialen Hierarchie bei (Ploog u. Maclean 1963; Ploog et al. 1963). Es wird bei Männchen und Weibchen (mit Vergrößerung der Klitoris) benutzt, kann durch das eigene Spiegelbild ausgelöst werden (c) und wurde von uns am Ende der ersten 24 Lebensstunden bei einem weiblichen Säugling gefilmt (d). Schließlich kann es auch bei isolierter Aufzucht von einer nicht genital imponierenden, dem Artgenossen genügend ähnlichen Attrappe ausgelöst werden. Somit besteht kein Zweifel, daß dieses hochkomplexe kommunikative Signal angeborenermaßen ausgeführt und ebenso auch „verstanden", d. h. kontext-gerecht beantwortet wird (Ploog 1972).

MacLean (1964) hat den Spiegel zur experimentellen Auslösung des genitalen Imponierens benutzt und versucht, das komplexe Signal in seine Komponenten (Beinspreizen, Erektion, Vokalisation) zu zerlegen. Durch umfangreiche experimentelle Studien gelangte er zu dem Ergebnis, daß der gesamte striatale Komplex (Caudatum, Putamen, Pallidum) in spezies-typische Formen kommunikativen Verhaltens einbezogen ist (MacLean 1990). Die Eliminierung des genitalen Imponierens im Spiegelversuch gelang nur durch große bilaterale Läsionen im inneren Pallidumglied. Das Pallidum gilt auch im alten Schrifttum als ein „Zentrum der Triebbewegungen, der primitiven Reaktivbewegungen und des unmittelbaren motorischen Ausdrucks" (Clara 1959). Im Gegensatz zum Striatum ist das Pallidum schon beim neugeborenen Menschen markreif, so daß die in den ersten Lebensmonaten vorhandenen „motorischen Reaktio-

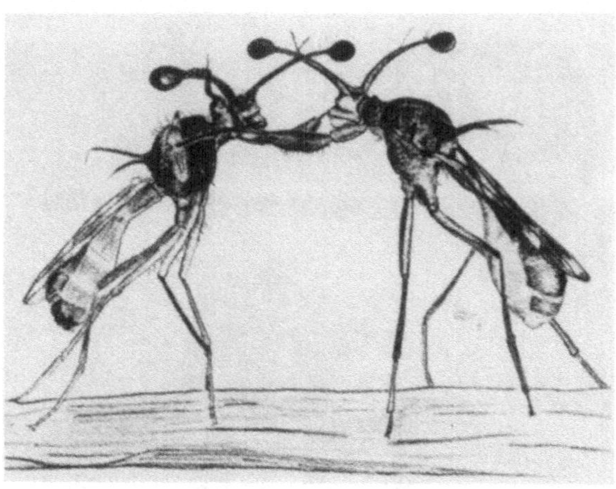

Abb. 5. Zwei Stielaugenfliegen-Männchen (Cyrtodiopsis whitei) beim Kommentkampf in Drohspreizstellung. (Aus de la Motte u. Burkhardt 1983)

nen des triebhaften Verhaltens und der Befindlichkeiten auf Erregungsvorgänge im Pallidum" zurückgeführt werden (a.a.O., S. 505).

An dieser Stelle mag ein Hinweis auf die außerordentliche Komplexität der neuronalen Netze am Platze sein, die zur Produktion eines angeborenen Verhaltens notwendig sind. Dabei sind die gerade auch beim genitalen Imponieren involvierten heterogenen, aber synergistischen zentralen biochemischen Prozesse noch gar nicht in Betracht gezogen (MacLean 1990). Im Kontrast dazu erinnere ich aber auch daran, daß ein Organismus mit schätzungsweise 10^5 Neuronen ein ausgepichtes, genetisch determiniertes Imponierverhalten an den Tag legt, wie man es z. B. bei den Stielaugenfliegen eindrucksvoll sieht. In der Abb. 5 sieht man 2 Männchen im sog. Kommentkampf in Drohspreizstellung. Diese Tiere drohen auch ihr Spiegelbild an. Stellt man beim Totenkopfäffchen und bei der Stielaugenfliege die Frage, *wie* dieses Verhalten produziert wird – das wäre die Frage nach den kausalen Mechanismen –, käme man auf jeder Ebene der Analyse dieser beiden Organismen zu sehr verschiedenen Ergebnissen. Stellte man aber die Frage, *wozu* dieses Verhalten evoluiert ist, lautet die Antwort, dieses kommunikative Verhalten dient der Behauptung des Individuums und der Erhaltung der Art. Verschiedenste kleine Fehler im „Programm" der Balzbewegungen, so weiß man auch von anderen Fliegenarten, verhindern die Fortpflanzung. Mit einem hier groß erscheinenden Gedankensprung wird man auch beim Menschen die Frage stellen müssen, wozu dieses oder jenes Verhalten dient, welche adaptive Funktion es im Menschenleben erfüllt und des weiteren, welche Fehlanpassungen (gleichwohl auf einfacherer Funktionsebene neu optimierter Anpassung) in einem hochkomplexen Verhaltenssystem bei Ausfällen zu beobachten sind. Man kann diese Frage bei Störungen höherer Hirnleistungen, bei organischen Psychosyndromen, aber auch bei Psychosen, zumal bei chronischen Psychosen, wie auch bei Ängsten, Zwängen und sonstigen psychopathologischen Syndromen stellen.

1.4 Menschliche Homologien des genitalen Imponierens

Zahlreiche kulturelle Dokumente und anthropologische Beobachtungen belegen, daß genitale Symbole eine kommunikative Funktion haben. Eine Funktion ist die Demon-

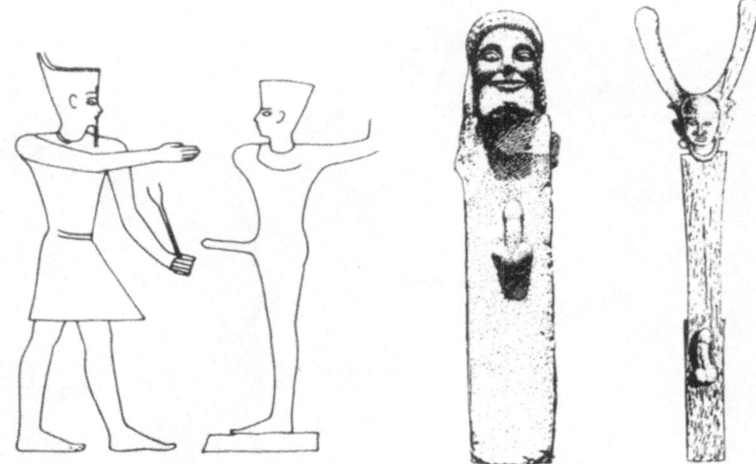

Abb. 6. Macht, Kraft und Segen. Amun-Ré segnet Pharao (Luxor-Tempel). – Herme von Siphnos, 490 v. Chr., Athen, Nationalmuseum. – Hauswächter („Siraha") der Eingeborenen der Insel Nias vor Sumatra (Aus Ploog 1980)

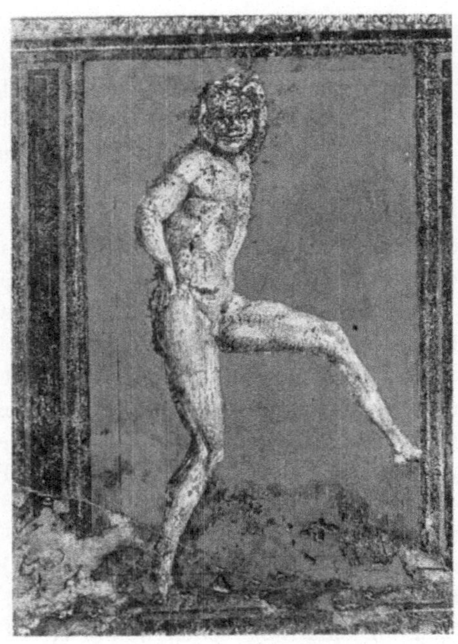

Abb. 7. Satyr aus der Villa dei misteri in Pompeji

stration der Macht und des Ranges. Götter und Herrscher werden mit einem Phallus dargestellt. Die defensive Form kommt bei den an Feldern und Häusern postierten „Wächtern" zum Ausdruck (Abb. 6). Die werbende („balzende") Funktion scheint mir im Satyr aus der Villa dei misteri in Pompeji dargestellt zu sein (Abb. 7). Die Felszeichnung der Neusteinzeit aus Schweden stellt Gott Thor-Donar in einer kriegerischen Auseinandersetzung dar (Abb. 8).

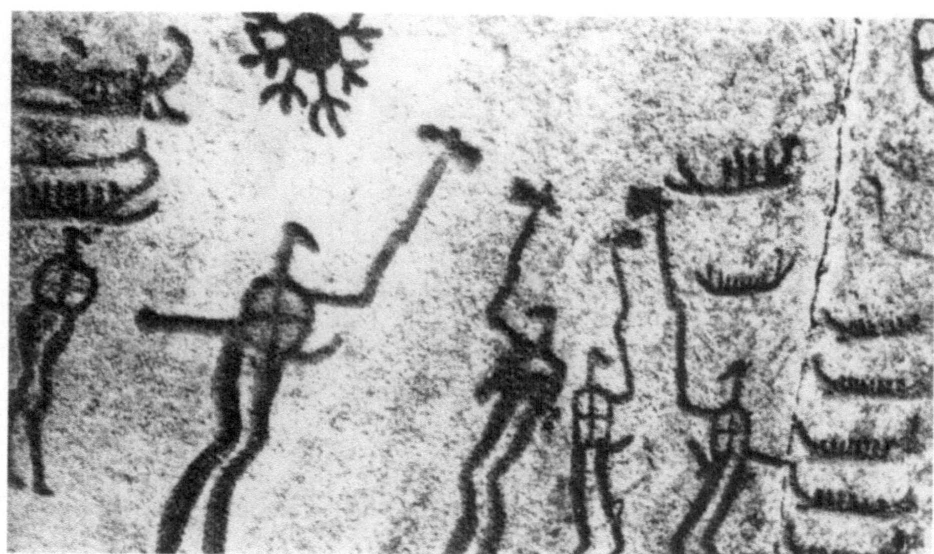

Abb. 8. Gott Thor-Donar in einer kriegerischen Auseinandersetzung. Felszeichnung aus der Neusteinzeit, Aspeberg bei Tannum, Schweden. (Aus H. Kühn 1963)

Bei der Diskussion über das genitale Imponieren taucht oft die Frage auf, welche Erkenntnisse daraus für den Exhibitionisten gewonnen werden können. Etwas Gemeinsames liegt in der Ambivalenz zwischen Sich-Nähern und Meiden, in der sich genitales Imponieren abspielt (Ploog 1980, S. 396). Der Exhibitionist scheut die Nähe und hält sich auf Distanz. Aus diesem Dilemma haben Jones u. Frei (1977) eine offenbar erfolgreiche Verhaltenstherapie für Exhibitionisten entwickelt, in der der Patient in entkleidetem Zustand die Angst vor der Nähe zu Frauen schrittweise überwinden muß.

Genitales Imponieren – in welcher Form es auch in unseren Vorzeiten stattgefunden hat und in kulturell abgewandelten Formen noch heute versteckt wahrnehmbar ist – lädt dazu ein, Sigmund Freuds Doktrin zu diskutieren, daß das soziale und kulturelle Leben des Menschen durch den Sexualtrieb bestimmt wird und der Sozialisationsprozeß gleichsam der Domestizierung dieses Triebes dient. Aus unseren Studien haben wir gelernt, daß das genitale Imponieren eines Primaten ein angeborenes soziales Signal ist, das zur innerartlichen Kommunikation mit der Funktion der Selbstbehauptung und nicht primär zur sexuellen Fortpflanzung eingesetzt wird. Dieses Mittel der Kommunikation wird beim Affen von Geburt an benutzt, also lange bevor sich sein Sexualverhalten in der Pubertät entwickelt. Übrigens treten auch beim menschlichen männlichen Säugling keineswegs selten Erektionen auf, doch sicher nicht in kommunikativer Form (Erikson 1963). Alle Studien zur Ontogenese der nichtmenschlichen Primaten zeigen, daß sozial ungünstige Bedingungen des Aufwachsens, im Extrem unter Isolationsbedingungen, zu schweren Störungen des Sozialverhaltens und später im Gefolge auch zu entsprechenden Störungen des Sexualverhaltens führen (Ploog 1975). Speziell während der frühen Entwicklungsphasen haben Menschen und nichtmenschliche Primaten besonders viele Gemeinsamkeiten im Sozialverhalten, wie z. B. im Mutter-Kind-Verhalten, Formen der Bindung (z. B. Klammern, Kuscheln, Herzen, Mund-zu-Mund-

Kontakt, Distanzregulierung, Bindungs- und Trennungslaute) wie auch Formen des Zusammenhalts und des Wettstreits in der Gruppe, probiert und ausgeübt in einer langen Spielphase. So scheint sich das Sexualverhalten im Laufe der Primatenevolution in den Dienst des Sozialverhaltens zu stellen. Dieses hat seine Wurzeln in einem Repertoire speziestypischer Verhaltensweisen, die als Basis für die wiederum spezies-spezifischen Sozialstrukturen der jeweiligen Arten dienen und sowohl das Überleben der Art als auch das des Individuums optimieren (Ploog 1980). Sexualverhalten in dieser Sicht ist ein Teil des Sozialverhaltens, d. h. Teil eines Ganzen geworden. Die von mir vorgeschlagene Verlagerung der Abhängigkeitsverhältnisse hat erhebliche theoretische, aber auch praktische Konsequenzen, insbesondere für die Behandlung der Mehrzahl der Sexualneurosen, ja der Neurosen überhaupt.

1.5 Über zerebrale Grundlagen angeborenen Verhaltens des Menschen

Um Zugang zu den zerebralen Grundlagen des angeborenen menschlichen Verhaltens zu finden, muß man zunächst fragen, in welchen Bereichen menschlichen Verhaltens wir angeborene Fundamente oder Universalien der Spezies überhaupt studieren können. Es ergibt sich klar, daß es der Bereich des Ausdrucksverhaltens und der Emotionen ist, der Bereich also, auf dem die nonverbale Kommunikation beruht. Er hat sich auch im Bereich der Psychopathologie unter ethologischen Gesichtspunkten sowohl für die Diagnostik wie auch für den Verlauf von Psychosen als fruchtbar erwiesen (Ellgring

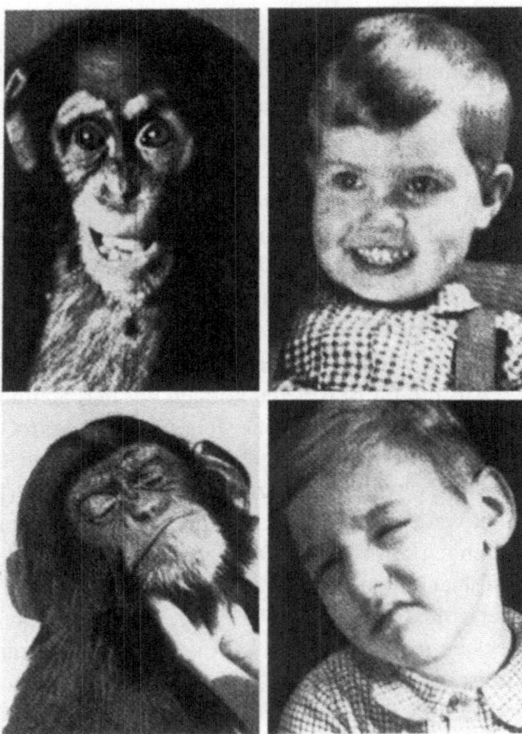

Abb. 9. Mimische Ausdrucksbewegungen: Homologe Instinktbewegungen bei Menschenaffe und Mensch. Oben: Erwartungslächeln einer jungen Schimpansin und eines kleinen Jungen. Unten: Mißmut. (Aus Ploog 1964)

1989; Troisi et al. 1989, 1990). Nonverbales Verhalten ist nicht nur ein Indikator für psychische Prozesse, sondern es wirkt gleichzeitig auf das Verhalten und Erleben anderer Personen, insbesondere den Empfänger nichtverbaler Signale. In dieser doppelten Funktion gewinnt das Signal besondere Bedeutung, wenn in diesem Bereich Störungen auf der motorischen oder auf der kognitiven Seite auftreten (Ellgring u. Ploog 1985; Berndl et al. 1986).

Beginnen wir mit der mimischen Kommunikation. Vergleichen wir die „Sendeapparatur", die Gesichtsmuskeln beim Makaken, Schimpansen und Menschen, so sind die Ähnlichkeiten zwischen den letzteren beiden zwar groß, wie man an den Ausdrucksbewegungen sehen kann (Abb. 9), doch ist die Muskelfaserzahl und -verteilung beim Menschen deutlich größer bzw. differenzierter; dementsprechend sind auch die Nervenfasern des Fazialis verzweigter. Gleichsam als Gegenpol unterscheidet sich auch das bekannte kortikale „Gesicht des Homunkulus" mit der beim Menschen ausgedehntesten zerebralen Repräsentation von Mund, Lippen und Zunge. Hier sei vermerkt, daß vom unteren Drittel der präzentralen primären motorischen Rinde beim Menschen auch Lautäußerungen elektrisch ausgelöst werden können, während dies beim Schimpansen nicht gelingt. Der nichtmenschliche Primat benötigt seinen Neokortex nicht für seine arteigene vokale Kommunikation (Ploog 1992b). Ich kann hier nicht auf die komplizierten pyramidalen und extrapyramidalen Verbindungen zur Versorgung der Gesichtsmuskulatur eingehen, die schließlich im Fazialiskern konvergieren. Nur soviel sei gesagt, daß die untere Gesichtshälfte mehr von kontralateral verlaufenden Pyramidenbahnfasern, die obere hauptsächlich bilateral von extrapyramidalen Fasern innerviert wird. Erstere dienen der willkürlichen Kontrolle des mimischen Ausdrucks, aber vor allem auch einem Teil der Sprechwerkzeuge, letztere dem unwillkürlichen emotionalen Ausdruck (Ploog 1989).

Der Kliniker benutzt den Unterschied zwischen willkürlicher und unwillkürlicher, d. h. emotionaler Mimik u. a. zu diagnostischen Zwecken. Der Kranke mit einer halbseitigen zentralen Fazialislähmung, infolge einer Pyramidenbahnläsion, kann seinen herabhängenden Mundwinkel nicht auf Kommando bewegen, kann aber auf Anlaß bilateral symmetrisch lächeln. Auf der andern Seite können Patienten mit Schädigungen in den Basalganglien, vor allem auch Parkinson-Kranke, zwar ihre Gesichtsmuskeln willkürlich bewegen, ja sogar willkürlich einen emotionalen Gesichtsausdruck imitieren, aber ihre Gefühlsbewegungen kommen nicht mehr in ihrer Mimik zum Ausdruck, obwohl sie ein unverändertes Gefühlsleben haben. Schließlich kennen wir Patienten mit subkortikalen Läsionen, die gegen ihren Willen lachen oder weinen, ohne die zugehörigen freudigen oder traurigen Gefühle zu haben (Poeck 1969; Ploog 1989).

Aus diesen Beispielen können wir den Schluß ziehen, daß der willkürlich kontrollierte und der emotionale Gesichtsausdruck vom Gefühlserlebnis getrennt werden kann, so daß entweder die angeborenen emotionalen Gesichtsbewegungen schablonenhaft ablaufen, ohne daß die zugehörigen Gefühle erlebt werden oder aber, daß Gefühle erlebt werden, die nicht ausgedrückt werden können. Diese unter pathologischen Bedingungen auftretende Dissoziation stützt die Annahme, daß Emotionen subjektive Korrelate angeborenen Verhaltens sind. Der Mensch kann sein mimisches Verhalten unter voluntative Kontrolle bringen und es seinen Absichten, z. B. der Täuschung, zu Diensten machen. Dies wirft die Frage auf, wo angeborene Verhaltensweisen wie die mimischen Bewegungen zu Innervationsmustern integriert werden. Einen guten Hinweis auf das Mittelhirn geben uns Beobachtungen von anenzephalen Kindern, besonders solchen, die kranialwärts nur noch ein Mittelhirn oder gar nur noch einige Strukturen des Isthmus mesencephali besitzen. Sie können Gesichtsausdrücke des Lächelns und Weinens hervorbringen, und sie können auch schreien (Gamper 1926; Monnier u. Willis 1953). Der noch vorhandene Integrationsapparat besteht aus den phylogenetisch ältesten Systemen des Hirnstammes und des Rückenmarks, nämlich der Brückenhaube, der Formatio reticularis in der Medulla oblongata mit ihren retikulospinalen Bahnen. Diese Systeme bilden die gemeinsame efferente Bahn des sogenannten extrapyramidalen Systems.

Neben der Mimik steht die Stimme als höchst entwickeltes Instrument für den emotionalen Ausdruck (Jürgens u. Ploog 1976; Ploog 1986). Alle direkten und indirekten Efferenzen, die für die Phonation verantwortlich sind, konvergieren im periaquäduktalen Höhlengrau und den parabrachialen Kernen im Bereich des Mittelhirn-Brükken-Überganges (Isthmus), wobei limbische Fasern einen beträchtlichen Anteil an diesem Neuronenpool haben (Jürgens u. Pratt 1979a; Jürgens 1992). Wenn dieses emotionale Phonationszentrum zerstört wird, gleich ob bei der Ratte, der Katze, dem Affen oder Menschen, resultiert daraus Mutismus. Stimuliert man diesen Bereich beim Affen elektrisch, werden stets nur natürliche Laute aus dem arteigenen Repertoire hervorgebracht (Jürgens u. Ploog 1970; 1981). Hingegen kommen kaudalwärts davon nur Lautbruchstücke ohne kommunikative Relevanz heraus (Jürgens u. Pratt 1979b). Dies korrespondiert mit dem Befund, daß elektrische Reize oberhalb des Fazialiskerns fraktionierte, nicht zum Ausdruck integrierte Gesichtsmuskelbewegungen hervorbringen. Wir können daher annehmen, daß das integrative mimische Zentrum, wo situationsgerechte und motivationsabhängige Einflüsse zum jeweiligen Ausdruck geformt und ausgelöst werden, gerade oberhalb des emotionalen Phonationszentrums liegt.

Bisher haben wir hauptsächlich solche Hirnstrukturen in den Blick genommen, die für die motorische Seite angeborenen Verhaltens in Betracht kommen. Zur Auslösung solcher Verhaltensweisen sind aber oft recht spezifische, meist komplexe Reize erforderlich, die vom Organismus perzipiert und bewertet werden. Nach ethologischer Theorie sind es im Wahrnehmungsapparat genetisch verankerte Schlüsselreize, Auslöser oder soziale Signale, die eine angeborene Verhaltensweise auslösen. Der angeborene Auslösemechanismus (AAM) ist ein neuronal gedachter Filterapparat, der auf den „richtigen" Schlüsselreiz gleichsam die Tür aufsperrt und die Instinkthandlung, die Erbkoordination freigibt (Lorenz u. Tinbergen 1939). Als Stichwort nenne ich Konrad Lorenz' Kindchenschema (1943), das mütterliches Verhalten auslöst. Ich erinnere an die zahlreichen Experimente zur Erkennung des mimischen Ausdrucks im Säuglingsalter (s. Ploog 1964, S. 324; Trevarthen 1985 u. a.) und über die menschlichen Kulturen hinweg (Ekman u. Friesen 1971; Ekman 1973 u. a.). Das Erkennen von emotionalen mimischen Signalen ist beim Menschen so universal wie es der mimische Ausdruck ist (Eibl-Eibesfeldt 1984; s. Ploog 1980, S. 410). Gerade das Erkennen kommunikativer, insbesondere mimischer Signale ist bei unipolar und bipolar depressiven (Rubinow u. Post 1992) wie auch bei schizophrenen Patienten erheblich gestört (Berndl et al. 1986). Auf der Suche nach einem neuronalen Erkennungs- und Bewertungsmechanismus bieten sich die Mandelkerne (Amygdala) mit ihren Verbindungen zum temporalen Kortex in erster Linie an. Hier wurden in mehreren neurophysiologischen Laboratorien Neurone beim Affen gefunden, die spezifisch auf artgenössische Gesichter, ja auch selektiv auf Teile oder Ausschnitte von Gesichtern ansprechen (Perret et al. 1982; Rolls 1984; Desimone et al. 1984; Yamane et al. 1988). Auch

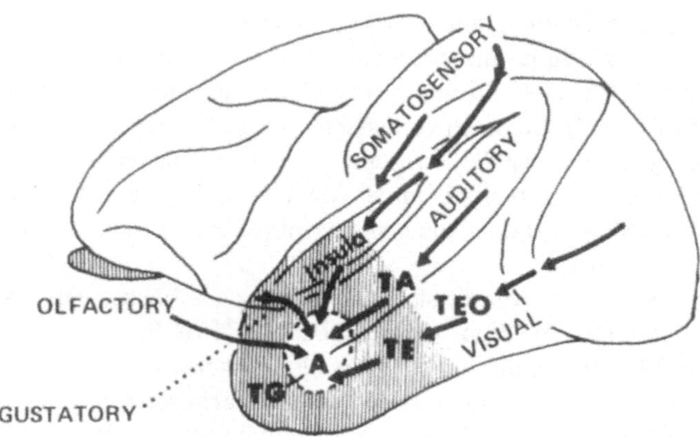

Abb. 10. Sensorische Projektionen in die Amygdala. Die schattierte Region kennzeichnet die corticalen Endstationen, von denen direkte Afferenzen in die Amygdala ziehen. A – Corpus amygdaloideum; TA, TE, TEO, TG – Temporale Areale der zytoarchitektonischen Einteilung von Bonin und Bayley (Aus Aggleton u. Mishkin 1986)

klinische Untersuchungen über die Prosopagnosie weisen in die gleiche Richtung (Damasio et al. 1982; Grüsser 1984).

Die Amygdala nehmen innerhalb des limbischen Systems eine besondere Stellung ein. Seit den für die Verhaltensneurobiologie epochalen Untersuchungen des Psychologen Heinrich Klüver gemeinsam mit dem Hirnchirurgen Paul Bucy (1938, 1939) über die Verhaltensveränderungen von Rhesusaffen nach bilateraler Abtragung der Schläfenlappen hat sich durch zahlreiche Experimente am Affen und durch klinische Erfahrungen am Menschen herausgestellt, daß die Amygdala für das emotionale, soziale und kommunikative Verhalten eine fundamentale Rolle spielen. Um dieses Verhalten zu ermöglichen, müssen soziale Signale in ihrer Bedeutung erkannt werden, um eine der Situation angepaßte und zweckvolle Verhaltensantwort hervorzubringen, die an autonome und endokrine Funktionen gekoppelt ist. Denken wir nur an die großen Verhaltensbereiche Verteidigung, Selbstbehauptung oder Flucht. Eine schnelle und präzise Analyse und Bewertung der sensorischen Information gewährleistet dem Individuum Erfolg in der Auseinandersetzung mit seiner sozialen Umwelt. Mit der zunehmenden Expansion und Spezialisierung des Neokortex in der Primatenevolution expandieren auch die Amygdala (Stephan et al. 1984) und erfüllen ihre Funktion, affektiv-soziales Verhalten zu regulieren (Kling u. Brothers 1992). Die bilaterale Amygdalektomie macht Affen unempfindlich gegenüber visuellen, auditorischen, taktilen und gustatorischen Reizen. Auch beim Menschen führt die Schädigung der Mandelkerne zu beträchtlichen emotionalen Veränderungen und Schwellenveränderungen gegenüber sensorischen Reizen (Aggleton 1992). Daraus ergibt sich die Frage, welche neuralen Strukturen für die affektive Tönung von Sinnesreizen verantwortlich sind – eine Frage, die für die menschliche Psychopathologie von großer Bedeutung ist. Am saubersten läßt sich diese Frage experimentell mit Hilfe konditionierter emotionaler Reaktionen untersuchen. Wo und wie formieren sich konditionierte emotionale Reaktionen im ZNS oder, anders gefragt, auf welche Weise bekommt ein neutraler Sinnesreiz die Funktion eines positiven oder negativen Verstärkers. Wir haben früher darauf hingewiesen, daß die konditionierte emotionale Reaktion und die angeborene Verhaltensreaktion eine gemeinsame Endstrecke haben und den gleichen motivationalen zentralnervösen „Apparat" benutzen (Ploog 1964, S. 303; Ploog u. Gottwald 1974, S. 106 ff). Die Konditionierung bringt keine neuen emotionalen Reaktionen hervor, sondern macht lediglich

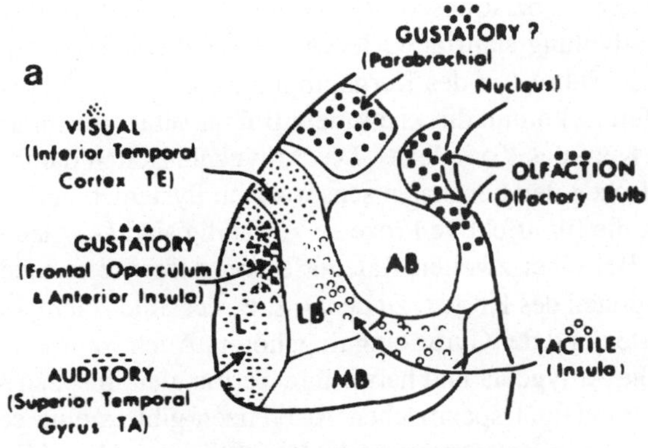

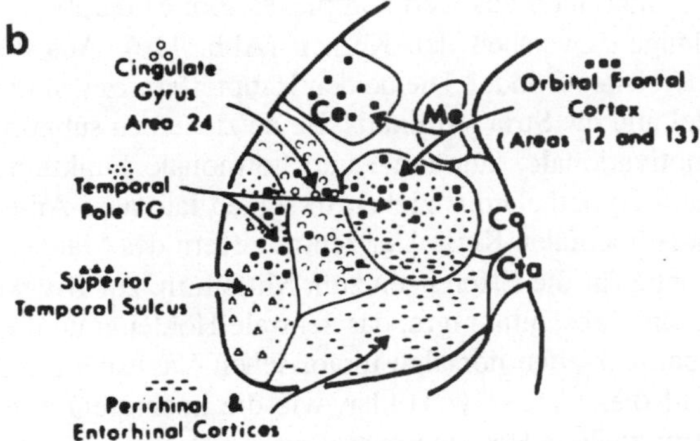

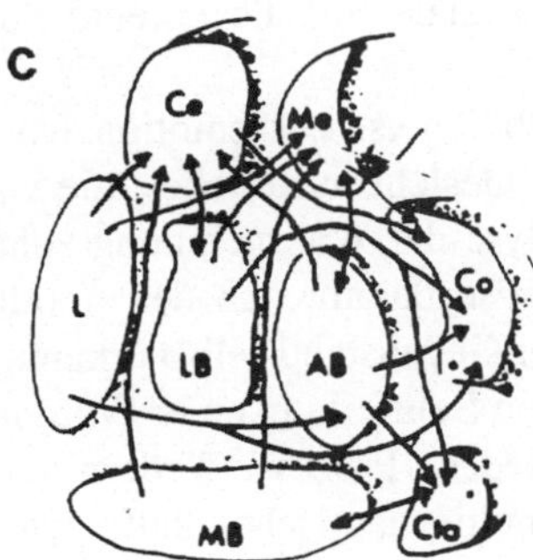

Abb. 11.a–c. Die Kerne des Corpus amygdaloideum: Spezifisch sensorische, polysensorische und intrinsische Verbindungen. (Aus Aggleton u. Mishkin 1986). *AB* Nucl. basalis acc.; *CE* Nucl. centralis; *Co* Nucl. corticalis; *Cta* kortikale Übergangsregion; L Nucl. lateralis; *LB* Nucl. lateralis basalis; *MB* Nucl. basalis; *Me* Nucl. medialis

neue Reize zu Signalen, die dadurch die Funktion erhalten, speziesspezifische emotionale Reaktionen auszulösen.

Untersuchungen am Affen zeigen, daß die Amygdala Afferenzen aus dem visuellen, auditorischen, somatosensorischen und gustatorischen Sinnesgebiet empfangen (Abb. 10). Gemeinsam ist diesen Afferenzen, daß sie vorwiegend aus den Rindenarea-

len der Assoziationscortices kommen, wo die schrittweise modalitätsspezifische Reizverarbeitung stattfindet. Jedes Afferenzbündel hat sein Terminalfeld in einer spezifischen Subregion des Kernkomplexes der Amygdala (Abb. 11a) Nur die olfaktorische
Afferenz kommt direkt aus dem Bulbus olfactorius und endet im kortikalen und medialen Kern des Komplexes. Die Amygdala stellen damit eine einzigartige Relais-Station
zwischen den kortikalen sensorischen Systemen und solchen subkortikalen Strukturen
dar, die für affektive Prozesse zuständig sind (Aggleton u. Mishkin 1986).

Bei einer zweiten Kategorie von Afferenzen handelt es sich um polysensorische
Regionen des Kortex, zu denen z. B. der Sulcus temporalis superior, der orbitofrontale
Kortex und der Gyrus cinguli gehören. Auch Neurone aus diesen Regionen projizieren
in die Amygdala und haben ihre Terminalen in spezifischen Kernen. Im Gegensatz zu
den modalitätsspezifischen Afferenzen gibt es eine erhebliche Überlappung der verschiedenen polysensorischen Projektionen (Abb. 11b). Durch beide Kategorien von
Projektionen entsteht ein enormes Potential für die Konvergenz von Sinneseindrücken.

Innerhalb des Kernkomplexes gibt es darüber hinaus ein enges Netz von Verbindungen zwischen den Kernen (Abb. 11c). Aus dieser Vernetzung formen sich die
efferenten Bündel. Die beiden Hauptefferenzen sind das ventrale amygdalofugale Bündel und die Stria terminalis. Beide ziehen zu subkortikalen Strukturen, die emotionale,
motivationale, autonome und hormonale Funktionen haben. Die Hauptprojektionen
zum Hypothalamus ziehen in seinen lateralen Anteil und in den ventromedialen und
dorsomedialen Kern. Der zentrale Kern des Mandelkernkomplexes scheint die Haupt-
quelle für die Efferenzen zum Mittelhirn, zur Brücke und Medulla zu sein. Sie ziehen
in die Substantia nigra, das zentrale Höhlengrau, die parabrachialen Kerne, den Locus
coeruleus, den dorsalen motorischen Vaguskern und den Kern des Tractus solitarius.
Auf diese Weise wird klar, wie die hochintegrierte sensorische Information aus den
Amygdala in Hirnstammstrukturen gelangt, in denen Motivationszustände, emotionale
Erregung und mimische und stimmliche Ausdrucksbewegungen integriert bzw. erzeugt
werden. Damit fungieren die Amygdala als Reizfilterapparat und AAM, der u. a.
angeborene soziale Signale erkennt und vorprogrammiertes angeborenes Verhalten
auslöst.

Offensichtlich ist zur emotionalen Bewertung einer Wahrnehmung, z. B. eines
emotionalen Gesichtsausdruckes, die vom neokortikalen Apparat vorgenommene kognitive Analyse der Wahrnehmung zunächst gar nicht erforderlich. Es gibt überzeu-
gende Hinweise darauf, daß der emotionale Gehalt eines wahrgenommenen Reizes
früher als der Gegenstand selbst erkannt wird, d. h. die affektive Bewertung findet vor
der kognitiven Beurteilung einer Wahrnehmung statt (Zajonc 1980). Danach muß man
zwei verschiedene Prozesse fordern, die LeDoux (1992) nachgewiesen hat. Der eine
kognitive (multisynaptische) läuft, wie wir gesehen haben, über die verschiedenen
multimodalen kortikalen Felder in die Amygdala, der andere affektive, monosynapti-
sche direkt vom Thalamus in den Nucleus lateralis des Amygdaloidkomplexes. Dort
findet die Interaktion zwischen den beiden Afferenzsystemen statt. Die affektive Bewertung findet vor der kognitiven Verarbeitung statt (Abb. 12). LeDoux (1990) entwirft
ein Modell der sensorischen Reizverarbeitung, das aus hierarchisch organisierten Mo-
dulen besteht, in denen spezifische Informationen parallel verarbeitet und interaktiv
ausgewertet werden. Für die Emotionalität, vor allem für die emotionalen Komponenten der sensorischen Information spielen die Amygdala auch beim Menschen eine
zentrale Rolle.

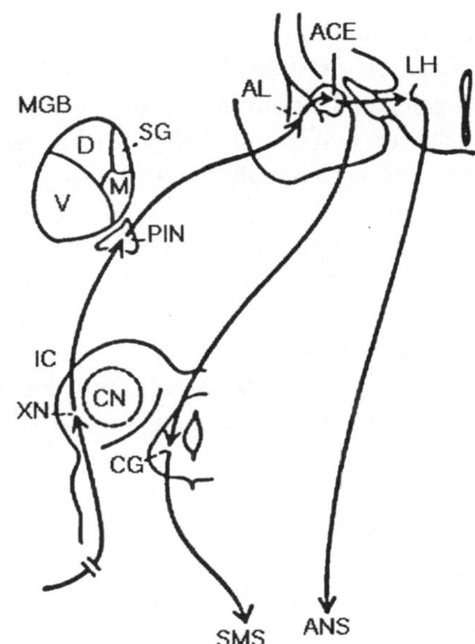

Abb. 12. Die neurale Verschaltung bei der bedingten Angstreaktion auf akustischen Reiz (Aus Le Doux 1990). Dieser gelangt durch die Zona lateralis (*XN*) des Colliculus inferior (*IC*) in den hinteren intralaminären Kern (*PIN*) des Corpus geniculatum mediale (*MGB*) zum Nucleus lateralis amygdalae (*AL*). Von dort zieht die Bahn über den direkt benachbarten basolateralen Kern in den Nucleus centralis (*ACE*). Hier erfolgt die efferente Umschaltung einerseits in den lateralen Hypothalamus (*LH*) mit seiner Wirkung auf das autonome Nervensystem (ANS) und andererseits über das Zentrale Höhlengrau (*CG*) in das somatomotorische System (SMS „Freezing", „Totstellreflex", „Fluchtreflex" etc.)

Neuerdings mehren sich die Hinweise auf reziproke Verbindungen vom Mittelhirn und dem Hypothalamus zu den Amygdala und von den Amygdala zurück zu den kortikalen sensorischen Systemen. Diesen aufsteigenden Bahnen ist vermutlich ein modulatorischer Einfluß auf die Wahrnehmung zuzuschreiben. Es würde auf diese Weise zu erklären sein, warum die Wirkung eines Sinnesreizes vom Motivationszustand und vom emotionalen Erregungszustand des Organismus abhängt. Die Tatsache ist zwar aus der Ethologie, Lernpsychologie und Verhaltenstherapie bekannt, für die Bedürfnisse einer erklärenden Psychologie und Psychopathologie ist aber erst die Aufklärung der neurobiologischen Systemzusammenhänge befriedigend.

Wenn man noch bedenkt, daß die Amygdala auf Grund ihrer hier nicht erwähnten thalamischen und hippocampalen Verbindungen in entscheidender Weise an Gedächtnisprozessen teilnehmen, wird das der Lösung harrende Problem, auf welche Weise Affektivität, Wahrnehmung und Gedächtnis miteinander zusammenhängen, höchst komplex (Aggleton u. Mishkin 1983).

Erinnern wir uns abschließend an die beiden eingangs geschilderten Kranken, ihre Wahnwahrnehmungen, ihren Realitätsverlust, ihre mit den Sinnen wahrgenommene, ihre intern generierte Welt und die unkontrollierte Freisetzung von Triebhandlungen. Mir scheint, daß psychopathologische Phänomene und neurobiologische Erklärungen dieser Phänomene nahe zusammenrücken. Wenn wir die hier nur skizzierten Zusammenhänge voll verstanden haben, werden wir die endogenen Psychosen, insbesondere die schizophrenen Prozesse in die „organischen Psychosyndrome" einbeziehen.

Den Terminus „organisches Psychosyndrom" in diesem Zusammenhang zu benutzen, mag zunächst abwegig erscheinen. Dennoch ergibt sich damit ein Anknüpfungspunkt an die zunehmend besser untermauerten neurobiologischen Schizophrenie-Theorien, die kürzlich von Klosterkötter (1992) zu der Bonner Übergangsreihenstudie in Beziehung gesetzt wurden. Gerd Huber (1983), der seit Mitte der 50er Jahre am Konzept substratnaher Basissymptome der Schizophrenie gearbeitet hat, beschrieb schon damals eine „endogen-organische, neurologisch-psychopathologische Übergangssymptomatik" (Huber 1957) und reihte die Schizophrenie damit in die letztlich organisch-substratnahen Erkrankungen ein. Diese Sicht bestätigte sich in einer groß angelegten Verlaufsstudie, die er mit seinen Mitarbeitern Gisela Gross und Reinhold Schüttler publizierte (1979). Seither mehren sich auch im Lichte bildgebender Verfahren die Evidenzen für die Auffassung der Schizophrenie als hirnorganische Erkrankung (Bogerts et al. 1993).

Aus ethologisch-neuroethologischer Sicht gehören die substratnahen kognitiven Störungen der Informationsverarbeitung und die Störungen der Ausdrucksmotorik zusammen. Das Senden und das Erkennen von Signalen, so habe ich zu zeigen versucht, sind die koevoluierenden Anteile der intraspezifischen (nichtverbalen) Kommunikation und damit ein wesentlicher Teil des speziestypischen Sozialverhaltens, das wir in erstaunlich vielen Komponenten mit nichtmenschlichen Primaten teilen.

1.6 Defizitäres Sozialverhalten

Nichtmenschliche Primaten haben komplexe soziale Strukturen entwickelt, in denen die Mitglieder, abhängig von körperlicher Stärke, Alter und Geschlecht, bestimmte Rollen in der Gesellschaft einnehmen. Mitbestimmend für die Rolle eines Individuums sind Verwandtschaftsverhältnisse, spezielle Bindungen („Freundschaften") und Alliancen unter Gruppenmitgliedern. Neugeborene machen einen mehrjährigen Sozialisationsprozeß durch. Ihre Erwachsenenrolle wird wesentlich durch ihr Geschlecht und den Rang der Mutter bestimmt. Dieses soziale Netzwerk entsteht, wird aufrecht erhalten und gegebenenfalls umstrukturiert durch laufende Kommunikationsprozesse. Der Austausch von kommunikativen Signalen hat wechselseitige Folgen. Das menschliche soziale Netzwerk weist ähnliche Züge auf. Es bringt den Individuen gegenseitigen Beistand, emotionale Unterstützung, den Austausch von Informationen und Hilfen bei der Kinderaufzucht. In soziobiologischer Terminologie macht dies den Nutzen aus. Die Kosten in diesem hochentwickelten System sind beträchtlich; Zeit und Kraft müssen investiert werden; ein gewisses Maß an sozialer Geschicklichkeit und Anpassung ist erforderlich; kleinere oder größere Rangeleien zur Selbstbehauptung sind unvermeidlich. Insgesamt ist jedes Individuum so ausgestattet, daß es seine Ziele verfolgen und die ihm möglichen Strategien ausbilden kann, um diese zu erreichen.

Psychiatern ist seit langem bekannt, daß viele psychisch Kranke, insbesondere Schizophrene ein defizitäres Sozialverhalten haben, daß es ihnen an sozialer Kompetenz und Einfühlungsvermögen fehlt. Familienbande, Freundschaften und Ehen zerbrechen häufiger. Die Paarbildung ist verzögert, die Kinderzahl ist geringer und die Nachkommenschaft leidet signifikant häufiger an psychischen Störungen. Auffällig ist die unpräzise Ausdrucksweise und der Mangel an Flexibilität. Die Liste ließe sich erweitern (McGuire 1979).

McGuire u. Essock-Vitale (1982) stellten einen Katalog sozialer Verhaltensweisen des Menschen auf, den sie in 7 Funktionskategorien einteilten (Tabelle 1). Er eignet sich zur Beurteilung des Sozialverhaltens bei Gesunden und Kranken. 15 Psychiater benutzten dieses Klassifikationssystem für ihre Beurteilung von einer gesunden Stichprobe und Kranken aus 7 Diagnosegruppen (paranoide Schizophrenie, Schizophrenia simplex, affektive Psychose bipolar I, Angstneurose, depressive Neu-

Tabelle 1 Sieben Kategorien des Sozialverhaltens

1. *Informationsverarbeitung* (Empfang und Behandlung von Informationen)
   Gedächtnis
   Denken
   Sinnesverarbeitung
   Passives Lernen (Beobachtung)
   Aktives Lernen

2. *Soziales Verstehen* (Kenntnis der Interaktionsnormen von Mitgliedern einer Gruppe)
   Verstehen von Gruppennormen unter Fremden
   Verstehen von Normen unter bekannten Gruppenmitgliedern
   Verstehen von Gruppenzielen und zielgerichtetem Verhalten
   Verstehen der Motive, des Verhaltens und der Gefühle von anderen
   Verstehen des Systems sozialen Rückhalts (support)
   Verstehen der eigenen sozialen Optionen
   Das Verhalten anderer registrieren

3. *Aufrechterhalten sozialer Kontakte* (Bewahren und Fortsetzen von Verhaltensweisen, die für alltägliche soziale Interaktionen nützlich sind)
   • Verbales Verhalten
   Nichtverbales Verhalten
   Verhalten unter Fremden
   Verhalten in vertrauter Gruppe
   Verhalten entsprechend Gruppenzielen und zielorientierten Handlungen
   • Mitteilung eigener Motive und Gedanken
   Konflikttoleranz im Zusammenleben

4. *Soziale Geschicklichkeit* (Steuerung der Interaktionen mit anderen Menschen zum eigenen Vorteil)
   Benutzen sozialer Vorteile
   Veränderung des Verhaltens anderer durch deren Emotionen
   • Versprechen von Belohnungen
   • Sich Versprechen geben lassen
   Flagge zeigen, Platz behaupten
   Irreführen, betrügen

5. *Sozialer Austausch* (Geben und Nehmen von Geschenken, Waren, Objekten)
   Den Bedürfnissen anderer nachkommen
   Benutzen des sozialen Netzes
   Sich altruistisch verhalten
   Altruistisches Verhalten annehmen

6. *Das eigene Selbstverständnis* (Gewahrsein des eigenen Daseins und der eigenen Bedürfnisse)
   Eigene Gefühle wahrnehmen
   Antizipation eigener Bedürfnisse
   • Eigene Motive und Gefühle verstehen
   Wichtige Hilfsmittel ausfindig machen
   • Die eigene körperliche und seelische Gesundheit beachten

7. *Sorge für das eigene körperliche, seelische und materielle Wohlbefinden*
   Eigene Bedürfnisse erfüllen
   • Erwerb materieller Güter
   Fähigkeit, Prioritäten zu ändern
   Konflikttoleranz
   Tolerieren von ungleichem Geben und Nehmen
   Freude an den eigenen Affekten und Verhaltensweisen
   Pflege der äußeren Erscheinung

• nur dem Menschen vorbehalten

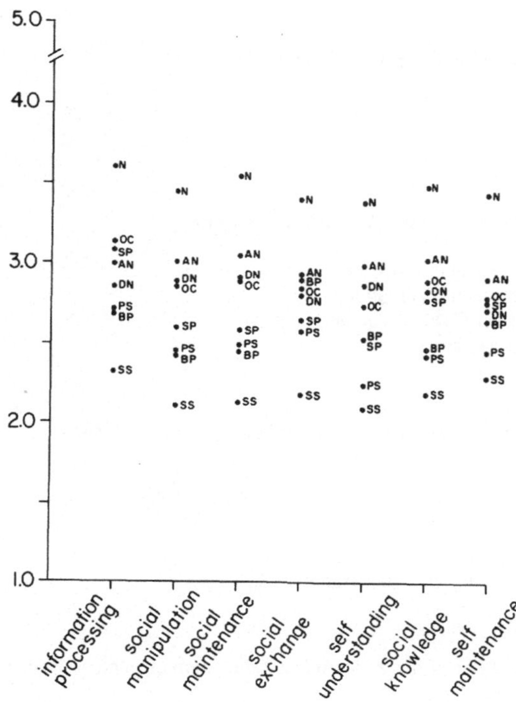

Abb. 13. Geschätzte Verhaltensbeurteilungen erfahrener Psychiater in 7 Kategorien des Sozialverhaltens bei psychisch Kranken folgender Diagnosen: Paranoide Schizophrenie (*PS*), Schizophrenia simplex (*SS*), bipolare affektive Psychose, manischer Typ (*BP*), Angstneurose (*AN*), depressive Neurose (*DN*), anankastische Persönlichkeit (*OC*), schizoide Persönlichkeit (*SP*) und normale Kontrollen (*N*). (Aus McGuire u. Essock-Vitale 1982)

rose, anankastische Persönlichkeit, schizoide Persönlichkeit). Das Rating fiel höchst eindrucksvoll aus (Abb. 13). Die Gruppe der Gesunden setzte sich in allen 7 Kategorien deutlich von den anderen Gruppen ab. Das bei weitem niedrigste Rating in allen Kategorien hatte die Schizophrenia simplex, es folgte in den meisten Kategorien die paranoide Schizophrenie, eng gefolgt und in einigen Kategorien übertroffen von den bipolaren Psychosen. Jede Diagnosegruppe hatte ihr charakteristisches Profil defizitären Sozialverhaltens.

Die vergleichende Betrachtung der 7 Kategorien zeigt, daß nur 4 Kategorien (2–5) Sozialverhalten im engeren Sinne betreffen; unter diesen sind es nur 4 Verhaltensweisen, die allein den Menschen angehen. Diese vier sind von der Sprache abhängig bzw. nur durch die Sprache zu vermitteln. Zwei andere Kategorien (6 und 7) betreffen selbstbezogenes Verhalten oder Erleben. Selbst darunter finden sich nur 3 Items, die allein dem Menschen vorbehalten sind. Die erste Kategorie trifft in allen Items für alle Primaten zu, vorausgesetzt, daß „Denken" mit Problemlösen gleichgesetzt wird.

Was soll diese vergleichende Betrachtung bedeuten? Gewiß soll sie nicht bedeuten, daß sich Affen und Menschen nicht in ihrem Sozialverhalten unterscheiden. Es bedeutet aber, daß das Sozialverhalten von Menschenaffen und Menschen seiner Art nach enge Gemeinsamkeiten zeigt, obwohl sich in bezug auf die Verfeinerung und Vielfalt außerordentlich große Unterschiede finden. Bei einer weiterführenden Betrachtung des Sozialverhaltens würde unter humanethologischen Gesichtspunkten die Funktion der Sprache im Sozialverhalten des Menschen eine zentrale Rolle spielen. Tatsächlich ist aber das die Sprache und das Sprechen produzierende Substrat bei den endogenen Psychosen jedenfalls nicht in erster Linie betroffen. Es ist vielmehr das Substrat in Mitleidenschaft gezogen, das für die nichtverbale Kommunikation und das damit aufs engste zusammenhängende speziesspezifische Sozialverhalten verantwortlich ist. Es ist ein weitverzweigtes System in unserem Gehirn, von dem wir einen Teil skizziert haben.

Literatur

Aggleton JP (1992) The functional effects of amygdala lesions in humans. In: Aggleton JP (ed), The amygdala: Neurobiological aspects of emotion, memory, and mental dysfunction. Wiley-Liss New York, pp 485–503

Aggleton JP, Mishkin M (1983) Memory impairments following medial thalamic lesions in monkeys. Exp Brain Res 52:199–209

Aggleton JP, Mishkin M (1986) The amygdala: sensory gateway to the emotions. In: Plutchik R, Kellerman H (eds), Emotion. Theory, research, and experience, vol 3. Biological foundations of emotions. Academic Press, London New York Toronto, pp 281–299

Berndl K, von Cranach M , Grüsser O-J (1986) Impairment of perception and recognition of faces, mimic expression and gestures in schizophrenic patients. Eur Arch Psychiatry Neurol Sci 235:282–291

Bogerts B, Lieberman JA, Ashtari M, Bilder RM, Degreef G, Lerner G, Johns C, Mansiar S (1993) Hippocampus-amygdala volumes and psychopathology in chronic schizophrenia. Biol Psychiatry 33:236–246

Bowlby J (1969) Attachment and loss, vol I: Attachment. International psycho-analytical library no. 79. Hogarth Press, London. (Bindung: Eine Analyse der Mutter-Kind-Beziehung. Kindler, Studienausgabe, München 1975)

Bowlby J (1973) Attachment and loss, vol II: Separation: Anxiety and anger. International psycho-analytical library no. 95, Hogarth Press, London. (Trennung: Psychische Schäden als Folge der Trennung von Mutter und Kind. Kindler, Reihe Geist und Psyche, München 1976)

Burkhardt D, Motte I de la (1983) Stielaugenfliegen. Biologie in unserer Zeit 13:97-103

Clara M (1959) Das Nervensystem des Menschen, 3. Aufl. Barth, Leipzig, S. 505

Cranach M von, Foppa K, Lepenies W, Ploog D (eds) (1979) Human ethology. Claims and limits of a new discipline. Cambridge University Press. Editions de la Maison des Sciences de l'Homme, London, Paris

Damasio AR, Damasio H, Hoesen GW van (1982) Prosopagnosia; anatomical basis and neurobehavioral mechanisms. Neurology 32:331-341

Darwin C (1872) The expression of the emotions in man and animals. Murray, London. (Der Ausdruck der Gemüthsbewegungen bei dem Menschen und den Thieren. Übersetzt von Carus JV, 2. Aufl. Schweizerbart'sche Verlagshandlung, Stuttgart 1874, S 67)

Desimone R, Albright TD, Gross C, Bruce C (1984) Stimulus selective properties of inferior temporal neurons in the macaque. J Neurosci 4:2051–2062

Eibl-Eibesfeldt I (1984) Die Biologie des menschlichen Verhaltens. Grundriß der Humanethologie. Piper, München

Eibl-Eibesfeldt I (1987) Grundriß der vergleichenden Verhaltensforschung, 7. Aufl. Piper, München

Ekman P (1973) Cross-cultural studies of facial expression. In: Ekman P (ed) Darwin and facial expression. Academic Press, New York London, pp 169–222

Ekman P, Friesen WV (1971) Constants across cultures in face and emotion. J Pers Soc Psychol 17:124–129

Ellgring H (1989) Nonverbal communication in depression. Cambridge University Press, Cambridge

Ellgring H, Ploog D (1985) Sozialkommunikatives Verhalten in klinischer Perspektive. In: Bente D, Coper H, Kanowski S (Hrsg) Hirnorganische Psychosyndrome im Alter II. Springer, Berlin Heidelberg New York Tokyo S 217–236

Emrich HM (1988) Zur Entwicklung einer Systemtheorie produktiver Psychosen. Nervenarzt 59:456-464

Emrich HM (1992) Systems theory of psychosis: "Filtering", comparison, error correction, and its defects. In: Emrich HM, Wiegand M (eds) Integrative biological psychiatry. Springer, Berlin Heidelberg New York Tokyo, pp 81–89

Erikson EH (1963) Childhood and society, 2nd edn. Norton & Company, New York, p 71

Gamper E (1926) Bau und Leistungen eines menschlichen Mittelhirnwesens. Z für Neurologie 102:154-235

Gierer A (1985) Die Physik, das Leben und die Seele. Piper, München Zürich

Georgopoulos AP (1991) Higher order motor control. Ann Rev Neurosci 14:361–377

Grüsser OJ (1984) Face recognition within the reach of neurobiology and beyond it. Human Neurobiology 3:183–190

Heimann H, Spoerri T (1957) Zur Ausdrucksphänomenologie. Psychiat et Neurol 134:203–214

Huber G (1957) Pneumoencephalographische und psychopathologische Bilder bei endogenen Psychosen. Springer, Berlin Göttingen Heidelberg (Monographien aus dem Gesamtgebiet der Psychiatrie und Neurologie, Heft 79)

Huber G (1983) Das Konzept substratnaher Basissymptome und seine Bedeutung für Theorie und Therapie schizophrener Erkrankungen. Nervenarzt 54:23–32

Huber G, Gross G, Schüttler R (1979) Schizophrenie. Verlaufs- und sozialpsychiatrische Langzeituntersuchungen an den 1945 bis 1959 in Bonn hospitalisierten schizophrenen Kranken. Springer, Berlin Heidelberg New York (Monographien aus dem Gesamtgebiete der Psychiatrie, Bd. 21)

Jackson JH (1884) Croonian lectures on the evolution and dissolution of the nervous system. Lancet 8:555–558, 739–744, 649–652

Jaspers K (1923) Allgemeine Psychopathologie. 3. Aufl., Springer, Berlin

Jones IH, Frei D (1977) Provoked anxiety as a treatment of exhibitionism. Br J Psychiatry 131:295-300

Jürgens U (1992) On the neurobiology of vocal communication. In: Papoušek H, Jürgens U, Papoušek M (eds), Nonverbal vocal communication: Comparative & developmental approaches. Cambridge University Press, Cambridge New York, pp 31–42

Jürgens U, Ploog D (1970) Cerebral representation of vocalization in the squirrel monkey. Exp Brain Res 10:532–554

Jürgens U, Ploog D (1976) Zur Evolution der Stimme. Arch Psychiatr Nervenkr 222:117–137

Jürgens U, Ploog D (1981) On the neural control of mammalian vocalization. Trends in NeuroSciences 4:135–137

Jürgens U, Pratt R (1979a) Role of the periaqueductal grey in vocal expression of emotion. Brain Res 167:367-378

Jürgens U, Pratt R (1979b) The cingular vocalization pathway in the squirrel monkey. Exp Brain Res 34:499-510

Kling AS, Brothers LA (1992) The amygdala and social behavior. In: Aggleton JP (ed) The amygdala: Neurobiological aspects of emotion, memory, and mental dysfunction. Wiley-Liss, New York, pp 353-377

Klosterkötter J (1992) Wie entsteht das schizophrene Kernsyndrom? Ergebnisse der Bonner Übergangsreihenstudie und angloamerikanische Modellvorstellungen – Ein Vergleich. Nervenarzt 63:675–682

Klüver H, Bucy PC (1938) An analysis of certain effects of bilateral temporal lobectomy in the rhesus monkey, with special reference to "psychic blindness". J Psychol 5:33–54

Klüver H, Bucy PC (1939) Preliminary analysis of functions of the temporal lobes in monkeys. Arch Neurol Psychiatr 42:979–1000

Kraepelin E (1916) Einführung in die psychiatrische Klinik, 3. Aufl. Barth, Leipzig, S 206

Kraepelin E (1920) Die Erscheinungsformen des Irreseins. Z Gesamte Neurol Psychiatr 62:1–29

Kretschmer E (1953) Der Begriff der motorischen Schablonen und ihre Rolle in normalen und pathologischen Lebensvorgängen. Arch Psychiatr Nervenkr 190:1–3

Kretschmer E (1971) Medizinische Psychologie, 13. Aufl., hrsg. v. Kretschmer W. Thieme, Stuttgart S 79f

Kühn H (1963) Vorgeschichte der Menschheit, Bd 2: Neusteinzeit. Dumont Schauberg, Köln, Abb. 164

LeDoux JE (1990) Information flow from sensation to emotion: Plasticity in the neural computation of stimulus value. In: Gabriel M, Moore J (eds) Learning and computational neuroscience: Foundations of adaptive networks. MIT Press, Cambridge MA, pp 3–52

LeDoux JE (1992) Emotion and the amygdala. In: Aggleton JP (ed) The amygdala: Neurobiological aspects of emotion, memory, and mental dysfunction. Wiley-Liss, New York, pp 339-351

Lorenz K (1937) Über die Bildung des Instinktbegriffes. Naturwissenschaften 25:289–300, 307–318, 324–331

Lorenz K (1943) Die angeborenen Formen möglicher Erfahrung. Z Tierpsychol 5:235–409

Lorenz K (1953) Über angeborene Instinktformen beim Menschen. Dtsch Med Wochenschr 78:1566-1569;1600-1604

Lorenz K (1992) Die Naturwissenschaft vom Menschen. Einführung in die vergleichende Verhaltensforschung. Das „Russische Manuskript". Piper, München Zürich

Lorenz K, Tinbergen N (1939) Taxis und Instinkthandlung in der Eirollbewegung der Graugans. Z Tierpsychol 2:1-29

MacLean PD (1964) Mirror display in the squirrel monkey, Saimiri sciureus. Science 146:950–952

MacLean PD (1990) The triune brain in evolution. Plenum, New York

MacLean PD, Ploog DW (1962) Cerebral representation of penile erection. J Neurophysiol 25:29–55

McGuire MT (1979) Sociobiology: its potential contribution to psychiatry. Perspect Biol Med 23:50–69

McGuire MT, Essock-Vitale SM (1982) Psychiatric disorders in the context of evolutionary biology. The impairment of adaptive behavior during exacerbation and remission of psychiatric illness. J Nerv Ment Dis 170:9-20

Monnier M, Willis H (1953) Die integrative Tätigkeit des Nervensystems beim meso-rhombo-spinalen Anencephalus (Mittelhirnwesen). Monatsschrift Psychiatrie u. Neurologie 126:239–273

Motte I de la, Burkhardt D (1983) Portrait of an Asian stalk-eyed fly. Naturwissensch 70:451–461

Perret DI, Rolls ET, Caan W (1982) Visual neurons responsive to faces in the monkey temporal cortex. Exp Brain Res 47:329–342

Ploog D (1957) Motorische Stereotypien als Verhaltensweisen. Nervenarzt 28:18–22

Ploog D (1964) Verhaltensforschung und Psychiatrie. In: Gruhle HW, Jung R, Mayer-Gross W, Müller M (Hrsg) Psychiatrie der Gegenwart, Bd. I/1B. Springer, Berlin Göttingen Heidelberg, S 291–443

Ploog D (1972) Kommunikation in Affengesellschaften und deren Bedeutung für die Verständigungsweisen des Menschen. In: Gadamer H-G, Vogler P (Hrsg) Neue Anthropologie. Thieme, Stuttgart, S 98–178

Ploog D (1975) Verhaltensbiologische Aspekte in der psychiatrischen Forschung. Dtsch Med Wochenschr 100:2108–2119

Ploog D (1980) Soziobiologie der Primaten. In: Kisker KP, Meyer JE, Müller C, Strömgren E (Hrsg) Psychiatrie der Gegenwart, 2. Aufl, Bd I/2. Springer, Berlin Heidelberg New York, S 379–544

Ploog D (1986) Biological foundations of the vocal expression of emotions. In: Plutchik R, Kellerman H (eds) Emotion: Theory, research and experience, vol III: Biological foundations of emotion. Academic Press, New York, pp 173–197

Ploog D (1988) An outline of human neuroethology. Human Neurobiol 6:227–238

Ploog D (1989) Psychopathology of emotions in view of neuroethology. In: Davison K, Kerr A (eds) Contemporary themes in psychiatry. Royal College of Psychiatrists, London, pp 441–458

Ploog D (1990) Neuroethological foundations of human speech. In: Deecke L, Eccles JC, Mountcastle VB (eds) From neuron to action. Springer, Berlin Heidelberg New York Tokyo, pp 365–374

Ploog D (1992a) Ethological foundations of biological psychiatry. In: Emrich HM, Wiegand M (Hrsg) integrative biological psychiatry. Springer, Berlin Heidelberg New York, pp 3–35

Ploog DW (1992b) The evolution of vocal communication. In: Papoušek H, Jürgens U, Papoušek M (eds) Nonverbal vocal communication: Comparative & developmental approaches. Cambridge University Press, Cambridge New York, pp 6–30

Ploog D, Gottwald P (1974) Verhaltensforschung. Instinkt – Lernen – Hirnfunktion. Urban & Schwarzenberg, München

Ploog DW, MacLean PD (1963) Display of penile erection in squirrel monkey (Saimiri sciureus). Animal Behav 11:32–39

Ploog DW, Blitz J, Ploog F (1963) Studies on social and sexual behavior of the squirrel monkey (Saimiri sciureus). Folia Primat 1:29–66

Poeck K (1969) Pathophysiology of emotional disorders associated with brain damage. In: Vinken PJ, Bruyn GW (eds) Handbook of clinical neurology, vol 3, disorders of higher nervous activity. Wiley, New York

Rolls ET (1984) Neurons in the cortex of the temporal lobe and in the amygdala of the monkey with responses selective to faces. Human Neurobiol 3:209–222

Rubinow DR, Post RM (1992) Impaired recognition of affect in facial expression in depressed patients. Biol Psychiatry 31:947–953

Schreiner L, Kling A (1953) Behavioral changes following rhinencephalic injury in cat. J Neurophysiol 16:643-659

Stephan H, Frahm HD, Baron G (1984) Comparison of brain structure volume in insectivora and primates: III. Amygdaloid components. J Hirnforsch 28:371-584
Tinbergen N (1951) The study of instinct. Clarendon, Oxford (dt.: (1952) Instinktlehre. Paul Parey, Berlin)
Tinbergen N (1953) Social behaviour in animals, with special reference to vertebrates. Methuen, London (dt.: (1955) Tiere untereinander. Paul Parey, Berlin)
Trevarthen C (1985) Facial expressions of emotion in mother-infant interaction. Human Neurobiol 4:21-32
Troisi A, Pasini A, Bersani G, Grispini A, Ciani N (1989) Ethological predictors of amitriptyline response in depressed outpatients. J Affective Disord 17:129-136
Troisi A, Pasini A, Bersani G, Grispini A, Ciani N (1990) Ethological assessment of the DSM-III subtyping of unipolar depression. Acta Psychiatr Scand 81:560-564
Winkler WT (1957) Dynamische Phänomenologie der Schizophrenien als Weg zur gezielten Psychotherapie. Z Psychother Med Psychol 7:192-204
Yamane S, Kaji S, Kawano K (1988) What facial features activate face neurons in the inferotemporal cortex of the monkey? Exp Brain Res 73:209-214
Zajonc RB (1980) Feeling and thinking: preferences need no inferences. Am Psychol 35:151-175

2 Psychopathologie organischer Psychosyndrome

GISELA GROSS und G. HUBER

Sollte der Begriff „organisches Psychosyndrom", der die Erfaßbarkeit gesamter psychopathologischer Störungen voraussetzt, durch eine Klassifizierung nach modernen, operational definierten Kriterien ersetzt werden? Das Ziel liegt in der gegenseitigen Ergänzung und Befruchtung beider Betrachtungsweisen. Organische Psychosyndrome sind unabhängig von ihrer speziellen Ätiologie durch gemeinsame und einheitliche psychopathologische Syndrome gekennzeichnet. Während einerseits unterschiedliche Hirnerkrankungen zu psychopathologisch nicht differenzierbaren Psychosyndromen führen, können andererseits bei ein und derselben Grundkrankheit alle möglichen Typen organischer Psychosyndrome auftreten. Dabei ist das Leitsymptom der akuten und reversiblen Formen die Bewußtseinstrübung, der chronischen und irreversiblen Formen die Persönlichkeitsveränderung und die Demenz. Wichtig für die Therapie ist die Abgrenzung organischer Psychosyndrome bei vaskulären und degenerativen Hirnprozessen gegen endogene, depressive und paranoide Psychosen im höheren Lebensalter.

Brauchen wir noch Psychopathologie? Ist der Begriff „organisches Psychosyndrom" (o. P.), der die Möglichkeit, gesamthafte psychopathologische Störungen zu erfassen, voraussetzt, nicht überholt und sollte durch eine Klassifizierung anhand operational definierter Kriterien moderner Diagnosesysteme und neuropsychologischer Detailanalyse ersetzt werden? Gegenüber starken Strömungen in der Neurologie und sog. biologischen Psychiatrie, die derartige Auffassungen vertreten, meinen wir, wie wir anderenorts zeigten, daß wir noch Psychopathologie in der Richtung von Jaspers und Schneider brauchen, daß sie der Anfang aller unserer wissenschaftlichen Bemühungen sein muß, es sich hier nicht um eine Alternativentscheidung handelt, vielmehr die genannten Perspektiven und Betrachtungsweisen, die auf neuropsychologisch definierte Leistungsausfälle und operational definierte Einzelsymptome einerseits, komplexe Erlebens- und Ausdrucksphänomene und psychopathologische Syndrome andererseits gerichtet sind, einander ergänzen müssen. Eine Akzentverschiebung zugunsten der Erfassung mittels neuro- bzw. testpsychologischer Detailanalyse und operationalen Definitionen, die den mit dem Begriff gemeinten Sachverhalt gleichsetzen mit der Art und Weise seiner möglichst reliablen Erfassung unter Verzicht auf eine valide Beschreibung, müssen zu einem Verlust an klinisch-psychiatrischer und psychopathologischer Kompetenz führen mit negativen Konsequenzen für die Effizienz psychiatrischer Forschungsbemühungen.

Tropon-Symposium, Bd. VIII
Organische Psychosyndrome
Hrsg. R. Schüttler
© Springer-Verlag Berlin Heidelberg 1993

2.1 Bezeichnung, Begriff, Klassifikation

Die für Verständigung und Vereinheitlichung, die Organisation der Daten und die biologisch-psychiatrische Forschung nicht entbehrliche operationale Diagnostik beinhaltet auch das Risiko einer reduktionistischen Deformierung.

Im einzelnen: Der Begriff o. P. zielt auf das diesen Syndromen Gemeinsame, nicht auf ein additives Mosaik multifokal bedingter Leistungsstörungen; das o. P. umfaßt nicht nur Einbußen im kognitiven, sondern auch im dynamisch-emotionalen Bereich, für die keine adäquaten Tests existieren; operationale Definition isolierter Merkmale ignoriert die psychopathologische Komplexität; wenn manche Neurologen es unplausibel finden, daß nach Art und Lokalisation unterschiedliche Gehirnkrankheiten zu mehr oder weniger einheitlichen o. P. führen, ist dies mit der in 8 Jahrzehnten bestätigten Regel Bonhoeffers von der ätiologischen Unspezifität o. P. nicht zu vereinbaren; gegenüber der verbreiteten Überakzentuierung und Verabsolutierung von Testdiagnostik, ist darauf hinzuweisen, daß gerade bei den am häufigsten beobachteten weniger ausgeprägten o. P. die üblichen neuropsychologischen Tests zur Erfassung von Partialstörungen nur wenig hilfreich sind.

Die Bezeichnung „organische Psychosyndrome" verwenden wir synonym mit symptomatische Psychosen, organische Psychosen, körperlich begründbare Psychosen, somatogene Psychosen und exogene Reaktionstypen für alle diejenigen Psychosyndrome, die auf eine – direkte oder indirekte – Hirnerkrankung oder Hirnschädigung zu beziehen sind. Das o. P. könnte nicht sein ohne diesen hirnorganischen Faktor, auch wenn dieser kaum je die einzige Bedingung für das Zustandekommen der Psychose ist. Schon Bonhoeffers „exogene Reaktionstypen" umfassen neben Psychosen bei primär extrakraniellen, erst sekundär das Gehirn beteiligenden Erkrankungen auch solche bei primären Hirnerkrankungen (Bonhoeffer 1917; Huber 1972).

In der 10. Revision der internationalen Klassifikation der Krankheiten findet man die o. P. unter F. 0: „Organische einschließlich symptomatischer psychischer Störungen" und F. 1: „Psychische und Verhaltensstörungen durch psychotrope Substanzen". Die syndromalen Kategorien, z. B. „organisches amnestisches Syndrom", „Delir", „organische Halluzinose" oder „organische Persönlichkeitsstörung" entsprechen weitgehend denen der traditionellen Psychiatrie. Die organische wahnhafte und katatone Störung entspricht unserer „symptomatischen Schizophrenie", die organische affektive (depressive oder manische) Störung unserer „symptomatischen Zyklothymie", die „organische emotional labile (asthenische) Störung" dem „hyperästhetisch-emotionellen Schwächezustand" Bonhoeffers und unserem „pseudoneurasthenischen Syndrom" (Gross et al. 1989; Huber 1972, 1993; Huffmann 1988; Kisker et. al. 1988).

2.2 Psychopathologische Leitsymptome

Organische Psychosyndrome sind unabhängig von ihrer speziellen Ätiologie durch gemeinsame und einheitliche psychopathologische Syndrome gekennzeichnet. Sie sind „unspezifische Reaktionstypen" (Bonhoeffer), unspezifisch in bezug auf die Ätiologie bzw. Grundkrankheit. Unterschiedliche Hirnerkrankungen können zu gleichen, rein psychopathologisch nicht differenzierbaren Psychosyndromen führen, während andererseits bei ein und derselben Grundkrankheit alle möglichen Typen o. P. auftreten und im Verlauf aufeinanderfolgen können. Die Verschiedenheit o. P. ist weniger durch die jeweilige Hirnerkrankung per se als durch ihre Schwere, ihr Entwicklungstempo, Lokalisation und Ausbreitung des Prozesses, Konstitution, Lebensalter, situative und biographische Faktoren bestimmt. Für die Praxis gilt das Prinzip der Unspezifität o. P. ohne Einschränkung (Huber 1972, 1993; Huber u. Penin 1972).

Tabelle 1. Körperlich begründbare (organische) Psychosen (aus: Huber 1987)

Psychopathologische Syndrome der akuten (reversiblen) Formen

	Prägnanztypen
Durchgangssyndrome	aspontane: affektive (u. a. depressive, maniforme); pseudoneurasthenische; hysteriforme
	produktive: expansiv-konfabulatorische; paranoid-halluzinatorische, katatone, u. a. »endoforme«
	Halluzinose: akustische, optische, haptische
	amnestische: »akuter Korsakow«
	»orientierter Dämmerzustand«
Bewußtseinstrübung	Quantitativ: Benommenheit → »Sopor« → Bewußtlosigkeit (Koma); Somnolenz
	Qualitativ-produktiv: Verwirrtheit: »Amentia»; Delir; Dämmerzustand

Psychopathologische Syndrome der chronischen (irreversiblen) Formen

	Prägnanztypen
(Chronisches) Pseudoneurasthenisches Syndrom (»Hirnleistungsschwäche«)	»reizbare Schwäche«: Veränderungen der affektiven Reaktivität (u. a. gesteigerte Erregbarkeit) und »Asthenie« (u. a. Konzentrationsschwäche, abnorme Ermüdbarkeit)
Organische Persönlichkeitsveränderung	Zuspitzung Abschwächung differenzierter Züge Veränderung von Grundstimmung und Antrieb Verlangsamung, Haften˙
	Typen: apathisch-antriebsarm euphorisch-umständlich reizbar-unbeherrscht-enthemmt
	chronische Halluzinose; chronische paranoid-halluzinatorische Syndrome
Demenz	Gedächtnisstörung (besonders Merkfähigkeit und Frischgedächtnis) intellektueller Abbau (Kritik, Begriffsbildung, Logik, Kombinationsfähigkeit, Auffassung)
	Sonderform: »chronischer Korsakow«

Psychopathologisches Leitsymptom der akuten und reversiblen o. P. ist die Bewußtseinstrübung, der chronischen und irreversiblen Psychosyndrome die organische Persönlichkeitsveränderung und die Demenz. Hinzu kommen reversible Durchgangssyndrome und irreversible pseudoneurasthenische Syndrome als leichteste Ausprägungsgrade akuter und chronischer o. P. Die Leitsymptome zeigen vielfältige fakultative Ausgestaltungen (s. Tabelle 1).

Die o. P. wurden von Scheid (1980) und Wieck (1977) statt in akute und chronische in reversible und irreversible aufgegliedert, die reversiblen wiederum in Syndrome mit Bewußtseinstrübung und in Durchgangssyndrome (DS), bei denen eine Bewußtseinstrübung fehlt und die oft nur psychopathometrisch erkennbar sind. Da DS besonders initial und im Rückbildungsstadium von Hirnerkrankungen sehr häufig sind, gilt die Bewußtseinstrübung als ein Leitsymptom, aber nicht als ein obligates Symptom akuter körperlich begründbarer Psychosen.

Reversible und irreversible o. P. gehen ohne scharfe Grenze ineinander über. Die Syndrome irreversibler o. P. können nahezu alle, psychopathologisch nicht unterscheidbar, auch im Verlauf reversibler o. P. vorkommen. Das psychopathologische Querschnittssyndrom erlaubt keine sichere Prognose hinsichtlich Reversibilität oder Irreversibilität. So können das Korsakow-Syndrom (amnestisches Syndrom) und dementielle Syndrome psychopathologisch nicht unterscheidbar als reversible DS wie auch als irreversible – stationäre oder progrediente – o. P. auftreten. Auch leichtere o. P., z. B. pseudoneurasthenische Syndrome, können sowohl reversibel wie irreversibel vorkommen.

Zeigt ein Korsakow-Syndrom z. B. nach Contusio cerebri nach einigen Monaten noch keine Restitutionstendenz, wird es sich nicht mehr um ein amnestisches DS („akuter Korsakow"), sondern um ein chronisches irreversibles Korsakow-Syndrom handeln.

2.2.1 Erlebnisreaktive Züge

Viele Züge o. P. sind erlebnisreaktiv und nicht – unmittelbare – Hirnsymptome. Die thematische Ausgestaltung etwa eines Delirs oder einer Halluzinose läßt persönlichkeitsbedingte, biographische und situative Umstände erkennen, Reaktionen auf vom Patienten wahrgenommene, mehr akute oder persistierende psychopathologische Phänomene und Veränderungen und ihre sozialen Auswirkungen. Je geringer der Ausprägungsgrad von o. P. ist, umso mehr nehmen die Kranken Einbußen in DS oder organischen Persönlichkeitsveränderungen selbst wahr, leiden darunter und versuchen, Selbsthilfestrategien zu entwickeln. Auch psychogene Symptomverstärkungen hirnorganisch bedingter Leistungsminderungen können, z. B. nach Schädel-Hirn-Traumen, dominieren. Diagnostisch und differentialdiagnostisch kann anhand des psychopathologischen Syndroms innerhalb des triadischen Systems der Psychiatrie in der Regel nur eine vorläufige Zuordnung zur Gruppe der o. P. erfolgen. Eine eigentliche Diagnose, zumal die einer bestimmten Hirnerkrankung, ist nur unter Berücksichtigung des gesamten somatischen Untersuchungsbefundes möglich. Dies bedeutet, daß stets eine vollständige neurologische und internistische Untersuchung, wenn nötig, auch der Einsatz spezieller apparativer Techniken erforderlich ist.

Besonders bei nur geringer Ausprägung und im Erkrankungsbeginn ist rein psychopathologisch die Differenzierung gegenüber endogenen, affektiven oder schizophrenen

Psychosen (wir sprechen hier mit Janzarik von idiopathischen Psychosyndromen) und neurotisch-psychopathischen Störungen oft schwierig oder unmöglich. Die o. P. zeigen, ähnlich wie Schizophrenien und Zyklothymien, häufig uncharakteristische diagnostisch neutrale pseudoneurotische oder pseudopsychopathische Initial- und Residualstadien. Bei milderen Verläufen und im Erkrankungsbeginn gibt es also zwischen organischen, endogenen und psychoreaktiven Syndromen im psychopathologischen Erscheinungsbild Übergänge, eine Überschneidungszone, in der eine psychopathologische Identität organischer, endogener und psychoreaktiver Syndrome bestehen kann (Schneider 1992).

2.2.2 Organische Psychosyndrome 1. und 2. Ranges

Die o. P. heben sich, wie K. Schneider betonte, in ihrem Aussehen in der Regel deutlich von idiopathischen Psychosyndromen ab. Dies gilt praktisch uneingeschränkt für die o. P. 1. Ranges (Lauter 1988), nämlich Delir, Demenz und amnestisches Syndrom, während o. P. 2. Ranges auf somatisch definierbare Hirnerkrankungen hinweisen können, aber nicht müssen. Hierher gehören katatone, wahnhafte und affektive Syndrome, Halluzinosen, neurasthenische Angst- und Zwangssyndrome, organische Persönlichkeitsveränderungen und das altersabhängige Vergeßlichkeitssyndrom (benigne Vergeßlichkeit der 2. Lebenshälfte). Es sind Psychosyndrome von geringerem diagnostischem Gewicht, die auch bei endogenen Psychosen und z. T. – Angst-, Zwangs- und neurasthenische Syndrome – auch bei psychoreaktiven und psychopathischen Persönlichkeitsstörungen auftreten (Alsen et al. 1982; Gross et al. 1989; Huber 1988, 1993; Lauter 1988).

2.2.3 Symptomatische Schizophrenien und Zyklothymien

Die schizophren oder endogenomorph-depressiv aussehenden Psychosyndrome bei Hirnerkrankungen, die symptomatischen Schizophrenien und symptomatischen Zyklothymien also, sind am häufigsten episodisch-reversible DS, z. B. bei Arzneimittel- und Drogenabusus, psychomotorischer Epilepsie, Virusenzephalitis, nach Hirnkontusion oder bei degenerativen Hirnerkrankungen.

Symptomatische zyklothyme Depressionen wurden u. a. im Initialstadium von Enzephalitiden, multipler Sklerose, Hirntumoren und hirnatrophischen Prozessen und nach Hirnkontusionen als eingelagerte passagere Episoden beobachtet (Gross u. Huber 1984, 1986; Gross et al. 1989).

Es gibt auch lebensbedrohliche Katatonien, die psychopathologisch längere Zeit von Schizophrenien nicht differenziert werden können, und die sich erst im weiteren Verlauf oder erst autoptisch als sporadische, atypische Enzephalitis erweisen; solche Fälle hatten wir Anfang der 50er Jahre beschrieben (Huber 1955, 1972).

Chronische, über Jahre persistierende symptomatische Schizophrenien sind sehr viel seltener. Sie wurden z. B. nach Anoxieschädigung des Gehirns, nach Hirntraumen, bei Epilepsien, chronischem Mißbrauch von Weckaminen, metachromatischer Leukodystrophie, Hirntumoren, M. Pick, Chorea Huntington und Enzephalitis Economo beobachtet (Alsen et al. 1982; Huber 1988, 1993; Huber u. Penin 1972; Röder-Kutsch v. Scholz-Wölfing 1941).

Bei psychomotorischen oder Temporallappenepilepsien sind symptomatische Schizophrenien besonders häufig. Ältere Psychiater, so Weitbrecht und wir, sahen dabei paranoid-halluzinatorische und coenästhetische Psychosyndrome und sämtliche Symptome 1. und 2. Ranges und auch chronische symptomatische Schizophrenien (Alsen et al. 1982; Gross u. Huber 1986; Gross et al. 1989; Huber 1988; Slater et al. 1963). Neuere Befunde sprechen dafür, daß für das Zustandekommen symptomatischer Schizophrenien das limbische System von Bedeutung ist. Die phänomenologische Identität symptomatischer und idiopathischer Schizophrenien läßt sich für die Einzelphänomene der produktiven Psychose und auch für kognitive und dynamische Basisdefizienzen (Gross et al. 1987) nachweisen (Gross u. Huber 1986; Gross et al. 1989; Janzarik 1988). Die bei idiopathischen Schizophrenien diskutierte Hypothese einer Informationsverarbeitungsstörung läßt sich auch auf bestimmte Psychosyndrome bei psychomotorischen Epilepsien übertragen. Die Liste von Auraphänomenen, die Wieser (1977) bei stereoelektroenzephalographischen Tiefenableitungen und epileptischen Entladungen bestimmter temporaler, dem limbischen System zugehöriger Hirnstrukturen beobachtete, liest sich wie ein Katalog schizophrener Basissymptome (Gross u. Huber 1986; Gross et al. 1987; Klosterkötter 1984).

2.3 Reversible (akute) organische Psychosyndrome

2.3.1 *Durchgangs- und Trübungssyndrome – Prägnanztypen*

Prägnanztypen von DS sind affektive, aspontane, expansiv-maniforme und paranoid-halluzinatorische Syndrome, weiter Halluzinosen, orientierte Dämmerzustände, der „akute Korsakow" und hyperästhetisch-emotionelle Schwächezustände. Leichte DS sind eher affektive oder aspontane, schwere häufiger amnestische. Das DS nimmt im Verlauf einer Hirnerkrankung allmählich an Schwere zu und geht fließend in die Bewußtseinstrübung über; die Rückbildung, z. B. bei Hirnkontusion oder Schlafmittelintoxikationen, läuft in umgekehrter Reihenfolge ab. Zumal die leichten DS im Initial- und Rückbildungsstadium von Hirnerkrankungen werden in praxi immer noch in ihrer Bedeutung für Früherkennung, Behandlung und Rehabilitation zu wenig gewürdigt und häufig nicht als o. P. erkannt (Huber 1993; Wieck 1977).

Syndrome von Bewußtseinstrübung können in einer quantitativen Herabsetzung der Bewußtseinshelligkeit (Benommenheit, Sopor, Koma) oder in mehr qualitativ-produktiven Bewußtseinsveränderungen mit halluzinatorischen und wahnhaften Erlebnissen in Erscheinung treten (Bleuler 1983; Gross u. Huber 1984; Huber 1972). Als Typen lassen sich Verwirrtheit, Amentia, Delir, Dämmerzustand herausheben.

Die Aufmerksamkeit ist herabgesetzt, schwer zu erwecken und auf ein Thema zu fixieren, die Auffassung erschwert, die Merkfähigkeit vermindert; räumliche und zeitliche Orientierung sind mehr oder weniger deutlich gestört, das Denken verlangsamt und/oder inkohärent. Nach Ablauf des Zustandes findet sich eine partielle oder komplette Amnesie für die betreffende Zeitspanne. Alle psychischen Funktionen können sehr stark innerhalb von Stunden oder sogar Minuten schwanken.

Die akuten o. P. sind überwiegend vollständig reversibel, können aber auch ein irreversibles Psychosyndrom hinterlassen, z. B. eine Kontusionspsychose eine organische Persönlichkeitsveränderung oder ein pseudoneurasthenisches Syndrom.

2.4 Irreversible (chronische) organische Psychosyndrome

Hier kann man nach Typ und Ausprägungsgrad 3 Prägnanztypen unterscheiden, nämlich pseudoneurasthenische Syndrome und organische Persönlichkeitsveränderungen, beide ohne oder ohne deutliche intellektuelle und mnestische Einbußen, und die Demenz mit schwerem intellektuell-mnestischem Abbau, der auch den Verlust der reflektierenden Selbstvergegenwärtigungsfähigkeit des Verlustes impliziert.

Auch hier gilt der Grundsatz der Unspezifität. Bei fortschreitender Grundkrankheit, z. B. Alzheimer- und Pick-Erkrankung, sind die o. P. ihrerseits progredient; sie sind dann im strengen Sinne keine Defekt- oder jedenfalls keine Residualsyndrome, wie es z. B. für einen stationären Folgezustand nach Hirnkontusion zutrifft. Pseudoneurasthenische Syndrome sind häufig stationär. Doch kommen solche stationären Residualzustände bei allen 3 Typen vor, z. B. früher als nicht mehr progrediente dementielle Defektsyndrome nach behandelter Progressiver Paralyse.

2.4.1 Pseudoneurasthenische Syndrome

Pseudoneurasthenische Syndrome entsprechen ungefähr den älteren Begriffen der sog. Hirnleistungsschwäche, „Enzephalopathie" oder des „hyperästhetisch-emotionellen Schwächezustandes" (Huber 1972). Sie finden sich initial z. B. bei Hirngefäßprozessen, und als Residualzustand nach traumatischen kontusionellen Hirnschäden und akuten Enzephalitiden.

Es sind unaufdringliche, uncharakteristische und ätiologisch vieldeutige Psychosyndrome „reizbarer Schwäche" mit gesteigerter emotionaler Labilität und Erregbarkeit und oft im Subjektiven bleibenden und/oder nur testpsychologisch objektivierbaren Klagen über Konzentrations- und Merkschwäche und erhöhte Ermüdbarkeit und Erschöpfbarkeit in Verbindung mit vegetativ-vasomotorischen Störungen. Hirnschädigungen und Hirnerkrankungen führen häufig zu zwar nicht voll reversiblen, doch nur gering ausgeprägten Veränderungen vom Typ pseudoneurasthenischer Syndrome und organischer Persönlichkeitsveränderungen mit Schwankungen und Besserungen, Kompensationen, Dekompensationen und Rekompensationen in Abhängigkeit von psychischen und Milieufaktoren. Diese persistierenden o. P. stellen ein kompliziertes dynamisches Geschehen dar: Leistungen und Befinden solcher Patienten sind in hohem Maße fluktuierend, situativ beeinflußbar und anfällig für Konflikt- und Belastungssituationen (Huber 1972).

2.4.2 Organische Persönlichkeitsveränderungen

Organische Persönlichkeitsveränderungen, die in Intelligenz- und Leistungstests oft nicht erfaßt werden können, zeigen sich in erster Linie im Verhalten. Sie kommen auch isoliert, d. h. ohne dementielle, intellektuell-mnestische Defizite vor, z. B. bei Epilepsie. Der Begriff meint vorrangig Wandlungen des dynamischen Teils der Persönlichkeit, nämlich – der affektiven Reaktivität: erhöhte Reizbarkeit, Affekt- und Stimmungslabilität, – der Grundstimmung: depressive Verstimmung, – des psychomotorischen

Tempos: Verlangsamung und des gesamtseelischen Antriebs: Antriebsminderung (von Baeyer 1947; Bronisch 1951; Huber 1994). Man kann mit K. Schneider einen apathisch-antriebsarm-langsam-schwerfälligen, euphorisch-umständlich-distanzlosen und reizbar-unbeherrscht-enthemmten Typus unterscheiden.

Die Veränderungen der emotionalen Reagibilität, weinerliche und rührselige Affekt- und Stimmungslabilität mit raschem und überschießendem Stimmungswechsel bei geringfügigen Anlässen und Affektinkontinenz mit verringerter Steuerungsfähigkeit der Gefühlsäußerungen, Veränderungen der Grundstimmung mit euphorisch-maniformen und depressiv-ängstlichen Syndromen sowie Verlangsamung der psychischen Abläufe mit Umstellungserschwerung, Haften und Neigung zu Perseverationen sind mehr oder weniger deutlich.

Eine eigentliche und echte Wesensänderung liegt bei der Mehrzahl der Patienten mit organischen Persönlichkeitsveränderungen und pseudoneurasthenischen Syndromen insofern nicht vor, als persönlichkeitsfremde Züge fehlen und der Kern der Persönlichkeit erhalten ist. Kommt es zu deutlichen Zuspitzungen bestimmter Persönlichkeitseigenschaften oder zu Abschwächung und Verlust von Takt, Anstand, Rücksichtnahme, ethischen und ästhetischen Gefühlen und Wertungen, muß man von einer Wesens- und Charakterveränderung sprechen, wie man sie z. B. bei der Pickschen Krankheit oder Hirntumoren im Bereich des basalen Neokortex sieht.

Das hirnlokale Psychosyndrom nach M. Bleuler, eine lokalisatorisch-fakultative Sonderform der organischen Persönlichkeitsveränderung, ist durch Veränderungen von Stimmung, Antriebshaftigkeit und vitalen Einzeltrieben gekennzeichnet, läßt sich aber psychopathologisch von nicht sehr ausgeprägten „hirndiffusen Psychosyndromen" (Bleuler 1983) nicht sicher abgrenzen. Auch eine psychopathologische Differenzierung verschiedener hirnlokaler, z. B. frontaler, dienzephaler und temporaler Psychosyndrome ist u. E. kaum möglich. Nur in besonders prägnanten Einzelfällen lassen sich charakteristische Züge aufweisen, z. B. die „Aspontaneität bei erhaltener Fremdanregbarkeit" oder der Mangel an Providenz bei frontalen Hirnläsionen. Rein psychopathologisch sind hirnlokale Psychosyndrome auch von endokrinen Psychosyndromen, wie sie bei verschiedenartigen Endokrinopathien vorkommen, nicht sicher zu differenzieren (Bleuler 1983; Huber 1972, 1994).

2.4.3 Demenz

Demenz definieren wir als nach der frühen Kindheit infolge einer Hirnerkrankung erworbenes kognitives Defizit mit ausgeprägtem irreparablem und z. T. progredientem intellektuellem und mnestischem Abbau, Verlust von Krankheitseinsicht und Unfähigkeit zur Reflexion und Selbstvergegenwärtigung des Verlustes. Die bei organischen Persönlichkeitsveränderungen und pseudoneurasthenischen Syndromen gewöhnlich erhaltene Fähigkeit zu einer distanzierenden, kritisch-reflektierenden und gefühlsmäßigwertenden Stellungnahme sich selbst und den erlebten Defizienzen gegenüber ist verloren gegangen.

In einem Klinikkrankengut fanden wir gut 3/5 mit pseudoneurasthenischen Syndromen und/oder leichten organischen Persönlichkeitsveränderungen, 1/3 mit deutlich ausgeprägter organischer Persönlichkeitsveränderung und nur ca. 5 % mit dementiellen Syndromen (Huber 1972). Demenzen sind bei Alzheimer- und Pick-Erkrankung und Chorea Huntington am häufigsten, während sie sich nach Hirnkontusionen und bei Hirngefäßprozessen, bezogen auf die Gesamtheit dieser Entitäten, seltener entwickeln.

Sie sind immer mit organischen Persönlichkeitsveränderungen verbunden, die in der Regel, so bei Hirngefäßprozessen und bei der Pick-Erkrankung, der Demenz vorausgehen. Ausmaß und Art der Einbußen lassen sich im Intelligenztest nur bestimmen, wenn in initialen Stadien die Fähigkeit zu Selbstvergegenwärtigung und Kooperation noch nicht verloren gegangen ist.

Demenz kommt in einem Verlust von Auffassung, Kritik- und Urteilsfähigkeit, in einer groben Störung von Begriffsbildung, logischem Denken, Fähigkeit zu Kombination, Erfassung von Sinnzusammenhängen und mnestischen Ausfällen mit Orientierungsstörungen hinsichtlich Zeit, später auch Ort und eigener Person, zum Ausdruck. Eine bevorzugt mnestische Demenz ist das Korsakow-Syndrom mit der Trias: Desorientiertheit, Merkfähigkeitsstörung und – nicht obligat – Konfabulationen.

Der klassische Demenzbegriff wurde neuerdings hinsichtlich Ausprägungsgrad und Rückbildungsfähigkeit ausgeweitet: Auch geringe kognitive und mnestische Veränderungen werden als Demenz bezeichnet; auch reversible o. P. werden in den Demenzbegriff einbezogen. Letztlich werden so alle o. P. pauschal und undifferenziert Demenz genannt. Unseres Erachtens ist eine derartige Ausweitung des Begriffs auch auf geringgradige und reversible Psychosyndrome psychopathologisch, klinisch und sozial problematisch. Man sollte erst dann von Demenz sprechen, wenn der Zustand mit Sicherheit nicht mehr rückbildungsfähig ist und das Ausmaß des Abbaus aufgehobene Reflexionsfähigkeit und Verlust der Selbstvergegenwärtigungsfähigkeit der Einbußen als Einbußen impliziert (Huber 1985; Klosterkötter u. Huber 1985).

Sicher können auch bei pseudoneurasthenischen Syndromen und organischen Persönlichkeitsveränderungen leichtere und partielle kognitive Einbußen vorhanden und durch Leistungstests nachweisbar sein. Doch kann eine nicht sehr ausgeprägte, z. B. im höheren Lebensalter häufige Minderung der Gedächtnisleistung („minimal memory impairment", „benign senescent forgetfulness", Kral 1962), die von den Patienten als sehr störend erlebt wird, nicht die Annahme einer Demenz rechtfertigen. Bei ihr kommt zu dem Verlust an Wissen und Können auch noch der Verlust des Wissens um diesen Verlust, der für die Demenz kennzeichnend ist, nicht aber für die Patienten mit pseudoneurasthenischen Syndromen und organischen Persönlichkeitsveränderungen, mit Ausnahme der echten Wesenveränderung, die den Kern der Persönlichkeit destruiert, z. B. bei der Pick-Erkrankung.

Dementielle Durchgangssyndrome. Versteht man unter Demenz ein ex definitione irreversibles Syndrom, wird man dementiell aussehende, aber wieder reversible Syndrome „Durchgangssyndrome" nennen und jedes chronisch persistierende o. P. solange als DS bezeichnen, bis nach einer längeren, von 4 Monaten (Korsakow-Syndrom) bis zu 3 Jahren (z. B. affektive DS nach Subarachnoidealblutung) reichenden Beobachtungszeit feststeht, daß das Syndrom nicht mehr rückbildungsfähig ist.

Anhand von Beobachtungen, daß sich dementielle Syndrome wieder völlig auflösen können, wenn die zugrundeliegende zerebrale Affektion es erlaubt und/oder einer Therapie zugänglich ist, sprach die ältere Psychiatrie von einer „akuten Demenz" (Bronisch 1951), von „reversibler Demenz" (Weitbrecht 1962) oder „dementiellen DS" (Huber 1972). Hierher gehören auch die pseudodementiellen Syndrome in endogen-depressiven Phasen, die wie ein Verstärkersystem wirken und passager psychoorganische Störungen hervortreten lassen.

2.5 Verlauf, Prognose, Frühdiagnose, Therapie

Für die Praxis ist die Erkennung behandlungsfähiger Krankheiten, die einem o. P. und hier auch dementiellen DS zugrundeliegen, von großer Bedeutung. Doch ist die große Mehrzahl primärer und sekundärer Hirnerkrankungen, mit Ausnahme der Alzheimer- und Pick-Erkrankung und einiger anderer degenerativer Hirnprozesse, therapeutisch in gewissem Umfange beeinflußbar.

Wir halten fest: Die Mehrzahl der Hirnerkrankungen führt nicht zu einer Demenz, vielmehr zu zwar nicht rückbildungsfähigen, doch nur gering bis mäßig ausgeprägten o. P., mit Schwankungen, Verschlechterungen und Besserungen in Abhängigkeit von peristatischen und dabei auch von psychischen und Milieubedingungen. Leistung, Verhalten und Befinden dieser Patienten sind in hohem Maße situativ und therapeutisch beeinflußbar. Im Grunde gibt es *die* organische Persönlichkeitsveränderung nicht, sondern eine große Vielfalt von (durch Konstitution, Ort und Ausbreitung des Prozesses, Lebensalter und Zeitfaktor und zahlreiche andere Momente bedingten) organischen Persönlichkeitsveränderungen mit Akzentuierung jeweils verschiedener Leistungs- und Verhaltensstörungen.

Für die Therapie ist es wichtig, die o. P. bei vaskulären und degenerativen Hirnprozessen von endogenen, depressiven und paranoiden Psychosen im höheren Lebensalter abzugrenzen. Doch können auch auf der Grundlage bekannter Hirnerkrankungen und (z. T. ätiologisch unklarer) hirnatrophischer Prozesse (Bronisch 1951) endomorph-depressive und schizophrene Psychosyndrome auftreten. Wir beschrieben als „organisch ausmündende Zyklothymien" initial stilrein endogenomorph-depressive und später in organische Persönlichkeitsveränderungen übergehende Psychosen, die mit Hirnatrophie verbunden und nur einer mehrdimensionalen Kausalanalyse zugänglich sind (Huber 1972; Weitbrecht 1973).

Pseudoneurasthenische Syndrome und geringer ausgeprägte, nur dynamische Komponenten betreffende Persönlichkeitsveränderungen sind der häufigste Typus nicht reversibler o. P., der zugleich die größten differentialdiagnostischen Schwierigkeiten bereitet. Diese oft uncharakteristischen und vieldeutigen Psychosyndrome sind bei der Diagnose und Differentialdiagnose, besonders der Frühdiagnose von Erkrankungen des Gehirns in den Mittelpunkt zu rücken. Hier und nicht im Bereich der ausgesprochenen Demenz liegt, wie wir (Huber 1985) mit Jacob (1981) meinen, heute noch in der nervenärztlichen Praxis der Schwerpunkt unserer Diagnostik und Fehldiagnostik. Andererseits kann, künftig noch mehr als heute, die medizinische und soziale Bedeutung des Problems der echten Demenz, deren Prävalenz nach dem 65. Lebensjahr schon in der alten Bundesrepublik mit 6 % beziffert wurde, kaum überschätzt werden. Diese Kranken werden bei der zunehmenden Lebenserwartung der Bevölkerung noch zunehmen, wenn nicht wesentliche Fortschritte in der Grundlagenforschung und pharmakologischen Beeinflussung der zugrundeliegenden Hirnkrankheiten möglich sind.

Literatur

Alsen V, Gremse B, Kröber H-L (1982) Symptomatische Schizophrenien und Zyklothymien – phänomenologische Überschneidung organischer und endogener Psychosyndrome? In: Huber G (Hrsg) Endogene Psychosen: Diagnostik, Basissymptome und biologische Parameter. Schattauer, Stuttgart New York, S 27–41

Baeyer W v (1947) Zur Pathocharakterologie der organischen Persönlichkeitsveränderungen. Nervenarzt 18:21–28

Bleuler E (1983) Lehrbuch der Psychiatrie, 15. Aufl. Umgearb. von M. Bleuler. Springer, Berlin Heidelberg New York

Bonhoeffer K (1917) Die exogenen Reaktionstypen. Arch Psychiatr Nervenkr 58:58–70

Bronisch FW (1951) Hirnatrophische Prozesse im mittleren Lebensalter und ihre psychischen Erscheinungsbilder. Thieme, Stuttgart

Gross G, Huber G (1984) Symptomatische Psychosen. In: Bock HE, Gerok W, Hartmann F (Hrsg) Klinik der Gegenwart. Handbuch der praktischen Medizin, Bd. II. Urban & Schwarzenberg, München Wien Baltimore, S 483–504

Gross G, Huber G (1986) Epilepsie und Schizophrenie. Psycho 12:778–784

Gross G, Huber G, Klosterkötter J, Linz M (1987) BSABS. Bonner Skala für die Beurteilung von Basissymptomen (Bonn Scale for the Assessment of Basic Symptoms). Springer, Berlin Heidelberg New York

Gross G, Huber G, Linz M (1989) Zur Frage der symptomatischen Schizophrenien und Zyklothymien. Zentralbl Neurol Psychiatr 251:323–332

Huber G (1955) Zur nosologischen Differenzierung lebensbedrohlicher katatoner Psychosen. Schweiz Arch Neurol Psychiatr 74:216–244

Huber G (1972) Klinik und Psychopathologie der organischen Psychosen. In: Kisker KP, Meyer J-E, Müller M, Strömgen E (Hrsg) Psychiatrie der Gegenwart. Forschung und Praxis, 2. Aufl., Bd II/2. Springer, Berlin Heidelberg New York, S 71–146

Huber G (1985) Zum psychopathologischen Begriff und zur Klinik der Demenzen. Nervenheilkd 4:128–135

Huber G (1988) Körperlich begründbare psychische Störungen bei Intoxikationen, Allgemein- und Stoffwechselstörungen, bei inneren und dermatologischen Erkrankungen, Endokrinopathien, Generationsvorgängen, Vitaminmangel und Hirntumoren. In: Kisker KP, Lauter H, Meyer J-E, Müller C, Strömgren E (Hrsg) Organische Psychosen. Springer, Berlin Heidelberg New York, S 197–252

Huber G (1994) Psychiatrie. Systematischer Lehrtext für Studenten und Ärzte, 5. Aufl. Schattauer, Stuttgart New York

Huber G, Penin H (1972) Psychische Dauerveränderungen und Persönlichkeit der Epileptiker. In: Kisker KP, Meyer J-E, Müller M, Strömgren E (Hrsg) Psychiatrie der Gegenwart. Forschung und Praxis, 2. Aufl, Bd II/2. Springer, Berlin Heidelberg New York, S 641–690

Huffmann G (1988) Infektionen und andere entzündliche Erkrankungen des ZNS. In: Kisker KP, Lauter H, Meyer J-E, Müller C, Strömgren E (Hrsg) Psychiatrie der Gegenwart, 3. Aufl., Bd. 6: Organische Psychosen. Springer, Berlin Heidelberg New York Tokyo, S 157–195

Jacob H (1981) Akute transitorische und chronische hirnorganische Psychosyndrome: Sich wandelnde Perspektiven. In: Mitteilungen für Nervenärzte in Hessen I:19–26

Janzarik W (1988) Strukturdynamische Grundlagen der Psychiatrie. Enke, Stuttgart

Kisker KP, Lauter H, Meyer J-E, Müller C, Strömgren E (Hrsg) (1988) Psychiatrie der Gegenwart, 3. Aufl, Bd. 6: Organische Psychosen. Springer, Berlin Heidelberg New York Tokyo

Klosterkötter J (1984) Die Epilepsiepsychosen. Zentralbl Neurol Psychiatr 241:637–653

Klosterkötter J, Huber G (1985) Was heißt Demenz? Wandlungen des Demenzbegriffs 1960–1984. Zentralbl Neurol Psychiatr 242:315–329

KralVA (1962) Senescent forgetfulness: Benign and malignant. J Can Med Ass 86:257–260

Lauter H (1988) Die Organischen Psychosyndrome. In: Kisker KP, Lauter H, Meyer J-E, Müller C, Strömgren E (Hrsg) Psychiatrie der Gegenwart, 3. Aufl, Bd. 6: Organische Psychosen. Springer, Berlin Heidelberg New York, S 3–56

Röder-Kutsch T, Scholz-Wölfing J (1941) Schizophrenes Siechtum auf der Grundlage ausgedehnter Hirnveränderungen nach Kohlenoxydvergiftung. Z Ges Neurol Psychiatr 173:702–730

Scheid W (1980) Lehrbuch der Neurologie, 4. Aufl. Thieme, Stuttgart

Schneider K (1992) Klinische Psychopathologie, 14. unveränd. Aufl. Mit einem Kommentar von Huber G und Gross G. Thieme, Stuttgart

Slater E, Beard AW, Glithero E (1963) The schizophrenia-like psychoses of epilepsy. Br J Psychiatr 109:95–150

Weitbrecht HJ (1962) Zur Frage der Demenz. In: Kranz H (hrsg) Psychopathologie heute. Thieme, Stuttgart

Weitbrecht HJ (1973) Psychiatrie im Grundriß, 3. Aufl. Springer, Berlin Heidelberg New York

Wieck HH (1977) Lehrbuch der Psychiatrie, 2. Aufl. Schattauer, Stuttgart New York

Wieser HG (1982) Zur Frage der lokalisatorischen Bedeutung epileptischer Halluzinationen. In: Karbowski K (Hrsg) Klinische Psychologie. Trends in Forschung und Praxis. Huber, Bern Stuttgart Wien

3 Exogene Störungen der zentralen Neurotransmission

W. E. Müller und H. Hartmann

Merkmal der organischen Psychosyndrome ist die enge Beziehung zwischen einer exogenen, organischen Störung der Funktion des Zentralnervensystems einerseits und einer daraus resultierenden psychischen Veränderung andererseits. Der Nachweis monokausaler Zusammenhänge steht allerdings noch aus. Es gibt Substanzen (z. B. Reserpin und Amphetamin), die über spezifische Mechanismen in die Synthese bzw. Speicherung spezifischer Neurotransmitter eingreifen. Auch sind kausale ätiologische Zusammenhänge mit der Wirkung von Rezeptoragonisten (LSD, endogenen Liganden des Benzodiazepinrezeptors, Endozepinen) und Rezeptorantagonisten (Anticholinergika, PCP) bekannt. Und schließlich treten organische Psychosyndrome im Rahmen unterschiedlicher Endokrinopathien auf. Eine monokausale Betrachtungsweise ist unter anderem deshalb so schwierig, weil viele exogene Faktoren zumindest teilweise konvergierend auf ein bestimmtes synaptisches System einwirken können.

3.1 Einleitung

Für den Pharmakologen bzw. den Neurochemiker sind die organischen Psychosyndrome von besonderer Faszination, da wir bei ihnen eine klare Beziehung zwischen einer exogenen, organischen Störung der Funktion unseres Zentralnervensystems (ZNS) und einer daraus resultierenden psychischen Veränderung annehmen. Eine solche einfache Hypothese stand auch Pate, als wir vor einigen Jahren im Rahmen von Experimenten zur GABA-Rezeptorbindung die Hypothese aufstellten, daß psychiatrische Symptome während einer intermittierenden Porphyrie möglicherweise auf GABA-agonistische Eigenschaften der sich bei diesem Krankheitsbild in sehr hohen Konzentrationen im Blut anreichernden δ-Aminolevulinsäure zurückzuführen sein könnten (Müller u. Snyder 1977). Solche vereinfachte Hypothesen machen zunächst zwar die Faszination der Beschäftigung mit dem Pathomechanismus organischer Psychosyndrome aus. Sie zeigen aber doch sehr bald ihre Grenzen, denn nur in Einzelfällen spielen bei dem heutigen Wissen solche monokausalen Zusammenhänge bei organischen Psychosyndromen eine Rolle. Mögliche Beispiele dafür sind die im späteren erwähnten endogenen Benzodiazepine und ihre Rolle im Rahmen der hepathischen Enzephalopathie. Zu erklären, warum in vielen Fällen es auch heute noch unmöglich ist, klare monokausale Zusammenhänge bei den biologischen Ursachen organischer Psychosyndrome zu formulieren, ist ein wesentliches Anliegen des vorliegenden Beitrages.

Tropon-Symposium, Bd. VIII
Organische Psychosyndrome
Hrsg. R. Schüttler
© Springer-Verlag Berlin Heidelberg 1993

Tabelle 1. Klassifikation der organischen Psychosyndromen. (Nach Lauter 1988)

A. Syndrome ersten Ranges
Delir[a,b,c]
Demenz[a,b,c]
Amnesie[a,b,c]
Aphasische, apraktische und agonistische Symptomkomplexe

B. Syndrome zweiten Ranges
Organische Persönlichkeitsveränderung[a,b,c]
Organische Halluzinose [a,b]
Organisches Wahnsyndrom oder schizophrenie-ähnlicher Zustand[a,b,c]
Organisches affektives Syndrom[a,b,c]
Organisches Angstsyndrom[b,c]
Organisches Zwangssyndrom
Organisches Katatoniesyndrom[c]
Organisches Neurastheniesyndrom[c]
Altersabhängiges Syndrom der Vergeßlichkeit (benigne senile Vergeßlichkeit)
Andere, gemischte und atypische hirnorganische Psychosyndrome[a,b,c]

[a] im DSM III enthalten
[b] in der Revision des DSM III (DSM III-R) enthalten
[c] in der 10. Revision der ICD enthalten

Um nun die Komplexität der Betrachtungen nicht zusätzlich zu erhöhen, soll im vorliegenden Beitrag weitgehend auf Erörterungen psychopathologischer Parameter verzichtet werden. Der Beitrag möchte sich konzentrieren auf mögliche biochemische Erklärungsansätze organischer Psychosyndrome. Hier sollen nicht alle organischen Psychosyndrome berücksichtigt werden, wie sie von Lauter (1988) entsprechend den heute gültigen Diagnosekriterien zusammengestellt wurden (Tabelle 1). Wir wollen uns auf die beschränken, die primär auf eine spezifische biochemische Noxe zurückzuführen sind, ungeachtet der syndromalen Ausprägung (Tabelle 1). Nicht betrachtet werden sollen daher organische Psychosyndrome, die auf morphologische bzw. histologische Hirnschädigungen im weitesten Sinn zurückgeführt werden können wie organische Psychosyndrome infolge von Hirntraumen, Tumoren, Epilepsien oder neuro-degenerativen Erkrankungen. Damit sollen auch die Demenzen bewußt nicht besprochen werden, da dies den Rahmen des Beitrages sprengen würde. Der Verzicht auf die Betrachtung von organischen Psychosyndromen im Rahmen von hirnorganischen Veränderungen im weitesten Sinn erklärt auch, daß die meisten Störungen, die im folgenden kurz erwähnt sind, reversibel sind in dem Sinn, daß die psychopathologische Auffälligkeit nach Korrektur des biochemischen Defektes wieder verschwinden kann. Die Auswahl ist sicher willkürlich und mehr von unserem Wunsch getragen, mögliche mechanistische Aspekte der Pathogenese organischer Psychosyndrome zu vermitteln, als eine tabellarische Darstellung unseres heutigen Wissensstandes zu den organischen Ursachen hirnorganischer Psychosyndrome zu geben.

Aber auch bei einem weitgehenden Verzicht auf psychopathologische bzw. psychodynamische Aspekte muß man sich mit ihnen aus folgendem Grund kurz beschäftigen. Ähnlich wie bei den endogenen Psychosen müssen wir auch bei den organischen Psychosyndromen davon ausgehen, daß in den meisten Fällen nicht monokausale Zusammenhänge zwischen Primärfaktoren und klinischer Manifestation vorliegen,

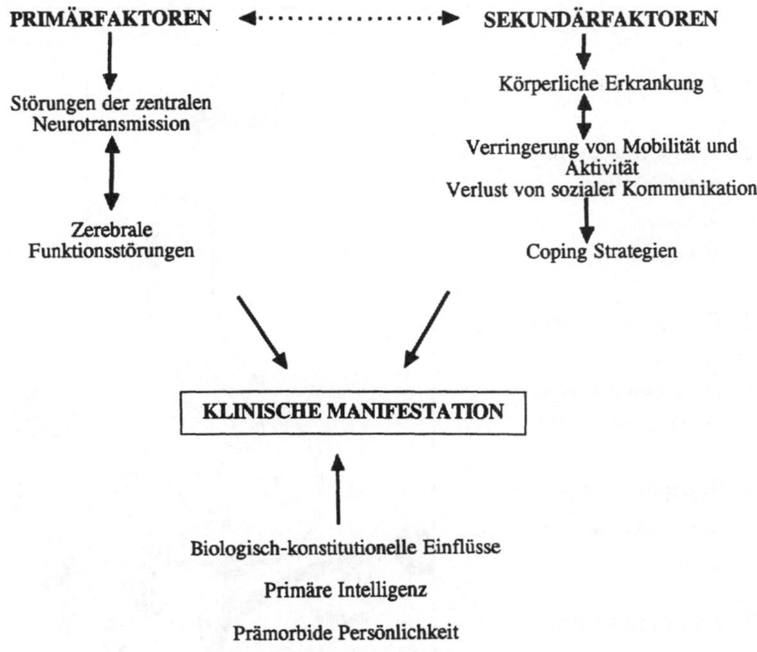

Abb. 1. Das Zusammenwirken verschiedener Faktoren bei der Pathogenese organischer Psychosyndrome. (Nach Lauter 1988)

sondern daß die klinische Manifestation neben der Verursachung durch einen Primärfaktor noch sehr stark durch Sekundärfaktoren und Vulnerabilitätsfaktoren beeinflußt wird (Abb. 1). Damit unterscheidet sich die Pathogenese von organischen psychischen Störungen von der endogener psychischer Störungen nur noch dahingehend, daß bei der einen der Primärfaktor bekannt erscheint, bei der anderen aber nicht. Dieser komplexe Zusammenhang (Abb. 1) ist insofern von essentieller Bedeutung, da die Einordnung einer biologischen Störung in Primär- bzw. Sekundärfaktor nur auf der Basis der gesamten Anamnese der Patienten beantwortet werden kann. Es liegt auf der Hand, daß wahrscheinlich bei einem sonst gesunden Probanden wesentlich ausgeprägtere und andere Störfaktoren zur Auslösung einer Psychose benötigt werden als bei einem Patienten mit einer entsprechenden Prädisposition. Diese zunächst etwas theoretisch klingenden Überlegungen sollen im folgenden vor allen Dingen auch im Zusammenhang mit den Amphetamin- bzw. Reserpin-Psychosen näher erläutert werden.

3.2 Die Synapse bzw. die chemische Neurotransmission als Angriffspunkt exogener Pathomechanismen

Alle wichtigen Funktionen unseres zentralen Nervensystems (ZNS) wie Aufnahme, Verarbeitung und Speicherung sensorischer Informationen, aber auch unsere psychischen wie motorischen Reaktionen auf entsprechende sensorische Informationen werden über Funktionsänderungen von Nervenzellen vermittelt. Um dieser Vielfalt an

1. Axopathien

2. Transmittersynthese bzw. -speicherung

   a) Reserpin

   b) Amphetamine

3. Rezeptoragonisten

   a) LSD

   b) endogene Benzodiazepine

   c) Endozepine

4. Rezeptorantagonisten

   a) Anticholinergika

   b) PCP

5. Neuromodulatoren

   Geschlechts-, Nebenniere-,

   Schilddrüsenhormone

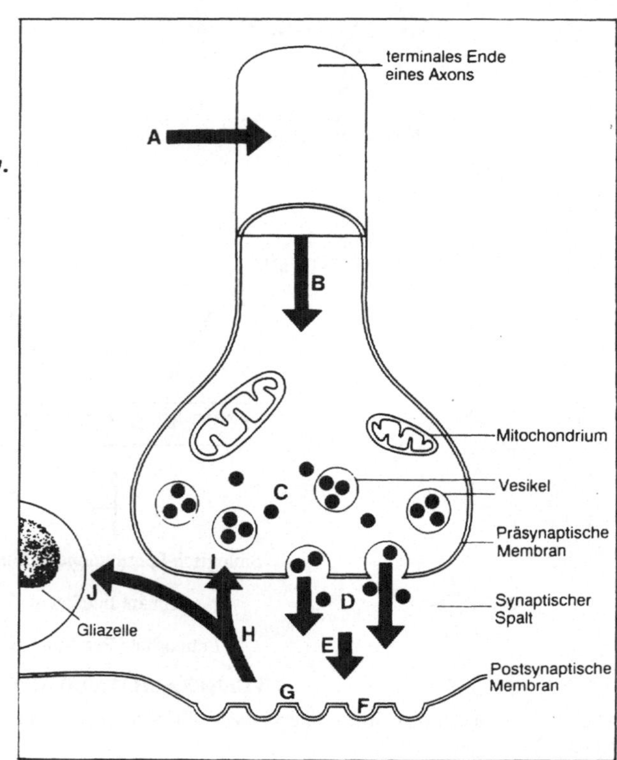

Abb. 2. Schematische Darstellung der Beeinflussung einer zentralen Synapse durch verschiedene exogene Störungen als Primärfaktoren (Abb. 1) der Pathogenese organischer Psychosyndrome. Die Funktion der Synapse wird durch folgende Mechanismen getragen: Der Transmitter selbst oder meist seine Vorstufe wird von spezifischen Systemen ins Neuron aufgenommen. *(A).* Der aufgenommene bzw. aus der Vorstufe im Neuron synthetisierte Transmitter wird über axonalen Transport an die Nervenendigung transportiert *(B)* und dort in Vesikeln gespeichert *(C).* Durch ein Aktionspotential des Axons und einen damit verbundenen Ca^{++}-Einstrom wird der Transmitter aus den Vesikeln in den synaptischen Spalt freigesetzt (Exozytose) *(D)* und kann nach Diffusion *(E)* mit Rezeptoren auf der postsynaptischen Seite reagieren *(F).* Die Inaktivierung des Transmitters erfolgt durch Abbau oder Aufnahme an der postsynaptischen Seite *(G),* durch Rückdiffusion und Aufnahme ins präsynaptische Neuron *(H, I)* bzw. in Synapse-begleitende Glia-Zellen *(J)*

komplexen Aufgaben gerecht zu werden, ist für eine optimale Funktion des ZNS eine intensive Kommunikation zwischen den einzelnen Nervenzellen essentiell (Müller, 1992; Müller et al. 1992). Diese wird im ZNS zum allergrößten Teil über chemische Neurotransmission vermittelt. Hierbei sind Zellkörper, Dendrite und Axone durch eine große Anzahl von individuellen Synapsen auf das komplizierteste miteinander verschaltet. Diese wesentliche Bedeutung der Neurotransmission für die funktionelle Vielfalt unseres ZNS gilt natürlich nicht nur für den normalen Funktionsablauf. Wir müssen auch davon ausgehen, daß exogene Störfaktoren, z. B. als Ursachen organischer Psychosyndrome, auch über Eingriffe in die Neurotransmission wirken. Aus diesem Grund sollen im folgenden wichtige bekannte Pathomechanismen organischer Psychosyndrome im Hinblick auf ihren Angriffspunkt an zentralen Synapsen kurz besprochen werden (Abb. 2).

Tabelle 2. Stoffe, die beim Menschen Axopathien auslösen können. (Nach Müller 1993)

Substanz	Vorkommen	Mechanismus	Symptome
n-Hexan	Klebstoffe	Zerstörung der Neuro- filamente peripherer	sensorische Ausfälle motorische Störungen
Methyl-n-butyl-keton	Druckhilfsstoff	Axone durch das als Metabolit gebildete 2,5-Hexandion	
Schwefelkohlenstoff	Lösungsmittel	Axopathien durch Cross- linking von Protein	Wie oben, aber auch psychische und kognitive Störungen
Organische Lösungsmittel	Farbenverdünner Lösungsmittel	periphere und vor allem aber auch zentrale Axopathien	Akut: Narkose Chronisch: psychische und vor allem kognitive Störungen
Tri-kresyl-phosphate	Weichmacher Schmiermittel	Zerstörung peripherer Axone durch Alky- lierung, weniger im	sensorische Mißempfindungen, dann motorische Ausfälle bis zur kompl. Lähmung (Paralyse)
Alkylphosphate	Insektizide	sensorischen, aber ausgeprägt im motorischen System	
Chlorierte zyklische Kohlenwasserstoffe (DDT, Lindan)	Insektizide	Blockade von axonalen Na^+- und K^+-Kanälen	Empfindungsstörungen, Tremor, Krämpfe

Unter Axopathien (Tabelle 2) versteht man ganz allgemein chemische Noxen, die zu einer Zerstörung der Axone führen. Aus diesem Mechanismus ist schon ersichtlich, daß dieser Angriffspunkt wahrscheinlich nicht spezifisch das ZNS, sondern auch andere Teile des Nervensystems schädigen kann. Dies erkennt man auch sehr deutlich an den in Tabelle 1 zusammengestellten Beispielen, bei denen neben psychiatrischen Symptomen immer auch neurologische Ausfälle zu beobachten sind. Trotz dieses eher unspezifischen Angriffspunktes soll hier besonders auf die chronische Lösungsmittel-exposition hingewiesen werden, bei der relativ häufig ein dementielles Syndrom neben anderen psychiatrischen Auffälligkeiten zu beobachten ist (Byrne et al. 1991; von Bose und Zaudig, 1991; Hein et al., 1990).

Wesentlich interessanter werden schon Mechanismen, die in die Synthese bzw. Speicherung spezifischer Neurotransmitter eingreifen. Hier ist besonders an die Substanzen Reserpin und Amphetamin zu denken (Abb. 1). Aufgrund der großen Ähnlichkeiten der durch beide Substanzen ausgelösten Psychosyndrome mit bestimmten Syndromen affektiver bzw. schizophrenen Psychosen haben beide Substanzen in den letzten Jahrzehnten ganz wesentlich zur Formulierung der Katecholaminhypothese der Depression bzw. der Dopaminhypothese der Schizophrenie beigetragen. Die Tatsache, daß Reserpin die Speicherfähigkeit synaptischer Vesikel für Katecholamintransmitter bzw. für Serotonin aufhebt und daß diese Störungen zu depressiven Syndromen führen können, ist fast schon Allgemeinwissen und ist zumindest in jedem Lehrbuch zu finden. Aber gerade diese Aussage zeigt, wie leichtfertig und z.T. auch unkritisch biochemisch-pharmakologische Daten mit klinischen bzw. psychiatrischen Beobachtungen in Zusammenhang gebracht werden und vorschnell zur unkritischen Hypothesenbildung führen können. Betrachtet man sich kritische Metaanalysen zur Problematik Reserpin-ausgebildeter depressiver Syndrome (Mendels u. Frazer 1974; Pottach et al. 1981; Beini 1982), fällt folgendes auf:

1. Die Patienten, die im Rahmen einer Hypertoniebehandlung eine depressive Symptomatik ähnlich einer endogenen Depression entwickelt hatten, waren in der Regel Patienten, bei denen eine depressive Erkrankung auch schon vor der Reserpin-therapie bekannt war.
2. In den wenigen Studien, in denen das Auftreten von depressiven Syndromen unter Reserpin nicht retro- sondern prospektiv beobachtet wurde, traten nur sehr wenige depressionsähnliche Symptome auf.
3. Auch bei Patienten mit bereits bekannter monopolarer Psychose führte eine Reserpinbehandlung nur bei wenigen zur Auslösung einer depressiven Phase.
4. Viele Autoren gehen davon aus, daß beim nichtpsychiatrisch vorbelasteten Patienten Reserpin weniger eine klare depressive Phase auslösen kann, sondern eher einen Zustand, der als Pseudodepression bezeichnet wird und im wesentlichen auf eine sehr deutliche Tranquillisierung mit psychomotorischer Verlangsamung zurückgehen soll.

Diese Betrachtungen lassen doch erhebliche Zweifel aufkommen, Transmitterdepletion als einen monokausalen Auslöser der durch Reserpin ausgelösten depressiven Syndrome anzusehen. Viel wahrscheinlicher ist die Annahme, daß Transmitterdepletion durch Reserpin nur einen Sekundärfaktor darstellt, der bei prädisponierten Patienten dann im Einzelfall zur Auslösung einer depressiven Episode führen kann (Abb. 1).

Von ähnlicher Bedeutung in der biologischen Psychiatrie war die Beobachtung, daß im Rahmen eines chronischen Amphetaminabusus paranoid-halluzinatorische Psychosen auftreten können, die klinisch nicht unterscheidbar von entsprechenden Psychosen im Rahmen einer schizophrenen Erkrankung sein sollen (Ellison u. Eison 1983). Die Frage, wie groß diese Ähnlichkeit auf psychopathologischer Ebene wirklich ist, ist extrem diskutiert worden, ist aber von meinem Standpunkt aus eigentlich gar nicht so wichtig. Interessant an der Amphetaminpsychose oder auch anderen Modellpsychosen erscheint mir einfach die Tatsache, daß hier durch eine bestimmte pharmakologisch klar definierte Substanz eine den endogenen Bildern sehr ähnliche Psychose ausgelöst werden kann (Hermle et al. 1992). Amphetaminpsychosen traten auch bei vorher nicht psychiatrisch auffälligen Patienten auf und dürfen nicht mit einer Symptomprovokation durch eine akute Gabe von Amphetaminen im Rahmen einer schizophrenen Psychose verwechselt werden. Die Tatsache, daß trotz dieser meiner Meinung nach hochinteressanten Aspekte der Amphetaminpsychose diese in wissenschaftlicher Hinsicht heute eher in den Hintergrund gerückt ist, muß wahrscheinlich dadurch erklärt werden, daß die biologischen Mechanismen einer subchronischen Amphetaminanwendung sehr komplex sind und aus diesem Grund eine monokausale Darstellung erschweren (s. 3.4).

Die Problematik eines eher komplexen pharmakologischen Wirkungsmechanismus gilt nicht so ausgeprägt für die Substanz LSD (Abb. 2), die heute als Agonist an Serotoninrezeptoren (besonders 5-HT$_1$ und 5-HT$_2$) charakterisiert wird (Pierce u. Peroutka 1989; White 1986). Wenn auch die durch LSD ausgelösten psychiatrischen Symptome schwerpunktmäßig Halluzinationen sind, bei denen der Bezug zu einer exogenen Auslösung erhalten bleibt und nur im Einzelfall echte Psychosen auftreten, bei denen dieser Bezug verloren geht (Hermle et al. 1988), stellen das LSD oder das ähnliche Meskalin immer noch faszinierende Substanzen dar, da hier mit fast homöopathischen Mengen (wenige Mikrogramm Einzeldosis) schwerwiegende psychotische Zustände ausgelöst werden können, die auch durch mit modernen bildgebenden Verfahren (z. B. SPECT) darstellbaren Psychose-ähnlichen Veränderungen der Hirnfunktion führen (Hermle et al. 1993).

Einen anderen hochinteressanten Mechanismus einer exogenen Störung der Neurotransmission über Rezeptoragonisten stellen verschiedene endogene Liganden des Benzodiazepinrezeptors dar (Abb. 2). Ausgehend von klinischen Beobachtungen, daß die Bewußtseinseintrübung im Rahmen einer hepatischen Enzephalopathie (Scollo-Lavizzari u. Steinmann 1985; Grimm et al. 1988) bzw. bei rekurrenten Perioden von Stupor und Koma bei einem Teil der Patienten mit einem ideopathischen Stupor (Rothstein et al. 1992a) durch den Benzodiazepinrezeptor-Antagonisten Flumazenil aufgehoben werden können, hat man nach endogenen Benzodiazepinrezeptor-Liganden bei beiden Krankheitsbildern gesucht. Bei der hepatischen Enzephalopathie scheint hierbei eine pathologische Akkumulation von endogenen Benzodiazepinen, also Substanzen wie dem Diazepam und dem Desmethyldiazepam, die über natürliche Wege in unseren Organismus gelangen, im Vordergrund zu stehen (Basile et al. 1991). Die Aussage, daß bei dieser Erkrankung wirklich natürliche Benzodiazepine akkumulieren, und die Patienten nicht doch im Vorfeld Benzodiazepine als Medikament eingenommen haben, wird vor allen Dingen auch dadurch bestätigt, daß in Tiermodellen der hepatischen Enzephalopathie vergleichbare Akkumulationen endogener Benzodiazepine beobachtet wurden (Basile 1991). Beim idiopathischen Stupor scheinen diese endogenen Benzodiazepine weniger eine Rolle zu spielen, wogegen neuartige endogene Benzodiazepinrezeptor-Liganden (Endozepine) hier zu akkumulieren scheinen (Rothstein et al. 1992b). Die chemische Struktur dieser Verbindungen ist nicht sicher bekannt, wir wissen nur, daß sie nicht von Benzodiazepin- oder Peptidstruktur sind und daß wahrscheinlich eine Chinolinstruktur im Molekül vorkommt (Rothstein et al. 1992a). Diese Beobachtungen der jüngsten Zeit sind sicher nicht auf breiter Ebene relevant. Sie wurden trotzdem hier aufgeführt, weil sie doch sehr eindeutig zeigen, wie wenig wir heute noch von den Funktionsabläufen unseres ZNS wissen und daß es auch heute noch ohne weiteres möglich ist, in unserem ZNS neue funktionell relevante Substanzen mit unbekannter Struktur nachzuweisen.

Natürlich können auch Rezeptorantagonisten zur Auslösung von organischen Psychosyndromen führen (Abb. 2). Das anticholinerge Delir ist nicht nur im Rahmen von Vergiftungen mit Pflanzeninhaltsstoffen oder Arzneimitteln zu erwähnen (Hurlbut 1991), sondern als schwerwiegende unerwünschte Arzneimittelwirkung speziell auch von psychiatrisch relevanten Substanzen wie Antidepressiva und Neuroleptika bekannt (Tune u. Bylsma 1991). Ein anderes Beispiel für einen Rezeptortantagonisten, der eine organische Psychose auslösen kann, ist das Phencyclidin (PCP), von dem wir heute wissen, daß es als funktioneller Antagonist an der N-Methyl-D-aspartat-Unterklasse der Glutamatrezeptoren wirkt. Auch die PCP-Psychose ist als Modellpsychose der paranoid-halluzinatorischen schizophrenen Psychosen seit vielen Jahren in der Diskussion (Pearlson 1981; Miller et al. 1988). Sie hat wesentlich dazu beigetragen, daß wir heute neben der Dopaminhypothese der Schizophrenie auch eine Glutamathypothese der Schizophrenie diskutieren müssen (Wachtel u. Turski 1990). Wie weit aber bei den PCP-induzierten Psychosen primäre Störungen der glutmatergen Neurotransmission im Vordergrund stehen oder ob hier nur über glutamaterge Mechanismen initiiert Störungen in anderen

Neurotransmittersystemen ausgelöst werden, ist letztlich nicht bekannt. Die klinische Beobachtung, daß die Symptome einer PCP-Psychose, wenn überhaupt, dann mit Neuroleptika behandelbar sind (Miller et al. 1988; Hurlbut 1991), eröffnet durchaus die Möglichkeit, daß die Dopaminhypothese und die Glutamathypothese der Schizophrenie sich nicht einander ausschließen, sondern miteinander verbindbar sein könnten.

3.3 Hormonelle Regulation und Konvergenz der Effekte am Beispiel der β-adrenergen Synapse

Organische Psychosyndrome im Rahmen unterschiedlicher Endokrinopathien sind den Klinikern auf breiter Bais bekannt. Einen wichtigen mechanistischen Ansatz, hormonell ausgelöste organische Psychosyndrome im weitesten Sinn zu erklären, stellt die Modulation der zentralen Neurotransmission durch Nebennieren-, Geschlechts- und Schilddrüsenhormone dar (Abb. 2). Wir wissen heute, daß diese Hormone in verschiedene Aspekte der Hirnfunktion und ganz besonders in viele Mechanismen der zentralen Neurotransmission eingreifen können. Eine Aufzählung der hier vorliegenden Beobachtungen würde den Rahmen der vorliegenden Übersicht weit sprengen. Zusammengefaßt soll hier nur festgehalten werden, daß fast alle Transmittersysteme unseres zentralen Nervensystems in ihrer Funktionalität durch hormonelle Faktoren moduliert werden können. Wie komplex diese Interaktionen im Einzelfall sich darstellen können, soll im folgenden am Beispiel hormoneller Effekte auf die zentrale β-adrenerge Synapse gezeigt werden.

Obwohl wir relativ wenige Hinweise auf die direkte funktionelle Bedeutung der zentralen β-adrenergen Neurotransmission für bestimmte psychische Vorgänge haben, ist dieser Mechanismus in den letzten Jahren sehr stark in den Vordergrund psychopharmakologischer Hypothesen gerückt. Es konnte nämlich von verschiedenen Autoren gezeigt werden, daß als eine gemeinsame Endstrecke sehr vieler biologischer antidepressiver Therapiemaßnahmen eine Empfindlichkeitsabnahme des zentralen ß-adrenergen Systems zu verzeichnen war (Müller 1985). Die β-down-Regulation, die sich in einer Abnahme der Empfindlichkeit der ß-Rezeptoren und /oder einer Abnahme der Dichte der β-Rezeptoren äußern kann, wurde für einige Zeit als gemeinsamer Wirkungsmechanismus dieser biologischer antidepressiver Therapieverfahren angesehen. Diese eher vereinfachte Vorstellung ist allerdings heute so nicht mehr haltbar. Trotzdem stellt die β-adrenerge Synapse mit ihren adaptiven Veränderungen auch weiterhin einen wichtigen neuronalen Mechanismus unseres zentralen Nervensystems dar, der auf Grund seiner psychopharmakologischen Bedeutung besonders gut im Tierexperiment untersucht worden ist. Daher läßt sich an diesem Modell sehr gut demonstrieren, wie ein spezifisches neuronales System durch verschiedene hormonelle Faktoren reguliert werden kann (Tabelle 3). Die Komplexität dieser in der Mehrzahl konvergierender Mechanismen wird noch dadurch vergrößert, daß auch andere Faktoren wie z. B. Alter (Tabelle 3) zusätzlich modulierend eingreifen können. Diese komplexe Regulation eines spezifischen neuronalen Systems durch verschiedene exogene Faktoren erklärt, warum es im Einzelfall so schwer ist, selbst bei einer zunächst monokausal erscheinenden Erkrankung wie dem Cushing-Syndrom einen spezifischen Mechanismus für die häufig zu beobachtenden depressiven Syndrome (Kelly et al. 1983) zu finden.

Tabelle 3. Neurohormone modulieren die β-adrenerge Synapse bzw. die durch Antidepressiva ausgelöste β-down-Regulation

---

I. Kortkoide bzw. ACTH
 – dämpfen die Empfindlichkeit der β-adrenerg stimulierten Adenylatzyklase (Mobley u. Sulser 1980)
 – ACTH beschleunigt β-down-Regulation (Kendall et al. 1982)
 – dämpfen die β-adrenerge Stimulierbarkeit von CA1-Neuronen im Hippocampus (Joels et al. 1991)

II. Östrogen und Gestagen
 – modulieren Dichte und Funktionalität zentraler β-Rezeptoren
   (Freilich u. Weiss 1983; Wagner u. Davies 1980)
 – Modulieren die α_1-adrenerge Regulation der β-adrenerg-stimulierten Adenylatzyklase
   (Pettiti u. Etgen 1990)
 – Modulieren die β-down-Regulation (Schultz u. Rösch 1991)

III. Schilddrüsenhormon
 – erhöhen β-Rezeptordichte (Groß et al. 1980)
 – modulieren β-down-Regulation (Sulser 1983)

IV. Alter
 – reduziert β-Rezeptor-Dichte (Freilich u. Weiss 1983; Greenberg u. Weiss 1979)
 – Reduziert β-Rezeptor-Funktion (Freilich u. Weiss 1983)
 – reduziert β-Rezeptor Up-Regulation nach Reserpin (Greenberg u. Weiss 1979)

3.4 Divergenz der synaptischen Effekte einer exogenen Noxe am Beispiel biochemischer Veränderungen im Rahmen einer subchronischen Amphetaminbehandlung

Wie im vorangegangenen dargestellt, ist einer der Gründe, daß eine monokausale Betrachtung der Ursachen organischer Psychosyndrome so schwierig ist, daß viele exogene Faktoren konvergierend oder zumindest z.T. konvergierend auf ein bestimmtes synaptisches System einwirken können. Die Schwierigkeit, Mechanismen organischer Psychosyndrome aufzuklären, liegt aber auch noch auf einer anderen Ebene, denn eine spezifische exogene Noxe kann auch sehr divergierende Effekte auf unterschiedliche Bereiche der zentralen Neurotransmission auslösen. Dies soll kurz am Beispiel einer subchronischen (21 Tage) Behandlung von Affen mit Amphetamin dargestellt werden. Wie schon erwähnt, gilt die Amphetaminpsychose als ein wichtiges Modell für paranoid-halluzinatorische Psychosen im Rahmen einer schizophrenen Erkrankung, wobei noch erwähnt werden müßte, daß typische Amphetaminpsychosen in der Regel erst nach subchronischem Gebrauch auftreten und daß daher die subchronische Behandlung von Versuchstieren als das relevante Tiermodell für die Amphetaminpsychose am Menschen gilt. Die sog. Dopaminhypothese der Schizophrenie hat diesen Befund sehr schnell aufgegriffen und sehr vereinfachend argumentiert, da akut gegeben Amphetamin Dopamin aus vesikulären Speichern im ZNS freisetzt, daß ein dopaminerges Überangebot Psychose-auslösend sei und daher auch der Schizophrenie eine dopaminerge Überaktivität zu Grunde liegen müßte. Wie vereinfachend diese Betrachtungsweise ist, soll nun an den biochemischen Veränderungen kurz gezeigt werden, die im Affenhirn nach subchronischer Behandlung mit Amphetamin beobacht werden können. Die hierbei (Tabelle 4) beobachtete Fülle von signifikanten Effekten jetzt nicht nur in der dopaminergen Neurotransmission, sondern auch im Bereich der noradrenergen und serotoninergen Neurotransmission machen sehr eindeutig klar, daß es praktisch unmög-

Tabelle 4. Divergenz biochemischer Effekte einer subchronischen Amphetamin-Behandlung von Affen. (Nach Ridley et al. 1983)

Biochemischer Parameter	Areal	Prozentuale Veränderung im Vergleich zu Kontrolltieren
Dopamin	N. caudatus	− 93 %*
DOPAC	N. caudatus	− 85 %*
HVA	N. caudatus	− 25 %*
D2-Dichte	N. cautadus	− 21 %
Tyrosinhydroxylase	N. caudatus	− 67 %*
Dopadecarboxylase	N. caudatus	− 58 %*
Noradrenalin	Putamen	− 78 %*
MPHG	Kortex	− 56 %
Serotonin	Putamen	− 77 %*
5-HIES	Putamen	−47 %*

lich ist, von dem sicher guten Modell der subchronischen Amphetaminbehandlung ohne weiteres Schlüsse über den Pathomechanismus paranoid-halluzinatorischer Psychosen zu ziehen.

3.5. Ausblick

Trotz der sicher nicht überraschenden Komplexität möglicher Pathomechanismen organischer Psychosyndrome und der damit verbundenen Probleme, monokausale Zusammenhänge aufzuzeigen, bleibt auch bei intensiverer Beschäftigung mit den organischen Psychosyndromen für den Pharmakologen oder Neurochemiker die Faszination dieser Krankheitsbilder erhalten, da sie trotz aller Komplexität doch in vielen Fällen zumindest einen Hinweis auf mögliche Zusammenhänge zwischen exogener Noxe und psychischer Störung geben können. Die wissenschaftliche Bedeutung der organischen Psychosyndrome ist daher meiner Meinung nach auch nach unserem heutigen Wissensstand nicht zu unterschätzen. Dieser enorme Vorteil organischer Psychosyndrome im Hinblick auf ihre wissenschaftliche Aussagekraft spiegelt sich leider nicht so im aktuellen Stand der psychiatrischen Literatur wider, wo man sich eigentlich eher nur in Ausnahmefällen mit diesen Störungen beschäftigt (Hermle et al. 1993). Über die Gründe dafür kann man nur spekulieren. Wir vermuten, daß für viele Psychiater das organische Psychosyndrom dann uninteressant wird, wenn er realisieren muß, daß die Symptomatik der dabei auftretenden psychischen Störung nicht identisch mit der Symptomatik im Rahmen endogener Psychosen ist. Wir teilen diese Auffassung nicht und wir denken, daß die exakte Aufklärung des Pathomechanismus einer exogenen Psychose, auch wenn sie psychopathologisch nicht identisch mit endogenen Psychosen ist, eine wertvolle Hilfe zum generellen Verständnis der Pathogenese psychotischer Symptome im allgemeinen liefern kann. Wir würden uns freuen, wenn die vorliegenden Ausführungen das Interesse, in dieser Richtung wissenschaftlich aktiv zu werden, stimulieren würden.

Literatur

Basile AS, Hughes RD, Harrison PM, Murata Y, Panell L, Jones EA, Williams R, Skolnick P (1991) Elevated brain concentrations of 1,4-Benzodiazepines in fulminant hepatic failure. N Engl J Med 325:473–478

Basile AS (1991) The contribution of endogenous benzodiazepine receptor ligands to the pathogenesis of hepatic encephalopathy. Synapse 7:141–150

Bein HJ (1982) Rauwolfia and biological psychiatry. Trends Pharmacol Sci 3:37–39

Byrne A, Kirby B, Zibin T, Ensminger S (1991) Psychiatric and neurological effects of chronic solvent abuse. Can J Psychiatry 36:735–739

Bose M v, Zaudig M (1991) Neuro-psychiatrische Störungen durch organische Lösungsmittel. Psychiatr Prax 18:25–29

Cummings JL (1988) Review articles – organic psychosis. Psychosomatics 29:16–26

Ellison GD, Eison MS (1983) Continuous amphetamine intoxication: an animal model of the acute psychotic episode. Psychol Med 13:751–761

Freilich JS, Weiss B (1983) Altered adaptive capacity of brain catecholaminergic receptors during aging. In: Samuel D (ed) Aging of the brain, Raven-Press, New York, pp 277–300

Greenberg LH, Weiss B (1979) Ability of aged rats to alter beta adrenergic receptors of brain in response to repeated administration of reserpine and desmethylimipramine. J Pharmacol Exp Ther 211:309–316

Greenberg LH, Weiss B (1983) Neuroendocrine control of catecholaminergic receptors in aging brain. In: Agnoli A (ed) Aging, vol. 23: Aging brain and ergot alkaloids. Raven-Press, New York, pp 37–52

Grimm G, Ferenzi P, Katzenschlager R et al. (1988) Improvement of hepatic encephalopathy treated with flumazenil. Lancet i:1292–1294

Groß G, Brodde OE, Schümann HJ (1980) Decreased number of α-adrenoceptors in cerebral cortex of hypothyroid rats. Eur J Pharmacol 61:191–194

Hein HO, Suadicani P, Gyntelberg F (1990) Mixed solvent exposure and cerebral symptoms among active and retired workers. An epidemiological investigation of 3387 men aged 53–75 years. Acta Neurol Scand 81:97–102

Hermle L, Oepen G, Spitzer M (1988) Zur Bedeutung der Modellpsychosen. Fortschr Neurol Psychiatr 56:48–58

Hermle L, Spitzer M, Borchardt D, Gouzoulis E (1992) Beziehungen der Modell- bzw. Drogenpsychosen zu schizophrenen Erkrankungen. Fortschr Neurol Psychiatr 60:383–392

Hermle L, Fünfgeld M, Oepen G, Botsch H, Borchardt D, Gouzoulis E, Fehrenbach RA, Spitzer M (1993) Mescaline-induced psychopathological, neuropsychological, and neurometabolic effects in normal subjects. Experimental psychosis as a tool for psychiatric research. Biol Psychiatr (in press)

Hurlbut KM (1991) Drug-induced psychoses. Emergency medicine. Clin North Am 9:31–52

Joels M, Bouma G, Hesen W, Zegers Y (1991) Increased effect of noradrenaline on synaptic responses in rat CA1 hippocampal area after adrenalectomy. Brain Res 550:347–352

Kelly WF, Checkley SA, Bender DA, Mashiter K (1983) Cushing's syndrome and depression – A prospektive study of 26 patients. Br J Psychiatr 142:16–19

Kendall DA, Duman R, Slopis J, et al (1982) Influence of adrenocorticotropin hormone and yohimbine on antidepressant-induced declines in rat brain neurotransmitter receptor binding and function. J Pharmacol Exp Ther 222:566–571

Lauter H (1988) Die organischen Psychosyndrome. In: Kisker KP, Lauter H, Meyer JE, Müller C, Strömgren E (Hrsg) Psychiatrie der Gegenwart, Organische Psychosen, Bd. 6. Springer, Berlin Heidelberg New York London Paris Tokyo, S 3–56

Mendels J, Frazer A (1974) Brain biogenic amine depletion and mood. Arch Gen Psychiatry 30:447–451

Miller N, Gold M, Millman R (1988) PCP: A dangerous drug. AFP 38:215–218

Mobley Ph L, Sulser F (1980) Adrenal corticoids regulate sensitivity of noradrenaline receptor-coupled adenylate cyclase in brain. Nature 286:608–609

Müller WE (1985) Neurobiochemische Wirkung von Amitriptylin und anderen Antidepressiva. In: Beckmann H (Hrsg) Wie aktuell ist Amitriptylin für die Therapie der Depression. Das Ärztliche Gespräch, Bd 37, Tropon Köln, S 21–32

Müller WE (1992) Chemische Neurotransmission 1–4. Ärztliche Praxis 82:20–22, 83:18–20, 84:22–23, 85:11–12

Müller WE (1993) ZNS und peripheres Nervensystem. In: Greim H, Deml E (Hrsg) Toxikologie für Chemiker und Biologen. VCH Verlag, Weinheim, im Druck

Müller WE, Snyder SH (1977) γ-Aminolevuline acid: Influences on synaptic GABA receptor binding may explain CNS symptoms of porphyria. Ann Neurol 2:340–342

Müller WE, Riederer P, Kienzl E (1992) Grundlegende Aspekte zur Neurotransmission. In: Riederer P, Laux G, Pöldinger W (Hrsg) Neuro-Psychopharmaka, Bd. I. Springer, Wien, S 221–248

Pearlson GD (1981) Psychiatric and medical syndromes associated with phencyclidine (PCP) abuse. The John Hopkins Medical Journal 148:25–33

Perry SW, Markowitz J (1988) Organic mental disorders. In: Talbott JA, Hales RE, Yodofsky SC (eds) Textbook of psychiatry. The American Psychiatric Press, Washington, pp 279–311

Petitti N, Etgen AM (1990) α_1-adrenoceptor augmentation of β-stimulated cAMP formation is enhanced by estrogen and reduced by progesterone in rat hypothalamic slices. J Neurosci 10:2842–2849

Pierce PA, Peroutka SJ (1989) Hallucinogenic drug interactions with neurotransmitter receptor binding sites in human cortex. Psychopharmacology 97:118–122

Pottash A, Black HR, Gold MS (1981) Psychiatric complications of antihypertensive medications. J Nerv Ment Dis 169:430–438

Ridley RM, Baker HF, Owen F, Cross AJ, Crow TJ (1983) Behavioural and biochemical effects of chronic treatment with amphetamine in the vervet monkey. Neuropharmacology 22:551–554

Rothstein JD, Guidotti A, Tinuper P, Cortelli P, Avoni P, Plazzi G, Lugaresi E, Schoch P, Montagna P (1992 a) Endogenous benzodiazepine receptor ligands in idiopathic recurring stupor. Lancet 340:1002–1004

Rothstein JD, Garland W, Puia G, Guidotti A, Weber R, Costa E (1992 b) Purification and characterization of naturally occuring benzodiazepine receptor ligands. J Neurochem 58:2102–2115

Schultz JE, Rösch H (1991) Differential effects of ovarian steroid hormones on α-adrenoceptor downregulation caused by the antidepressants imipramine and rolipram. Naunyn-Schmiedeberg's Arch Pharmacol 344:437–441

Scollo-Lavizzari G, Steinmann E (1985) Reversal of hepatic coma by benzodiazepine antagonist (Ro 15–1788). Lancet 1:1324

Sulser F (1983) Deamplification of noradrenergic signal transfer by antidepressants: A unified catecholamine-serotonin hypothesis of affective disorders. Psychopharm Bull 19:300–304

Tune LE, Bylsma FW (1991) Benzodiazepine-induced and anticholinergic-induced delirium in the elderly. Int Psychogeriatr 3:397–408

Wachtel H, Turski L (1990) Glutamate: a new target in schizophrenia? Trends Pharmacol Sci 11:219–220

Wagner HR, Davies JN (1980) Decreased β-adrenergic responses in the female rat brain are eliminated by ovariectomy: correlation of ^{3}H-dihydroalprenolol binding and catecholamine stimulated cyclic AMP levels. Brain Res 201:235–239

White FJ (1986) Comparative effects of LSD and lisuride: clues to specific hallucinogenic drug actions. Pharmacol Biochem Behav 24:365–379

4 Endokrine Psychosyndrome

I. HEUSER

Jede Endokrinopathie kann (aber muß nicht) mit psychopathologischen Auffälligkeiten einhergehen. Die psychischen Symptome sind dabei relativ uniform und diagmostisch unspezifisch. Nicht selten stehen sie im Vordergrund der klinischen Beschwerden und sind der eigentliche Anlaß zur ersten Arztkonsultation. Endokrinopathien können durch Hormonmangelzustand, Hormonüberschußzustand oder einer Unempfindlichkeit gegenüber der Hormonwirkung gekennzeichnet sein. In diesem Vortrag wird im einzelnen auf die psychopathologisch bedeutsamsten Endokrinopathien, Hyper- und Hyothyreose, erhöhte oder verminderte Glucocortikoidsekretion (Cushing-Syndrom bzw. Morbus Addison), Phäochromzytome, Hyper- und Hypokalziämiesyndrome, Hyperprolaktinämie, Akromegalie, Diabetes mellitus, Hypoglykämie, aber auch die Folgen der Menopause, eingegangen.

Gehirn und endokrines System stehen in einer engen Wechselbeziehung zueinander. Die zentrale „Kontrollstation" der verschiedenen Hormonachsen ist der Hypothalamus. Der Hypothalamus liegt ventral zum Thalamus und reguliert durch Freisetzung von sog. Releasinghormonen die Aktivität der Hypophyse, welche wiederum die Funktion peripherer Drüsen steuert. Dabei hat der Hypothalamus zahlreiche afferente und efferente neuronale Verbindungen mit dem Thalamus, dem Zwischenhirn und einigen kortikalen Gebieten, die unter anderem auch Information vom autonomen Nervensystem erhalten.

1937 schrieb James Papez, daß das limbische System ein neuronales Netzwerk darstellt, welches das anatomische Substrat der Emotionen sei. Daraus entwickelte sich die Vorstellung, daß der Hypothalamus von höheren kognitiven Zentren Zufluß erhalte und umgekehrt mit diesen reziprok in Verbindung stehe. Dieses Zusammenspiel zwischen Hypothalamus und der Aktivität höherer Zentren vermittelt u. a. „Emotionen", wie z. B. Furcht, Wut, Angst, Depression, Euphorie etc.

Patienten mit Endokrinopathien zeigen häufiger Symptome, die auf eine hypothalamische Fehlfunktion (Schlafstörung, Appetitstörung, Libidoverlust, zirkadiane Auffälligkeiten, autonome Dysregulation) hindeuten. Umgekehrt zeigen psychiatrische Patienten häufig subklinische oder klinisch endokrine Auffälligkeiten. Diese Beobachtungen haben die moderne neuroendokrine Forschung u. a. dazu angeregt, das kausale Bedingungsgefüge zwischen „upstream"-Effekten (Hormone-Gehirn) und „downstream"-Wirkungen (Gehirn-Hormone) zu untersuchen.

Diesen Fragen liegt ein (implizites) Modell der Bidirektionalität zwischen zentralem Nervensystem (ZNS) und peripherer Hormonsekretion zugrunde: Eine veränderte

Tropon-Symposium, Bd. VIII
Organische Psychosyndrome
Hrsg. R. Schüttler
© Springer-Verlag Berlin Heidelberg 1993

periphere Hormonsekretion reflektiert nicht nur zentrale Regulationsstörungen, sondern greift selbst wieder in zentrale Mechanismen ein und modifiziert „peripher" beobachtbares Verhalten. Weiterhin ist bekannt, daß Neurotransmitter wie Dopamin, Noradrenalin und Serotonin, CRH und endogene Opiate – Substanzen, für die in der Pathophysiologie psychiatrischer Erkrankungen eine wesentliche Rolle diskutiert wird –, an der Regulation der wesentlichen Hormonachsen beteiligt sind. Diese enge Wechselbeziehung macht es verständlich, daß Patienten mit Endokrinopathien auch häufig psychopathologische Auffälligkeiten zeigen.

Jede Endokrinopathie kann (aber muß nicht) mit psychopathologischen Auffälligkeiten einhergehen. Die psychischen Symptome solcher Endokrinopathien sind dabei relativ uniform und diagnostisch unspezifisch, stehen manchmal im Vordergrund der klinischen Beschwerden und sind nicht selten der Anlaß, der einen Patienten zum Arzt führt.

Endokrinopathien können durch einen *Hormonmangelzustand, Hormonüberschuß-zustand* oder einer Unempfindlichkeit gegenüber der Hormonwirkung (Rezeptorveränderung) gekennzeichnet sein.

Hormonmangelzustände können verschiedene Ursachen haben: Infektionen (Nebennierenrindeninsuffizienz aufgrund von Tuberkulose), Infarkte (Sheehan-Syndrom), Tumore (chromophobes Adenom der Hypophyse), Autoimmunprozesse (Hashimoto-Thyreoiditis), dietätische Faktoren (Hypothyreose aufgrund von Jodmangel) und hereditären Defekten bei der Hormonsynthese (Hypogonadismus bei Turner-Syndrom). Die exzessive Produktion von Hormonen kann nach folgenden 4 Ursachen unterschieden werden: 1. Das Hormon wird in der Drüse, in der es auch normalerweise produziert wird, vermehrt hergestellt und freigesetzt (typischerweise bei Hyperthyreose, Akromegalie, Morbus Cushing), ohne daß die Feedbackkontrollmechanismen, die normalerweise die Produktion und Freisetzung der Hormone regeln, dies adäquat kontrollieren; dabei sind aber die zugrundeliegenden Mechanismen dieses Regelkreiskontrollverlustes oft nicht klar. 2. Vermehrte Produktion von insbesonders Polypeptidhormonen in nicht endokrinem Gewebe, z. B. bei neoplastischen Prozessen (ACTH bei kleinzelligem Bronchialkarzinom). 3. Vermehrte Bildung von Hormonen in peripherem Gewebe aus zirkulierenden Präkursoren (z. B. vermehrte Östrogenbildung bei Lebererkrankungen durch verminderten hepatischen Katabolismus des Präkursors Androstendion). 4. Schließlich können Hormonüberschußzustände iatrogene Ursachen haben (z. B. Glukokortikoidtherapie).

Im folgenden sollen einige Endokrinopathien und die begleitende Psychopathologie näher beschrieben werden.

4.1 Schilddrüsenfunktionsstörung

4.1.1 Hyperthyreose

In aller Regel liegt die Ursache einer Hyperthyreose in einer Überaktivität der Schilddrüse, wobei der Regelmechanismus zwischen Schilddrüse und Hypophysenvorderlappen nicht mehr regelrecht funktioniert, so daß die Schilddrüse autonom im Überschuß T_3 und/oder T_4 produziert und diese nicht mehr über TSH und TRH reguliert wird.

Die häufigste Form der Hyperthyreose ist die Basedow-Erkrankung, (im Englischen Graves' disease genannt), welche durch die Trias: Hyperthyreose bei Struma diffusa, Ophthalmopathie (Exophthalmus) und Dermopathie (Myxödem) gekennzeichnet ist; eine Hyperthyreose kann aber auch ohne Augensymptome auftreten. Diese Erkrankung ist relativ häufig, das Erstmanifestationsalter liegt zwischen dem 30. und 40. Lebensjahr, und Frauen sind häufiger befallen als Männer. Genetische Faktoren spielen eine wichtige Rolle, als Ursache wird ein Autoimmunprozeß vermutet. Es wird davon ausgegangen, daß T-Lymphozyten gegenüber Antigenen (Schilddrüsengewebe) sensiviert werden und B-Lymphozyten anregen, Antikörper gegen diese Antigene zu synthetisieren. Ein solcher Antikörper ist möglicherweise gegen den TSH-Rezeptor-Abschnitt in der Membran der Schilddrüsenzelle gerichtet und kann die Schilddrüsenzelle hinsichtlich Wachstum und Wirkung anregen. Dieser Antikörper wird in Deutschland TRAK (TSH-Rezeptor Autoantikörper; englisch: thyroid-stimulating immunoglobulin; TSI) genannt. Die Konzentration dieses Antikörpers korreliert mit der Aktivität der Erkrankung. Die Pathogenese der Ophthalmopathie könnte ihre Ursachen in zytotoxischen Lymphoczyten (Killerzellen) und zytotoxischen Antikörpern, die gegen ein Antigen sowohl in Augenmuskeln als im auch Schilddrüsengewebe gerichtet sind, haben.

Andere, eher seltene Ursache einer Schilddrüsenüberfunktion sind autonomes Adenom, subakute Thyreoiditis, hyperthyreotische Phase der Hashimoto-Thyreoiditis (führt langfristig zu Schilddrüsenunterfunktion), Hyperthyreosis factitia (Schilddrüsenhormonüberdosierung), Hyperthyreose bei Schilddrüsenkarzinom, und seltener, bei Struma ovarii und TSH-sezernierendem Hypophysentumor.

Die Symptome der Hyperthyreose ähneln denen eines Katecholaminexzesses mit Tachykardie, Tremor, vermehrter Schweißneigung etc., wobei die Plasmakonzentrationen von Katecholaminen normal sind, so daß davon ausgegangen werden kann, daß der Organismus im Zustand der Hyperthyreose überempfindlich gegenüber Katecholaminen ist. Dies mag dadurch zustande kommen, daß Schilddrüsenhormone die Anzahl und Dichte kardialer Katcholaminrezeptoren erhöhen können.

Die Symptome bei Schilddrüsenüberfunktion sind typischerweise emotionale Instabilität, Nervosität, Schlafstörungen, Hyperaktivität, feinschlägiger Tremor, Gewichtsverlust und Kraftminderung trotz vermehrter Kalorienzufuhr, Schwitzen, Herzpalpitationen, Durchfälle und Hitzeintoleranz. Manchmal klagen die Patienten auch über ausgeprägte Angstgefühle, besonders dann, wenn sich die Hyperthyreose perakut entwickelt. Bei einem mehr chronischen Verlauf hingegen klagen Patienten häufiger über Depressionen. Gelegentlich, aber eher selten, kommt es bei Hyperthyreose auch zu einem manieähnlichen Zustand. Besonders aber bei älteren Patienten stehen im Vordergrund der Beschwerden depressive Verstimmungszustände mit leichter Ermüdbarkeit und Apathie, gelegentlich Verwirrtheitszustände. Im Gegensatz zu jüngeren haben ältere hyperthyreotische Patienten seltener eine Ruhetachykardie und eine Ophthalmopathie, typisch sind Vorhofflimmern, Myokardiopathien und Angina pectoris-Anfälle.

Zusammen mit den klinischen Symptomen und Beschwerden ist die Kombination von erhöhten Konzentrationen peripherer Schilddrüsenhormone (freies T_4 und/oder T_3) sowie supprimierten TSH-Basalkonzentrationen (gemessen mit supersensitiven Assays) für die Diagnose Hyperthyreose beweisend. Zum Screening genügt die basale TSH-Bestimmung.

4.1.2 Schilddrüsenunterfunktion

Hypothyreotische Stoffwechsellagen können aus verschiedener Ursache entstehen, z. B. durch Autoimmunprozesse (Hashimoto-Thyreoiditis, Endzustand der Basedow-Erkrankung), durch Radiojodtherapie der Basedow-Erkrankung oder subtotaler Thyreodektomie, exzessive Jodeinnahme (z. B. durch Röntgenkontrastmittel), subakute Thyreoiditis, aber auch durch Jodmangel (hier immer mit Struma vergesellschaftet) oder Einnahme von Lithium bzw. während Einnahme von Thyreostatika, seltener durch sog. sekundäre Ursachen wie Panhypopituitarismus oder aus tertiärer Ursache, wie z.B. hypothalamische Dysfunktion. Das klinische Beschwerdebild bei Hypothyreose im Erwachsenenalter besteht in leichter Ermüdbarkeit, Kälteempfindlichkeit, Gewichtszunahme, Verstopfung, Zyklusunregelmäßigkeiten und Muskelkrämpfen.

Weiterhin führt die generelle Abnahme metabolischer Prozesse beim Erwachsenen zu einer Ablagerung von Glykosaminglykanen in intrazellulären Räumen, besonders der Haut und der Muskeln, was das klinische Bild eines Myxödems hervorruft. Typische Befunde bei der körperlichen Untersuchung sind kalte und trockene Haut, verschwollenes Gesicht und Hände, rauhe, gelegentlich tiefere Stimme und ein vermindertes Reflexniveau. Die verminderte Umwandlung von Karotin zu Vitamin A und vermehrte Plasmakonzentrationen von Karotin können zu einer gelblichen Verfärbung der Haut führen. Weiterhin finden sich häufiger Bradykardie sowie eine Herzverbreiterung. Schwer erkrankte Patienten zeigen eine Hypoventilation mit Hyperkapnie, verminderte intestinale Peristaltik und eine verminderte glomeruläre Filtrationsrate sowie eine Anämie. Die hypothyreote Stoffwechsellage vermindert den peripheren Metabolismus von Östrogenen mit veränderter FSH- und LH-Sekretion, was in anovulatorischen Zyklen, Infertilität sowie ausgeprägten Menorrhagien resultieren kann. Das klinische Beschwerdebild sowie niedrige T_4-Spiegel, niedrige periphere T_3 und/oder T_4 (gebunden bzw. freie) Spiegel sowie erhöhte Plasma-TSH-Konzentrationen sind typisch für eine primäre Hypothyreose. Zum Screening genügt der TSH-Test. Um zwischen hypophysären bzw. hypothalamischen Ursachen einer Hypothyreose zu unterscheiden, hilft ein TRH-Test weiter, wobei bemerkt werden muß, daß hypophysäre bzw. hypothalamische Ursachen einer Schilddrüsenunterfunktionen selten sind, so daß TRH-Teste nicht „routinemäßig" bei hypothyreoten Patienten durchgeführt werden sollten.

Gelegentlich können die psychopathologischen Symptome der Hypothyreose, die sich als Lethargie, Kraftlosigkeit, leichte Ermüdbarkeit, Apathie, Rückzug, psychomotorische Hemmung, Verwirrtheit bzw. kognitive Einbußen zeigen, im Vordergrund stehen. Ausgeprägte depressive Verstimmungszustände mit Suizidgedanken können bei ausgeprägter Hypothyreose das Bild einer melancholischen Depression nachahmen. Gelegentlich können hypothyreote Patienten so ausgeprägt depressiv und extrem agitiert sein, daß man von „Myxödemwahnsinn" sprach.

Falls sich nach endokrinologisch erfolgreicher Behandlung der Hypothyreose die Psychopathologie nicht bessert, so sollte unbedingt ein Versuch mit antriebssteigernden Antidepressiva (Clomipramin, MAO-Hemmern) gemacht werden.

4.2 Störungen der Glukokortikoidsekretion

4.2.1 Cushing-Syndrom

Erhöhte Glukokortikoidspiegel – entweder aufgrund von vermehrter Kortisolsekretion aus der Nebennierenrinde oder aber exogen (iatrogen) – führen zu einem typischen klinischen Beschwerdebild, dem Cushing-Syndrom.

Cushing-Syndrome werden unterteilt in ACTH-abhängige und ACTH-unabhängige Syndrome (z. B. Nebennierentumore). Die ACTH-abhängigen Typen des Cushing-Syndroms, z. B. ACTH-Sekretion bei paraneoplastischen Syndromen und vermehrte ACTH-Sekretion der Hypophyse (eigentlicher Morbus Cushing), führen zu einer Hyperplasie der Zona fasciculata und reticularis der Nebennierenrinde und somit zu einer vermehrten Sekretion von Kortisol und Androgenen.

Der Morbus Cushing ist das häufigste (68 %) aller Cushing-Syndrome vom ACTH-abhängigen Typ. Die Erkrankung ist häufiger bei Frauen als bei Männern (3:1), und die Diagnose wird gewöhnlich zwischen dem 20. und 40. Lebensjahr gestellt. Es wird heute angenommen, daß der Morbus Cushing eine primäre hypophysäre Erkrankung ist und daß hypothalamische Auffälligkeiten sekundär zum Hyperkortisolismus entstehen. Es kann aber nicht mit Sicherheit ausgeschlossen werden, daß der Morbus Cushing eine primär zentrale Erkrankung ist, die sich durch exzessive Stimulation der Hypophyse durch hypothalamisches CRH mit sekundärer Adenombildung erklären läßt. In über 90 % aller Patienten mit Morbus Cushing können hypophysäre Adenome nachgewiesen werden, die in der Regel kleiner sind als solche, welche Wachstumshormon oder Prolaktin sezernieren. Diffuse Hyperplasie der kortikotrophen Zellen der Hypophyse wird nur selten beim Cushing-Syndrom gesehen, und diese Fälle sind in der Regel ein Resultat exzessiver Stimulation der vorderen Hypophyse durch CRH, d. h. sind Resultate des sog. „hypothalamischen Cushing".

Beim Morbus Cushing finden sich folgende endokrine Auffälligkeiten: 1. Hypersekretion von ACTH mit bilateraler adrenocortikaler Hyperplasie und einem Hyperkortisolismus; 2. Verlust der zirkadianen Periodizität von ACTH und Kortisol; 3. Verlust der „Streßfähigkeit" (z. B. durch Hypoglykämie) von ACTH und Kortisol; 4. veränderte negative Feedbackregulation von ACTH durch Glukokortikoide und 5. verminderte Stimulationsfähigkeit von Wachstumshormon, TSH und Gonadotropinen. Ein primär zentralnervöser Defekt könnte die oben genannten Auffälligkeiten beim Morbus Cushing auch erklären. Diese Ansicht wird durch die gelegentlichen Befunde, daß bestimmte pharmakologische Substanzen, wie z. B. Cyproheptadin und Bromocriptin bei einigen wenigen Patienten die ACTH-Freisetzung vermindern, gestützt. Die Vorstellung aber, daß die Cushing-Erkrankung eine primäre hypophysäre Erkrankung ist, basiert auf der hohen Frequenz von hypophysären Adenomen und der Verbesserung der Erkrankung durch deren Entfernung.

Cushing-Syndrome aufgrund *ektopischer* ACTH-Sekretion entstehen in über 50 % der Fälle auf dem Boden eines kleinzelligen Bronchialkarzinoms, wobei dieses paraneoplastische Syndrom bei ungefähr 0,5–2 % aller Patienten mit solchen Tumoren vorliegt. Ungefähr 17–19 % aller Cushing-Syndrome entstehen auf dem Boden eines primären Nebennierentumors, wobei es sich bei ca. 9 % um Nebennierenadenome und in 8 % der Fälle um Nebennierenkarzinome handelt.

Die klinischen Symptome und Beschwerden des Cushing-Syndroms sind (in absteigender Reihenfolge ihres Auftretens) Gewichtszunahme mit der typischen Fettverteilung („Mondgesicht", „Stiernacken", Stammfettsucht); Hautveränderungen (Pergamenthaut, Striae, verzögerte Wundheilung). Bei ungefähr 80 % aller Frauen findet sich ein Hirsutismus aufgrund der Hypersekretion von Androgenen, welcher auch mit Akne, Seborrhoe und Klitorishypertrophie vergesellschaftet sein kann. Blutdruckerhöhung ist ein typischer Befund beim Cushing-Syndrom, wobei über 75 % aller Fälle hypertensive Blutdruckwerte haben; bei über 50 % der Patienten erreicht der diastolische Blutdruck Werte von über 100 mm Hg. Störungen der Gonadenfunktion sind ebenfalls typisch, und bei 75 % aller prämenopausalen Frauen kommt es zu einer Amenorrhoe mit Infertilität, während bei Männern eine verminderte Libido sowie ein Verlust der männlichen Behaarung typisch ist. Muskelschwäche (60 % der Fälle) sowie Osteoporose (58 % der Fälle), Durst und Polyurie (10 % der Patienten) sind ebenso typisch wie eine asymptomatische Glukoseintoleranz.

Kortisolspiegel nach Dexamethasongabe (DST) und Bestimmung von Kortisol im 24-h-Urin eignen sich zum Screening bei Verdacht auf ein Cushing-Syndrom. Weitere Untersuchungen der basalen Plasma-ACTH-Konzentrationen sowie mit dem erweiterten Hochdosis-Dexamethasonsuppressionstest und gegebenenfalls einem CRH-Stimulationstest helfen bei der Differentialdiagnose des Cushing-Syndroms (Morbus Cushing, Nebennierenrindentumor, ektopisches ACTH-Syndrom) und geben Therapiehinweise.

Bei ungefähr 40 % aller Patienten mit Cushing-Syndrom finden sich psychopathologische Auffälligkeiten im Sinne von vermehrter Irritabilität, Ängstlichkeit, Niedergeschlagenheit, leichter Ermüdbarkeit und allgemeiner Erschöpfbarkeit. Kognitive Einbußen mit schlechter Konzentrationsfähigkeit und nachlassender Gedächtnisleistung können ebenso auftreten wie euphorische bzw. manische Zustände, letztere sind aber eher selten. Schlafstörungen mit entweder kompletter Schlaflosigkeit oder morgendlichem Früherwachen sind ebenfalls typische psychopathologische Symptome bei diesen Patienten. Psychotische Syndrome mit Wahnbildung und/oder Halluzinationen sind eher selten. Es sei an dieser Stelle betont, daß die psychopathologischen Symptome den endokrinen zeitlich deutlich vorauseilen können.

4.2.2 Morbus Addison

Eine verminderte adrenale Produktion von Glukokortikoiden oder Mineralokortikoiden (adrenokortikale Insuffizienz), ist entweder die Konsequenz einer primären Zerstörung bzw. Dysfunktion der Nebennierenrinde (primäre Nebennierenrindeninsuffizienz = Morbus Addison) oder kommt sekundär aufgrund einer verminderten hypophysären ACTH-Sekretion (sekundäre Nebennierenrindeninsuffizienz) zustande. Die häufigste Ursache einer sekundären Nebennierenrindeninsuffizienz ist die Langzeit-Therapie mit Glukokortikoiden. Die primäre Nebennierenrindeninsuffizienz bzw. der Morbus Addison sind insgesamt selten, mit einer Prävalenz von 39 pro einer Million Einwohner (U.K.). Verlust von 90 % beider Nebennierenrinden resultiert in der klinischen Manifestation der Nebennierenrindeninsuffizienz. Mit abnehmender Kortisolsekretion kommt es zu einer Erhöhung der Plasmakonzentration von ACTH und β-Lipotrophin aufgrund der verminderten negativen Feedbackhemmung durch Glukokortikoide. In chronischen Fällen können die erhöhte Freisetzung hypophysärer POMC-abgeleiteter Peptide eine Hyperpigmentierung der Haut verursachen.

Noch bis zu den 20er Jahren dieses Jahrhunderts war die Tuberkulose die häufigste Ursache einer primären Nebennierenrindeninsuffizienz, während seit ca. 1950 in über 80 % dieser Fälle eine Autoimmunadrenalitis mit adrenaler Atrophie als Ursache in Betracht gezogen wird. Beim Morbus Addison finden sich aufgrund eines Autoimmunprozesses verkleinerte und atrophische Nebennieren mit verdickter Kapsel und lymphozitären Infiltrationen in der Rinde. Dieser Typ der Addison-Erkrankung ist in der Regel mit zwei weiteren Autoimmunprozessen vergesellschaftet: zum einen mit Hypoparathyeoidismus und chronisch mukokutanöser Candidiasis, und im anderen Fall mit Hashimoto Thyreoiditis und Insulin-abhängigem Diabetes mellitus. Weiterhin finden sich in 40–50 % aller Patienten mit Autoimmun-Addison noch eines oder mehrere der folgenden Symptome: Alopezie, Malabsorption, chronische Hepatitis, Vitiligo und perniziöse Anämie.

Die klinischen Symptome der Nebennierenrindeninsuffizienz sind Schwäche, leichte Ermüdbarkeit, Appetit- und Gewichtsverlust, Übelkeit, Erbrechen, deutliche Blutdruckerniedrigungen mit Synkopen, Bauchschmerzen, Durchfälle oder Verstopfung, Salzhunger und Hypoglykämie. Die Verminderung von Mineralokortikoiden kann zu renalem Natriumverlust und Kaliumretention mit schwerer Dehydratation, Hypotension, Hyponatriämie, Hyperkaliämie und Azidose führen. Da basale Konzentrationen von Gluko- bzw. Mineralkortikoiden im Urin oder Serum bei Patienten mit partieller Nebennierenrindeninsuffizienz noch normal sein können, müssen zur Diagnose eines Addison-Syndroms weitere Tests herangezogen werden (ACTH-Stimulationstest, Metyrapon- oder Insulinhypoglykämietest).

Bei schleichender Entwicklung der Nebennereninsuffizienz können psychopathologische Symptome den endokrinen zeitlich weit vorauseilen. Typische psychopathologische Symptome sind depressive Verstimmungen mit Apathie, Negativismus, Müdigkeit oder Irritabilität und Rastlosigkeit sowie kognitive Einbußen. Besonders dann, wenn Müdigkeit, Schwäche und Lethargie – im Vergleich zur depressiven Verstimmung – sehr ausgeprägt sind und eine deutliche Hypotension beim Patienten vorliegt, sollte an eine Nebennierenrindeninsuffizienz gedacht werden!

4.3 Phäochromozytome

Phäochromozytome sind Tumoren der chromaffinen Zellen des sympathischen Nervensystems. Sie setzen Adrenalin und Noradrenalin (oder beides) – in einigen Fällen auch Dopamin – in die Zirkulation frei, so daß es u. a. zu Blutdruckanstiegen kommt. Es wird geschätzt, daß ca. 0,1 % aller Patienten mit diastolischen Blutdruckerhöhungen Phäochromozytome haben. Das „National Cancer Registry" in Schweden gibt eine Inzidenz von 2 pro einer Million/Jahr für diese Erkrankung an.

Obwohl die meisten Patienten mit diesen Katecholamin-sezernierenden Tumoren durchgehende Beschwerden haben, so variiert doch die Intensität der Beschwerden, so daß häufig die Symptome als attackenhaft bzw. paroxysmal wahrgenommen werden (bei ungefähr der Hälfte aller Patienten). Zirka 60 % aller Patienten mit Phäochromozytom haben dauerhaft erhöhte Blutdruckwerte, allerdings mit darauf aufgepfropften erheblichen Blutdruckspitzen und -schwankungen. Typischerweise berichten die Patienten von einem unangenehmen Engegefühl über der Brust, gefolgt von Herzpalpitationen, evtl. begleitet von Kopfschmerzen. Dies alles ist ein Zeichen der $\beta1$-Rezeptor-mediierten Zunahme des kardialen Auswurfsvolumens. Die intensive α-Rezeptor-mediierte periphere Vasokonstriktion führt zu kalten, feuchten Händen und Füßen sowie Gesichtsblässe. Die Kombination von erhöhtem kardialen Auswurfvolumen und peripherer Vasokonstriktion bedingt die deutliche Erhöhung des Blutdrucks. Die verminderte Wärmeableitung sowie der zunehmende Stoffwechselumsatz kann zu einer transienten Temperaturerhöhung oder einem „flushing" und nachfolgendem profusen Schwitzen führen, bei relativ hohem Adrenalinanteil stehen Blässe und Kälte der Extremitäten im Vordergrund. Die zunehmende Glukolyse und α-Rezeptor-mediierte Hemmung von Insulinfreisetzung kann zu einer Zunahme der Blutglucose und Glukose- intoleranz führen. Weiterhin berichten Patienten von Übelkeit, Erbrechen, Sehstörung, Brust- oder Bauchschmerzen, Parästhesien sowie einer großen Müdigkeit und Erschöpfung nach solchen Episoden. Psychopathologisch sind diese Episoden fast immer von einem Gefühl mehr oder minder großer Angst begleitet. Da die vegetativen Symptome von Panikattacken bei Patienten mit einer Panikstörung sowohl in der Ausprägung als auch im Verlauf denen bei Phäochromozytom ähneln, muß bei jedem Patienten, der wegen „Angstattacken" zum Psychiater kommt, ein Phäochromozytom in Erwägung gezogen werden.

Ein erster Schritt bei Patienten, die sich mit dem klinischen Syndrom einer paroxysmal auftretenden Angstattacke mit vegetativen Symptomen vorstellen, sind wiederholte über den Tag verteilte Blutdruckmessungen und, wenn diese Auffälligkeiten zeigen, wiederholte und sorgfältig durchgeführte Bestimmungen von Noradrenalin, Adrenalin und Dopamin bzw. deren Abbauprodukte (Meta- und Normetanephrin sowie Homovanillinsäure) im 24-h-Urin. Dabei muß darauf geachtet werden, daß der Patient möglichst alle Medikamente mindestens eine Woche vor diesen Tests abgesetzt hat sowie Kaffee, Tee, Nüsse, Bananen (diese enthalten sehr viel Noradrenalin!), Vanille, Käse und Alkohol nicht zu sich nimmt. Sollten diese Untersuchungen zu einem starken Verdacht des Vorliegens eines Katecholamin-produzierenden Tumors führen, so sollte im folgenden ein NMR der Nebenniere durchgeführt werden. Allerdings muß dabei bedacht werden, daß in etwa 20 % der Fälle Phäochromozytome im lumbalen oder thorakalen Geflecht des Sympathikus als Paragangliome vorkommen können. Eine weitere Methode zur Lokalisationsdiagnostik von Phäochromozytomen ist die Szintigraphie mit 131I-Metajodobenzylguanidin (MIBG). Auch sei an dieser Stelle darauf hingewiesen, daß bei Patienten mit „genuiner" Angsterkrankung bzw. Panikstörung die Katecholaminkonzentrationen wegen der neurogenen Stimulation durchaus erhöht sein können und nicht auf die Sekretionszunahme durch ein Phäochromozytom zurückgeführt werden können. In Fällen, wo also erhöhte Katecholaminspiegel bzw. Katecholaminabbauprodukte gefunden werden, die aber nicht eindeutig konklusiv sind, sollten die Katecholaminbestimmungen nach Clonidinvorbehandlung durchgeführt werden.

An dieser Stelle sei noch an eine andere Stoffwechselerkrankung erinnert, die psychopathologisch mit erheblichen Angstzuständen bzw. Panikattacken einhergehen kann, die *akute intermittierende Porphyrie*. Hierbei handelt es sich um eine autosomal-dominant vererbte Störung der Hämsynthese mit Aktivitätsminderung der Uroporphyrinogen-l-Synthetase mit konsekutiver Aktivitätszunahme der δ-Amino-Lävulinatsynthetase. Von dieser Erkrankung sind mehr Frauen als Männer betroffen. Zum klinischen Erscheinungsbild gehören äußerst schmerzhafte Bauchkoliken (dies als wichtigstes differentialdiagnostisches Kriterium zu Panikattacken!), Erbrechen, Durchfälle, Meteorismus, Kopfschmerzen, gelegentlich Blutdruckerhöhungen und Angstattacken. Manifestationsbegünstigend wirken alle Formen von Streß (Operation, Infekte etc.), porphyrinogene Stoffe (Alkohol, Schwermetalle, Sexualhormone, Barbiturate, Sulfonamide etc.).

4.4 Hyper- und Hypokalziämiesyndrome

4.4.1 Hyperkalziämie

Neunzig Prozent aller symptomatischen (s. u.) Patienten mit Hyperkalziämie haben entweder einen Hyperparathyreoidismus (HPT) – häufigste Ursache der Hyperkalziämie – oder ein Malignom (Mamma, Lunge, Niere, Myelom, Lymphom, Leukämie). In den verbleibenden 10 % der Fälle muß an eine Sarkoidose, Vitamin-D-Intoxikation, das Milch-Alkali-Syndrom, eine Nebenniereninsuffizienz, eine Hyperthyreose oder eine Erhöhung des Knochenabbaus durch Immobilisation gedacht werden.

Beim primären Hyperparathyreoidismus handelt es sich um eine generalisierte Störung von Kalziumphosphat- und Knochenmetabolismus infolge einer vermehrten Sekretion von Parathormon, welches zu Hyperkalziämie und Hypophosphatämie führt. Die Inzidenz des primären Hyperparathyreoidismus wird mit einem Fall pro Tausend pro Jahr bei Männern im Alter über 60 Jahre und bei zwei pro Tausend bei Frauen über 60 Jahre angegeben. Psychische Störungen bei Hyperparathyreoidismus sind häufig und kommen wohl eher durch direkte Einwirkung des Kalziums auf das ZNS und nicht durch Wirkung des Parathormons selbst zustande. Zu diesen psychischen Störungen gehören vor allem Müdigkeit, depressive Verstimmungen, Lethargie, Irritabilität. An dieser Stelle sei ausdrücklich darauf hingewiesen, daß in 10 % der Fälle von Lithium-behandelten affektiv erkrankten Patienten es zu einer Hyperkalziämie kommt. Parathormon ist bei diesen Patienten häufiger erhöht, und bei einigen wenigen dieser Patienten wurden Nebenschilddrüsenadenome gefunden. Die Höhe der Hyperkalziämie korreliert nicht mit den Plasma-Lithiumspiegeln. Die Häufigkeit aber, mit der Hyperkalziämie bei Lithiumtherapie gesehen wird, läßt darauf schließen, daß hier eine kausale Beziehung besteht. Es wird davon ausgegangen, daß in den meisten Fällen nicht ein Adenom vorliegt, sondern eine generalisierte Überfunktion der Nebenschilddrüsenkörperchen. Patienten, die unter Lithiumprophylaxetherapie eine Hyperkalziämie entwickeln, sollten aber erst dann von Lithium abgesetzt werden, wenn die Plasmakalziumspiegel bei wiederholter Messung ansteigen, eine progressive Entmineralisierung der Knochen festgestellt werden kann oder sich Nierensteine entwickeln. Beim größten Teil aller Patienten kommt es nach Absetzen von Lithium zur Normokalziämie, und nur bei solchen, bei denen dies nicht zutrifft, sollte eine chirurgische Intervention erwogen werden.

4.4.2 Hypokalziämie

Chronische Hypokalziämie ist deutlich seltener als Hyperkalziämie und als Ursachen kommen chronische Niereninsuffizienz; angeborener oder erworbener Hypoparathyreoidismus sowie Vitamin-D-Mangel und Hypomagnesiämie in Frage. Psychopathologisch imponieren ähnliche Symptome wie bei Hyperkalziämie, wobei Ängste und Irritabilität hier etwas häufiger sind.

4.5 Hyperprolaktinämie

Aus folgenden Ursachen kann es zu einer Hyperprolaktinämie kommen: 1. Autonome Produktion (hypophysäres Adenom), 2. Dopaminrezeptor-Blockade (Antipsychotika!), 3. andere Substanzen oder Zustände (Östrogene, Hypothyreoidismus, „Streß", Schlaf, Schwangerschaft) und 4. verminderte renale Prolaktinclearance (Nierenversagen). Fünfundzwanzig bis 45 % aller Patienten mit Akromegalie (s. u.) sowie manche Patienten mit Nelson Syndrom (hypophysäre Tumoren nach Adrenalektomie wegen eines Cushing-Syndroms) haben erhöhte Serumprolaktinspiegel. Außerdem kommt es bei 20–50 % aller Patienten mit hypothalamischen Tumoren zu einer Hyperprolaktinämie.
　　Prolaktinome sind die häufigsten funktionellen Hypophysenadenome (60 % aller primären hypophysären Tumoren) und neben Medikamenten die häufigste Ursache von Hyperprolaktinämie. Mikroprolaktinome (< 1 cm im Durchmesser intrasellär) sind sehr viel häufiger als Makroprolaktinome (> 1 cm im Durchmesser) und 90 % aller Patienten mit Mikroprolaktinomen sind Frauen, während 60 % aller Patienten mit Makroprolaktinomen Männer sind. Prolaktinhypersekretion ist die häufigste endokrine Störung des Hypothalamus-Hypophysen-Systems und Prolaktin ist das Hormon, das am häufigsten bei hypophysären Adenomen übersezerniert wird (Wachstumshormonhypersekretion bei 20 % und ACTH-Übersekretion bei 10 %). Plasmaprolaktin sollte routinemäßig bei Patienten mit Galaktorrhoe, Verdacht auf Hypothalamus-Hypophysen-Dysfunktion, gonadaler Dysfunktion einschließlich Amenorrhoe, Infertilität, verminderter Libido oder Impotenz sowie selbstverständlich bei Sellavergrößerung gemessen werden. Es gibt eher anekdotische Berichte darüber, daß bei Prolaktinämie gehäuft Angstzustände bzw. depressive Verstimmungen auftreten sollen, die nach erfolgreicher Behandlung erhöhter Prolaktinspiegel rückläufig sein sollen. Insgesamt liegen hier aber noch keine gut kontrollierten Studien vor. Aus Tierexperimenten weiß man jedoch, daß Prolaktin eine psychotrope Wirkung hat.

4.6 Wachstumshormonexzeß (Akromegalie)

Wachstumshormon- („growth hormone", GH) sezernierende hypophysäre Adenome sind die zweithäufigsten nach Prolaktinomen. Die Prävalenz der Akromegalie beträgt 40 Fälle pro einer Million, und die Inzidenz 3 Fälle pro Million/Jahr. Typische klinische Symptome sind Vergrößerung der Akren und Vergröberung der Gesichtszüge, Hepatospleno- und Kardiomegalie sowie Hypertension, Struma, diabetische Stoffwechsellage, Hyperhydrosis und Hypertrichosis. Neben der erhöhten basalen Wachstumshormonkonzentration im Plasma finden sich bei 80 % der Patienten mit Akromegalie eine Insulinresistenz und eine abnorme Glukosetoleranz. Hyperkalzurie ist häufig, vermutlich aufgrund erhöhter Spiegel von zirkulierendem 1,25-Dihydroxy-Vitamin D, und Nierensteine finden sich in ungefähr einem Fünftel aller Patienten. Eine gelegentlich auftretende Hyperkalzämie ist vermutlich nicht durch die Akromegalie selbst bedingt, sondern durch einen primären Hyperparathyreoidismus als ein Symptom des Multiplen

Endokrinen Neoplasie I (MEN 1)-Syndroms. Wachstumshormon vergrößert die renale tubuläre Reabsorption von Phosphat durch einen bisher ungeklärten Mechanismus, so daß es zu einer Erhöhung der Serumphosphatspiegel in ungefähr der Hälfte aller Patienten kommt. Hyperprolaktinämie wird bei ebenfalls der Hälfte aller Patienten gesehen und ist vermutlich Ursache der assoziierten Galaktorrhoe, Amenorrhoe und verminderten Libido. Patienten mit Akromegalie haben eine verkürzte Lebenserwartung mit einer erhöhten Mortalität aus kardiovaskulären, zerebrovaskulären und pulmonalen Ursachen.

Bei klinischem Verdacht eignet sich als erste Screeninguntersuchung die Bestimmung von GH 60–120 min nach der Gabe von 100 mg Glukose (diese Maßnahme unterdrückt beim Gesunden die pulsatile Sekretion).

Unspezifische psychische Beschwerden sind häufig: In ungefähr 87 % der Fälle klagen die Patienten über ausgeprägte Lethargie, Apathie, Müdigkeit und Hypersomnie. Auch depressive Verstimmungen sind nicht selten, die noch nach erfolgreicher Therapie der Akromegalie persistieren können und spätestens dann spezifisch mit Antidepressiva behandelt werden müssen.

4.7 Stoffwechsel

4.7.1 Diabetes mellitus

Der Diabetes mellitus ist die häufigste endokrinologische Störung; ca. 1–3 % der Bevölkerung ist daran erkrankt. Nach Empfehlung der „Diabetes Data Group" (1979) wird ein sog. Typ I-Diabetes (Insulin-abhängig) von einem Typ II-Diabetes (Insulin-unabhängig) unterschieden. Zirka 10–20 % aller Diabetes-Patienten haben einen Typ 1-Diabetes, der sich häufiger in der Jugend manifestiert, mit einem gehäuften Vorkommen von bestimmten HLA-Antigenen auf Chromosom 6 (z. B. HDL-DR3 und HLA-DR4 – ist bei verschiedenen Rassen unterschiedlich) assoziiert ist und bei dem Autoantikörper gegen Inselzellen und Antikörper gegen Insulin (auch schon vor Behandlung mit Insulin) gefunden werden.

Der Typ II-Diabetes beginnt im mittleren bis späten Erwachsenenalter (kann aber auch in der Jugend beginnen!), führt selten zur Ketoazidose, und es finden sich keine Autoantikörper gegen Inselzellen und auch keine HLA-Marker. Der Typ II-Diabetes wird in zwei verschiedene Unterformen gegliedert: 1. *Mit* Übergewicht; dazu gehören 85 % aller Typ II-Diabetiker, und 2. *ohne* Übergewicht (15 % der Typ II-Diabetiker). Auch beim Typ II-Diabetes wird eine genetische Veranlagung (autosomal-dominant?) vermutet. Während beim Typ I-Diabetes die endogene Insulinproduktion wegen Destruktion der Langerhans-Inseln niedrig bis erloschen ist, liegt beim Typ II eine Unempfindlichkeit des Insulinrezeptors und seiner nachgeschalteten Mechanismen (postsynaptisch) gegenüber dem Liganden vor; häufig findet sich bei diesen Patienten auch eine Hyperplasie der pankreatischen B-Zellen, welche vermutlich die Ursache der überschießenden Insulinantworten bei entsprechenden Stimulationstests (Glukose, Glukagon, Tolbutamid, Aminosäuren) ist.

Typische klinische Symptome bei Diabetes mellitus sind Polyurie, Polydipsie, Kraftlosigkeit, Müdigkeit, Heißhunger mit vermehrter Kalorienzufuhr bei gleichzeitigem Gewichtsverlust (nur bei Typ I, nie bei Typ II!) sowie Parästhesien und Dysästhe-

sien als Zeichen einer polyneuropathischen Störung, gehäufte Pilzinfektionen der Haut
und Pruritis. Bei älteren, übergewichtigen Frauen, die über eine hartnäckige Pilzinfek-
tion der Vagina mit quälendem Pruritus klagen, immer an Diabetes denken!

Als Screeningverfahren sind die Bestimmung von Glukose im Plasma und Urin
unter Basalbedingungen sowie nach Glukosegabe geeignet. Die Bestimmung von Hä-
moglobin A1-Gehalt im Plasma ist sinnvoll für die Verlaufskontrolle der Diabetes-The-
rapie.

Es gibt Studien, die zeigen konnten, daß die Häufigkeit von Depressionen bei
Patienten mit Diabetes mellitus (sowohl Typ I als auch Typ II) größer ist als in einer
nicht-diabetischen Vergleichspopulation. Umgekehrt findet man bei Patienten mit mittelschwerer bis schwerer Major-Depression gelegentlich eine Glukoseintoleranz, die
nach Remission der affektiven Erkrankung nicht mehr nachweisbar ist, und die vermutlich durch den bei solchen Patienten vorliegenden Hyperkortisolismus bedingt ist.
Patienten, mit Diabetes, bei denen eine Depression vorliegt, sollten konsequent, früh-
zeitig und ausreichend antidepressiv behandelt werden, da ein depressionsbegleitender
Hyperkortisolismus die diabetische Stoffwechsellage verschlechtert. Klinische Erfahrung und experimentelle Studien weisen darauf hin, daß bei Diabetes mellitus mit
schlechter metabolischer Kontrolle die Wirksamkeit von trizyklischen Antidepressiva
abgeschwächt ist. Bei diesen Patienten sollte deshalb auf eine sorgfältige Therapie des
Diabetes besonders geachtet werden.

Zum Schluß sei noch darauf hingewiesen, daß Lithium Insulin-ähnliche Wirkungen
hat und deshalb eine sorgfältige Überwachung der Blutglukose bei Diabetikern, die auf
Lithium eingestellt werden erfolgen muß, damit Hypoglykämien vermieden werden.

4.7.2 Hypoglykämie

Akute Erniedrigung der Blutglukosekonzentration führt zu ausgeprägter Angst, Zitte-
rigkeit, Kaltschweißigkeit, Tachykardie und Palpitationen, ein Syndrom, das an Panikattacken erinnern kann. In der Regel sind Serumglukoseerniedrigung unter 50 mg/dl
notwendig, um solche Symptome hervorzubringen. Der zugrundeliegende Mechanismus wird in einer vermehrten Sekretion von Adrenalin als Antwort auf fallende Blut-
glukosespiegel angesehen. In der weitaus überwiegenden Anzahl von Fällen handelt es
sich bei „spontan" auftretenden hypoglykämischen Zuständen um Patienten mit einem
Insulin-abhängigen Diabetes mellitus, die aus unterschiedlichen Gründen (diätetische
„Fehler", besondere körperliche Aktivität, „Streß", Einnahme von anderen, die Insulin-
wirkung verstärkenden Medikamenten oder die Gegenregulation abschwächenden Substanzen [z. B. Alkohol, Salicylate, β-Blocker]) eine solche Attacke erleiden. Hier macht
die Differentialdiagnose zu Angsterkrankungen keine Schwierigkeit. Sehr viel seltener,
wenn auch in den letzten Jahren zunehmender, handelt es sich bei spontan auftretenden
Hypoglykämien um zugrundeliegende Insulinome, d. h. Insulin-sezernierende Tumoren der Langerhans-Zellen des Pankreas. Im Unterschied zu den Hypoglykämiezustän-
den bei Diabetes mellitus finden sich bei Patienten mit Insulinomen typischerweise
wiederholt Zustände von zentralnervöser Dysfunktion. Dies führt nicht selten dazu, daß
solche Patienten wegen ungeklärten Verwirrtheitszuständen, „Konversionssyndro-
men", „psychogenen" Ohnmachtsanfällen u. ä. primär in psychiatrische Kliniken ein-
gewiesen werden.

4.8 Geschlechtshormone

4.8.1 Menopause

Der Beginn der Menopause wird definiert als die letzte Episode einer Menstruation, die durch die zyklische endogene Sekretion von ovariellen Hormonen induziert wird. Normalerweise beginnt die Menopause im Alter zwischen 45 und 55 Jahren, bei Raucherinnen im Schnitt ca. 5 Jahre früher. Vor dem eigentlichen Beginn der Menopause wird der Menstruationszyklus unregelmäßig, in der Regel werden die Intervalle zwischen den einzelnen Menstruationsblutungen länger. Die Menopause ist eine Konsequenz des erschöpften Vorrats an Primärfollikeln. Die ausbleibende Follikelreifung resultiert in einer verminderten Produktion von Östradiol und Progesteron, welche wiederum eine verminderte negative Feedbackwirkung auf die hypothalamisch-hypophysären Zentren ausübt. Dies führt zu einer Zunahme von Gonadotropinsekretion, wobei die FSH-Sekretion früher und zu einem größeren Ausmaß als die LH-Sekretion ansteigt.

Bei ovulierenden Frauen stammen die zirkulierenden Östrogene aus zwei verschiedenen Quellen: 60 % der Östrogenbildung geschieht während des Menstruationszyklus in Form von Östradiol, welches hauptsächlich in den Ovarien gebildet wird, der Rest – hauptsächlich Östron – wird in extraovariellem Gewebe aus Androstendion gebildet. Nach der Menopause ist die einzige Quelle der Östrogensynthese diese extraglanduläre Östrogenbildung.

Ein typisches und häufiges menopausales Syndrom sind die sog. Hitzewallungen („hot flushes"), Atrophie des urogenitalen Epitheliums und der Haut sowie Involution des Mammagewebes und Osteoporose stellen sich ebenfalls als Folge ein. Die Hitzewallungen treten synchron mit der pulsatilen Freisetzung von LH auf, sind aber nicht durch eine vermehrte Sekretion der Gonadotropine verursacht. Es scheint eher so zu sein, daß sie durch zentrale Mechanismen, die die Freisetzung der Gonadotropin-releasing-Hormone steuern, bedingt sind. Hitzewallungen kommen auch bei Frauen vor, die eine hypophysäre Unterfunktion haben, und bei solchen, die mit LHRH-Analoga behandelt werden, wenn LH-Spiegel vermindert bzw. sehr niedrig sind. Veränderungen der Katecholamine, Prostaglandine, Endorphine oder des Neurotensinmetabolismus in Verbindung mit niedrigen Östrogenspiegeln scheinen eine Rolle bei diesem menopausalen Phänomen der „hot flushes" zu spielen. Weitere Beschwerden in der Menopause sind vermehrte Nervosität, Ängstlichkeit, Irritabilität, Schlafstörungen, sexuelle Beeinträchtigungen und depressive Verstimmungen. Es besteht keine Einigkeit darüber, ob diese psychopathologischen, zuletzt genannten Symptome mit abnehmenden Östrogenspiegeln kausal zusammenhängen, da gefunden wurde, daß solche Frauen, die seit Kindheit ein nicht behandeltes Östrogendefizit haben, keine solche Beschwerden haben, es sei denn, sie werden mit Östrogenen therapiert und diese Behandlung wird unterbrochen. Obwohl der kausale Zusammenhang zwischen Östrogenmangelzuständen und neuropsychiatrischen Beschwerden nicht gesichert ist, so ist doch eine Östrogensubstitutionstherapie häufig in der Lage, diese Symptome bei vielen Patienten positiv zu beeinflussen.

Wie aus dieser – bei weitem nicht vollständigen – Zusammenstellung klar geworden ist, können Endokrinopathien durch psychopathologische, unspezifische Symptome kompliziert werden. Außerdem muß immer daran gedacht werden, daß psychopa-

thologische Beschwerden manifesten endokrinologischen Störungen vorauseilen können. Eine sorgfältige Anamnese und körperliche Untersuchung bei Patienten, die primär mit psychiatrischen Beschwerden einen Nervenarzt aufsuchen und über erstmalig
aufgetretene Symptome klagen, ist also unerläßlich. Auch sollte man Patienten, die
unter erheblichen psychischen Beschwerden im Rahmen einer Endokrinopathie leiden,
begleitend zur Therapie der endokrinen Störung spezifisch mit Psychopharmaka behandeln, da der „Streß" der psychopathologischen Beschwerden selbst sich ungünstig auf
die Endokrinopathie auswirken kann!

Zum Schluß sei noch darauf hingewiesen, daß eine Reihe von „idiopathischen",
psychiatrischen Erkrankungen mit endokrinen Auffälligkeiten einhergehen. So findet
sich bei Patienten mit mittelschwerer bis schwerer Major Depression (MDE; sog.
endogener Depression) häufig ein basaler Hyperkortisolismus mit DST-Nonsuppres-
sion und eine verminderte Stimulierbarkeit von ACTH im CRH-Test, ohne daß diese
Patienten aber die typischen Cushing-Stigmata haben. Subklinische Veränderungen der
Schilddrüsenfunktion (verminderte Stimulierbarkeit von TSH nach TRH-Gabe bei
„normalen" T_3- und T_4-Spiegeln) werden bei Patientien mit MDE ebenfalls beschrieben. Weiterhin ist bekannt, daß depressive Patienten eine verminderte nächtliche
Wachstumshormonsekretion und eine abgeschwächte GH-Antwort nach Clonidin-Sti-
mulation haben. Bei Patienten mit generalisierten Angststörungen oder Panikstörungen,
bei solchen mit Eßstörungen (Anorexie, Bulimie) sowie bei alkoholabhängigen Patienten und solchen mit Alzheimer-Demenz stellen Störungen des Hypothalamus-Hypo-
physen-Nebennierenrindensystems, des Hypothalamus-Hypophysen-Gonadensystems
und der Schilddrüsenfunktion häufige, die psychiatrische Erkrankung begleitende, endokrine Auffälligkeiten dar.

Literatur

American Psychiatric Association (1987) Diagnostic and statistical manual of mental disorders, 3rd
    edn. – revised (DSM-III-R). American Psychiatric Association, Washington, DC
Bravo EL, Gifford KW (1984) Pheochromocytoma: diagnosis, localzation and management. N Engl J
    Med 311:1298–1303
Denko JD, Kaelbling R (1962) The psychiatric aspects of hypoparathyroidism. Acta Psychiatr Scand
    (Suppl 164) 38:1–70
Friedman HH (1979) Problem-oriented medical diagnosis, 2nd edn. Little, Brown, Boston
Greenspan FS (ed.) (1991) Basic and clinical endocrinology, 3rd edn. Appleton & Lange, Englewood
    Cliffs, NJ
Holsboer F, Spengler D, Heuser I (1992) The role of corticotropin-releasing hormone in the pathoge-
    nesis of Cushing's disease, anorexia nervosa, alcoholism, affective disorders and dementia. Prog
    Brain Res 93:385–417
Kandel ER, Schwartz JH, Jessell TM (1991) Principles of neural science, 3rd edn. Elsevier, New York
Kaplan HI, Sadock BJ (eds) (1989) Comprehensive textbook of psychiatry/V,vol. 2, 5th edn. Williams
    & Wilkins, Baltimore
Kaplan HI, Sadock BJ (1991) Synopsis of psychiatry. Behavioral sciences. Clinical psychiatry, 6th edn.
    revised. Williams & Wilkins, Baltimore
Levine R (1974) Hypoglycemia. JAMA 230:462–463
Lishman WA (1978) Endocrine diseases and metabolic disorders. In: Organic psychiatry. The Psycho-
    logical consequences of cerebral disorder. Blackwell Scientific Publications, Oxford, pp 595–672
Lustman PJ, Griffith LS, Clouse RE, Cryer PE (1986) Psychiatric illness in diabetes mellitus: relations-
    hip to symptoms and glucose control. J Nerv Ment Dis 174:736–742
Marcus MD, Wing RR, Guare J, Blair EH, Jawad A (1992) Lifetime prevalence of major depression
    and its effect on treatment outcome in obese type II diabetic patients. Diabetes Care 15:253–255

Popkin MK, Callies Al, Lentz RD, Colon EA, Sutherland DE (1988) Prevalence of major depression, simple phobia and other psychiatric disorders in patients with longstanding type I diabetes mellitus. Arch Gen Psychiatry 45:64–68
Reilly EL, Wilson WP (1965) Mental symptoms in hyperparathyroidism. Dis Nerv Syst 26:361–363
Wing RR, Marcus MD, Blair EH, Epstein LH, Burton LR (1990) Depressive symptomatology in obese adults with type II diabetes. Diabetes Care 13:170–172
Winokur G, Clayton P (1986) The medical basis of psychiatry. Saunders, Philadelphia

5 Epileptische Wesensänderung

J. KLOSTERKÖTTER

In den letzten Jahrzehnten haben sich die meisten der früher gehaltenen Ansichten über die „epileptische Wesensänderung" als unzutreffend herausgestellt. An die Stelle der früheren Trennungsversuche muß heute die Annahme einer kontinuierlichen Übergangsreihe zwischen den enechetischen und den pseudopsychopathischen Veränderungsformen treten. Auch die traditionelle Perspektive, daß die epileptische Wesensänderung immer bereits in einer viskös temperierten und athletisch konfigurierten, iktaffinen Persönlichkeit vorgezeichnet sei, ist nicht zu halten. Heute muß man eher von einer genetisch bedingten Vulnerabilität bestimmter Hirnareale als von einer primärpersönlichen Konstitution ausgehen. Entgegen früheren Vermutungen kann der Anteil an organischen Persönlichkeitsveränderungen deutlich unter 20 % und der an Demenzen unter 3 % gehalten werden. Besonderen Anteil hatten daran die Verbesserung der Anfallskontrolle und der Antikonvulsivakontrolle.

5.1 Einleitung

Sich einmal den heutigen Kenntnisstand zu den psychopathologischen Dauerveränderungen bei Anfallskranken in Erinnerung zu bringen, ist sicher wichtig genug. Denn das Stichwort „epileptische Wesensänderung" ruft wohl noch bei allen auf dem Boden der deutschen neuropsychiatrischen Tradition fußenden Medizinerinnen und Medizinern unwillkürlich die Vorstellung von einem schicksalhaft unausweichlichen psychischen Verfall hervor. In der Tat ging man mindestens bis in die 40er Jahre dieses jetzt auslaufenden Jahrhunderts hinein auch mehr oder weniger selbstverständlich davon aus, daß eine organische Persönlichkeitsveränderung regelmäßig (Bumke 1942) und eine Demenz immerhin auch noch in mehr als 3/4 aller Epilepsiefälle (Stauder 1938) zu erwarten sei. Dabei wurden diese Dauerveränderungen nicht etwa als unspezifische psychopathologische Manifestationsweisen eingestuft, die auch jede andere hirneigene oder hirnbeteiligende Erkrankung hervorrufen kann. Vielmehr schien der sog. enechetische Typus organischer Persönlichkeitsveränderung ein so spezifisches Merkmal der Anfallskranken zu sein, daß von ihm die Suche nach den konstitutionsbiologischen Grundlagen der „genuinen" Epilepsie ihren Ausgang nahm. Folgerichtig entstand so die Vorstellung von einer iktaffinen (Mauz 1927), viskös temperierten und athetisch konfigurierten (Janz 1940) Primärpersönlichkeit, in der die enechetische Veränderung schon vorgezeichnet ist und die auch die – je nach Anfallsfrequenz, -schwere und -dichte sich früher oder später einstellende – Demenz dann noch epilepsietypisch aussehen läßt. Diese traditionelle Perspektive dürfte auch heute noch unterschwellig manchen ungünstigen Einfluß auf die Selbst- und Fremdeinschätzung der Anfallskran-

Tropon-Symposium, Bd. VIII
Organische Psychosyndrome
Hrsg. R. Schüttler
© Springer-Verlag Berlin Heidelberg 1993

ken und das therapeutische Engagement ihrer Ärzte nehmen. Daher tut man wohl gut daran, sich einmal vor Augen zu führen, was an ihr eigentlich noch haltbar ist und was nicht.

5.2 Psychopathologische Spezifität?

Aus dieser traditionellen Sicht sollte die epileptische Persönlichkeitsveränderung zunächst einmal spezifisch für die Anfallskrankheit sein. Ihre kennzeichnenden Merkmale wurden bereits von Emil Kraepelin (1913) in einer Verlangsamung, Schwerfälligkeit und Umständlichkeit der Denk-, Sprach- und Handlungsabläufe gesucht und auf ein übermäßig langes Haften am Detail mit Perseverationstendenzen und konsekutiver Umstellungserschwernis zurückgeführt (s. Tabelle 1). Hinzu kamen nach dieser traditionellen Deskription (Kraepelin 1919; Schorsch 1969) Anzeichen der kindlich-naiven Zutraulichkeit und Lenkbarkeit, aber auch Förmlichkeit, Pedanterie und Aufdringlichkeit im Kontakt.

Tabelle 1. Organische Persönlichkeitsveränderung vom enechetisch-hyperstabil-hypersozialen Typ

Psychopathologische Deskription

* enechetisch:
  Verlangsamung, zähflüssiger Sprach- u. Gedankengang
  Haften am Detail u. Perseverationstendenz
  Umstellungserschwernis, Rigidität u. Umständlichkeit

* hyperstabil:
  Ordentlichkeit u. Pedanterie
  Eigensinn u. Aufdringlichkeit
  Neigung zu Vertraulichkeit, Distanzlosigkeit

* hypersozial:
  Autoritätsgefühl u. Unterwürfigkeit
  Treuherzigkeit u. Lenkbarkeit

Beinahe ebenso lange datiert die Anwendung testpsychologischer Untersuchungsverfahren auf die Persönlichkeit der Anfallskranken zurück (Bovet 1936), unter denen der projektive Rohrschach-Versuch noch bis in die 70er Jahre hinein eine Vorrangstellung besaß. Dabei ist mit dem sog. „Rohrschach-Epilepsie-Einheitssyndrom" (Zöllner u. Mattli 1980) ein Deutungsmuster gemeint, das in dem koartierten oder koartativen Erlebnistyp dem hypersozialen und in den Perseverationszeichen dem enechetischen Moment der psychopathologischen Deskription entspricht. Deutungsfreie test- und experimentalpsychologische Absicherungsversuche blieben demgegenüber selten. Wenn sie dann aber einmal auf Epileptiker mit unterschiedlicher Anfallsform angewandt wurden, wie beispielsweise bei uns in Deutschland von Remschmidt (1970) als einem der ersten, dann kamen dabei durchaus auch zur psychopathologischen Beschreibung passende Unterschiede gegenüber internistisch erkrankten und gesunden Vergleichspersonen heraus. Denn danach schien die charakteristische Beeinträchtigung der Anfallskranken in einer Neigung zu stereotypen Reaktionen, einer Herabsetzung der Aufmerksamkeitsspannung und der allgemein motorischen und verbalen Flüssigkeit sowie schließlich noch einer Behinderung von visuomotorischer Koordination und Zielmotorik zu bestehen (s. Tabelle 2).

Tabelle 2. Organische Persönlichkeitsveränderung vom enechetisch – hyperstabil – hypersozialen Typ

---

Testpsychologische Analyse

* Rorschach-Test:
  sog. Rorschach-Epilepsie-Syndrom mit unterschiedlichen Perseverationsformen, koartiertem Erlebnistyp u. a.

* kombinierte Testbatterie (d2-Aufmerksamkeitsbelastungstest, Tappingversuch, Perseverationstest u. a.):
  Stereotypietendenz; Herabsetzung von Aufmerksamkeitsspannung, allgemein motorischer u. verbaler Flüssigkeit; Behinderung von visuomotorischer Koordination und Zielmotorik

---

Nun traf aber das Konzept der epilepsiespezifischen Persönlichkeitsveränderung schon von vornherein auf die Schwierigkeit, daß die enechetische Form nicht die einzige im Verlauf hirnorganischer Anfallsleiden gefundene Abwandlung war. Vielmehr kannte schon Griesinger (1868/69) noch eine zweite dauerhafte Veränderungsform, die gerade umgekehrt durch Reizbarkeit, Explosibilität, Getriebenheit, unvermittelte Stimmungsschwankungen, Neigung zu Leichtsinn und Haltlosigkeit gekennzeichnet ist. Hier fehlen die Züge der übermäßig-unbeholfenen Anpassung an die jeweilige gesellschaftliche Konvention, so daß Huber (1973) diesen Typ im Kontrast zu der geläufigen enechetisch-hyperstabil-hypersozialen Persönlichkeitsveränderung als pseudopsychopathisch-hyperlabil-dissozial bezeichnet hat. Auch er kann mit einer Zuspitzung oder Abschwächung differenzierterer Charakterzüge verbunden sein und erfüllt dann die Definition einer Wesensänderung. Wir verwenden ja, das sei hier kurz mit angemerkt, diesen Terminus in Klinik und Praxis oft viel zu schnell, nämlich auch dann schon, wenn nur dynamische Persönlichkeitsanteile betroffen sind, während die individuelle Wertwelt, also das, was das „Wesen" genau genommen ausmacht, eigentlich noch gar keine Veränderung erkennen läßt (Tabelle 3).

Tabelle 3. Organische Persönlichkeitsveränderung vom pseudopsychopathisch-hyperlabil-dissozialen Typ

---

1. Psychopathologische Deskription

* pseudopsychopathisch:
  Reizbarkeit, Explosibilität

* hyperlabil:
  Getriebenheit, Stimmungsschwankungen

* dissozial:
  Neigung zu Leichtsinn und Haltlosigkeit

2. Testpsychologische Analyse

* Rosenzweigtest, Rorschachtest:
  extratensiver, explosiv-unbeherrschter Erlebnistyp

Nun hätte sich die alte Spezifitätsbehauptung vielleicht noch durch eine Aufteilung der beiden Persönlichkeitsveränderungstypen auf klinisch differente Epilepsieformen retten lassen. Denn der enechetisch-hyperstabil-hypersoziale Typ, kurz das Haftsyndrom, galt ja in der Tradition eben als Korrelat der „genuinen" oder „zentrenzephalen" Epilepsie. In der Folge fand jedoch eine zunehmende Anzahl von Untersuchern (Gastaut et al. 1955; Meyer-Mickeleit 1953; Selbach et al. 1965) genau die gleichen Veränderungsmerkmale auch bei psychomotorischer Anfallsform mit oder ohne elektroenzephalographische Herdbefunde und faßbare Temporallappenläsionen. Als daher Janz (1953) in den 60er Jahren die Beziehungen zum Schlaf-Wach-Rhythmus mit in die Analyse der unterschiedlichen Anfallsformen einbezog, kam das Haftsyndrom auf die Seite der „temporalen Schlafepilepsie" zu stehen, während man mit der „zentrenzephalen" und „Aufwachepilepsie" jetzt mehr den pseudopsychopathischen Typus verband. Doch hielten auch diese Korrelationen weiterer Überprüfung nicht stand, weil eine Reihe anderer Untersucher – wie etwa Landolt (1960) und nach ihm U. H. Peters (1969) – wiederum umgekehrt gerade bei den Temporallappenepilepsien gehäuft ein „pseudopsychopathisches Affektsyndron" fand.

Die Gründe für solche Unstimmigkeiten sind sicher zum guten Teil in den unterschiedlichen Selektionskriterien für die einzelnen Patientenkollektive, in der Uneinheitlichkeit der jeweils verwandten psychopathologischen und testpsychologischen Untersuchungsverfahren sowie in der oft mangelhaften korrelationsstatistischen Absicherung zu sehen. Darüber hinaus fehlen aber auch Studien, die den sychronen Querschnittsbefund durch diachrone Langzeitbetrachtungen ergänzen. Gerade dieser Punkt dürfte zur Erklärung der in so hohem Maße divergenten Korrelationsbefunde von besonderer Bedeutung sein. Denn schon frühe Untersucher wie Delbrück (1928) oder Knapp (1943) wußten darum, daß die enechetische Persönlichkeitsveränderung selber im Verlauf oft einen polaren Wechsel zwischen Haften und Reizbarkeit, Gebunden- und Getriebenheit, Hypersozialität und Explosibilität zeigt. Also würde man durchaus bei ein und demselben Epilepsiekranken mit ein und derselben Anfallsform zu einem Untersuchungszeitpunkt mehr enechetische und zu einem anderen dann mehr pseudopsychopathische Merkmale feststellen und bei einer ausschließlich synchronen Betrachtungsweise dann zu einer genau gegensätzlichen Charakterisierung der Persönlichkeitsveränderungen gelangen können. Hierauf hat, sehr zu recht, Hunger (1983, 1992) kürzlich noch einmal aufmerksam gemacht. Er fand nämlich in seiner eigenen Studie an 140 Anfallspatienten aus dem Jahre 1983, einer der ganz wenigen neueren deutschen Untersuchungen zur „epileptischen Wesensänderung", weder den einen noch den anderen Veränderungstyp in Reinform, sondern vielmehr ein enechetisch-pseudopsychopathisches Mischsyndrom. In der Tat muß an die Stelle der früheren Trennungsversuche inzwischen wohl die Annahme einer kontinuierlichen Übergangsreihe zwischen den enechetischen und pseudopsychopathischen Veränderungsformen treten, so wie man heute ja auch der traditionellen Unterteilung in genuine und symptomatische Epilepsien nur noch durch eine polare Konzeption mit den Extremen der vornehmlich genetisch bedingten oder überwiegend erworbenen Krampbereitschaft gerecht werden kann. Für die alte Spezifitätsbehauptung heißt das nichts anderes, als daß sie schlicht und einfach aufzugeben ist. Denn die Persönlichkeitsauffälligkeiten der Anfallskranken entsprechen dann doch genau der in Tabelle 4 angegebenen mittelschweren Ausprägungsform der chronisch-irreversiblen körperlich begründbaren Psychosyndrome, mit der man fakultativ auch bei jeder anderen Hirnerkrankung rechnen muß. Ihr unspezifischer Merkmalskomplex deckt mit den drei Vorzugstypen von apathisch bis enthemmt unschwer alle nur denkbaren enechetisch-pseudopsychopathischen Kombinations- und Übergangsmöglichkeiten ab (s. Tabelle 4).

Tabelle 4. Chronische (irreversible) körperlich begründbare Psychosyndrome

Pseudoneurasthenisches Syndrom	Prägnanztypen „reizbare Schwäche": Veränderungen der affektiven Reaktivität (u. a. gesteigerte Erregbarkeit) und „Asthenie" (u. a. Konzentrationsschwäche, abnorme Ermüdbarkeit)
Organische Persönlichkeitsveränderung	Zuspitzung Abschwächung differenzierter Züge Veränderung von Grundstimmung und Antrieb, Verlangsamung, Haften Typen: apathisch – antriebsarm – langsam – schwerfällig euphorisch – umständlich – aufdringlich – treuherzig – hypersozial reizbar – explosibel – enthemmt
Demenz	Gedächtnisstörung (besonders Merkfähigkeit und Frischgedächtnis) Intellektueller Abbau (Kritik, Begriffsbildung, Logik, Kombinationsfähigkeit, Auffassung)

System der körperlich begründbaren Psychosen (mod. nach G. Huber 1987)

Diese unspezifische organische Persönlichkeitsveränderung kennt man im übrigen auch in der angloamerikanischen Psychiatrie. Sie hat im wesentlichen genauso, wie sie in Tabelle 4 im Anschluß an K. Schneider (1992) skizziert worden ist, Eingang gefunden in das heute weltweit am meisten benutzte Diagnosesystem, das DSM-III-R (American Psychiatric Association 1987). Gleichwohl sind die englischsprachigen Untersucher bei der Erkundung der Persönlichkeitsauffälligkeiten von Anfallskranken doch andere Wege gegangen. Sie interessierten sich vornherein nüchtern-empirisch für die „interictal behavioural alterations", ohne sich dabei von irgendeinem umfassenderen Persönlichkeitskonstrukt leiten zu lassen (Trimble 1988). Als maßgebliches Untersuchungsinstrument dominierte dabei über lange Jahre das „Minnesota Multiphasic Personality Inventory" (MMPI), das jedoch in seiner Brauchbarkeit immer stärker angezweifelt und dann am Ende der 70er Jahre durch die in Tabelle 5 genannte, von Bear u. Fedio (1977) entwickelte, insgesamt 18 Verhaltensvariablen umfassende Bewertungsskala abgelöst wurde. Sie ist speziell auf die sog. Temporallappenepilepsie zugeschnitten, und zwar unter der für die gesamte einschlägige angloamerikanische Literatur bezeichnenden Vorstellung, daß man, wenn überhaupt, noch am ehesten bei partiell-komplexen Anfällen und temporalen Herdbefunden spezifische Persönlichkeitsstörungen erfassen könnte. Tabelle 5 zeigt die Verhaltensauffälligkeiten, durch die sich solche Patienten – teilweise noch weiter differenziert in solche mit mediobasalen oder linksseitigen EEG-Foci – nach den 4 wichtigsten, meist zitierten Studien (Bear u. Fedio 1977; Nielsen u. Kristensen 1981; Bear et al. 1982; Rodin u. Schmaltz 1984) von den mit angeführten Vergleichsgruppen unterscheiden sollen. Interessanterweise kommt mit den kursiv hervorgehobenen Merkmalen doch aufs Ganze gesehen wieder eine sehr ähnliche Kombination wie das eben als Resultat der deutschen Studien festgehaltene unspezifische enechetisch-pseudopsychopathische Mischsyndron heraus (s. Tabelle 5).

Tabelle 5. Untersuchungen des Persönlichkeitsprofils von Temporallappen-Epileptikern mit der Bear-Fedio-Skala

Studien	Vergleichsgruppen	Ergebnisse
Bear u. Fedio (1977)	Patienten mit neuromuskulären Erkrankungen, gesunde Kontrollen	Differentes Profil mit *humorloser Nüchternheit, Abhängigkeit, Zwanghaftigkeit*, überwertigen Ideen religiösen oder philosophischen Inhalts
Nielsen u. Kristensen (1981)	Mediobasala vs. laterale, links- vs. rechtsseitige sphenoidale EEG-Foci	Höhere Werte für Hypergraphie, gehobene Stimmung, Schuldgefühle und paranoide Tendenzen bei mediobasalem Herd, für *Aggressivität* und *emotionale Labilität* bei linksseitigem Herd
Bear et al. (1982)	Patienten mit nicht temporaler Epilepsie, Schizophrenie, affektiven Psychosen, aggressiven Persönlichkeitsstörungen	*Viskosität, Umständlichkeit*, religiöse und philosophische Voreingenommenheit, *Humorlosigkeit*, paranoide Tendenzen, *Moralismus*; gegenüber Schizophrenie nur erhöhte *Viskosität* und Hypergraphie
Rodin u. Schmaltz (1984)	Patienten mit generalisierten Anfällen, Schmerzpatienten, psychiatrische Patienten, gesunde Kontrollen	Ärger, Humorlosigkeit, *Aggression, Hyperemotionalität, Emotionalität*, paranoide Tendenzen; beständiges *Hyperemotionalitäts-Dysphorie-Cluster*

5.3 Konstitutionsbiologische Begründung?

Nach der traditionellen Perspektive sollte sodann die epileptische Wesensänderung immer schon in einer viskös temperierten und athletisch konfigurierten, iktaffinen Primärpersönlichkeit vorgezeichnet sein. Wenn es sie aber, wie gerade gezeigt, in dem Sinne der alten Spezifitätsbehauptung gar nicht gibt, dann macht es auch keinen Sinn mehr, von einer ebenso spezifisch gedachten Persönlichkeitsdisposition als konstitutionsbiologischer Begründung auszugehen. Entsprechend nimmt man auch in der neueren Literatur gar keinen Bezug mehr auf die alten Beobachtungen von enechetischen Merkmalen zusammen mit Krampfpotentialen im EEG mitunter schon vor der iktalen Erstmanifestation (Skalweit 1951) oder auch bei anfallsfreien Blutsverwandten der jeweiligen Epileptiker (Huber u. Penin 1972). Selbst wenn sie weiter mitberücksichtigt würden, so wäre doch darin heute eher ein Hinweis auf eine genetisch bedingte Vulnerabilität bestimmter Hirnareale als auf eine primärpersönliche Konsitution zu sehen. Deuten primäre „Temporalisierungen" auf chronisch neuronale Reizzustände im limbischen System hin, wird man den psychopathologischen Dauerveränderungen den Stellenwert eines „hirnlokalen" Psychosyndroms zuschreiben dürfen. Dies stimmt dann gut mit der klinischen Erfahrung überein, daß auch die orgnaische Persönlichkeitsveränderung gelegentlich – genauso wie vor allem die aktuten oder chronischen schizophrenieähnlichen Epilepsiepsychosen (Klosterkötter 1984, 1992; Klosterkötter u. Penin 1989)

– einen Alternativzusammenhang zum iktalen Geschehen aufweist, nämlich bei medikamentöser Anfallsunterdrückung verstärkt werden kann. Denn es sind offenbar Irritationen der limbischen Neuronensysteme, die man für diese zweite, alternative psychopathologische Propagationsweise des hypostasierten epileptischen Grundprozesses verantwortlich machen muß (s. Tabelle 6). Sehr viel häufiger nimmt jedoch das Ausmaß der Persönlichkeitsveränderung umgekehrt mit der Frequenz, Dichte und Schwere der Anfälle zu. Diese, in den meisten Studien bestätigte Korrelation spricht für iktogene Hypoxidoseschäden als den sicher wichtigsten pathogenetischen Bedingungsfaktor, der ja zumindest partiell auch für die „sekundäre Temporalisierung" ursprünglich generalisierter Anfallsleiden verantwortlich zu machen ist. Vor allem bei der Entstehung des Haftsyndroms wirken solche sekundären Hirnschädigungen mit (Hunger 1983, 1992), während pseudopsychopathische Merkmale teilweise auch mit den psychosozialen Folgen der enechetischen Behinderung in Verbindung stehen können (Huber 1977). Schließlich bleibt unbedingt noch die mögliche pathogenetische Mitwirkung von Medikamenteneffekten zu beachten. Denn eine ganze Reihe gut eingeführter antikonvulsiver Standardpräparate können entweder direkt (Diehl 1980; Dodrill 1975) oder auf dem Umweg induzierter Veränderungen etwa im Folsäuremetabolismus (Reynolds 1973) auch dann eine psychotogene Wirkung entfalten, wenn keine Intoxikationszeichen erkennbar sind. Daher verlangen Störungen von Antrieb, Stimmung und Affekt unter einer Phenytoin-, Ethosucimid-, Phenobarbital- oder Primidon-Medikation immer die kritische Überprüfung der Frage, ob sich hinter der scheinbaren Persönlichkeitsveränderung nicht vielmehr ein prolongiertes, medikamentös bedingtes organisch-affektives Syndrom („Durchgangssyndrom") oder eine der anderen, aus Tabelle 6 zu ersehenden, meist intoxikationsbedingten Epilepsiepsychosen ohne Anfallsbindung verbirgt (Klosterkötter u. Breuer 1992).

Tabelle 6. Klassifikation der Epilepsiepsychosen

1. Epilepsiepsychosen ohne Bewußtseinsstörung

   episodisch
   • aspontan-affektive Verstimmungszustände
   • endoforme Psychosen:
     – endoform depressiv
     – maniform
     – schizophrenieähnlich

   chronische schizophrenieähnliche Psychosen

2. Epilepsiepsychosen mit Bewußtseinsstörung

   anfallsgebundene Dämmerzustände
   • Petit-mal-Status (Stupor)
   • Status psychomotoricus
   • Aura continua
   • postparoxysmale Dämmerzustände

   ohne Bindung an Anfälle
   • Dämmer- und Verwirrtheitszustände
   • produktiv-delirante Psychosyndrome

5.4 Obligate Manifestation?

Die Spezifitätsbehauptung und die Vorstellung einer konstitutionsbiologischen Begründung können also heute als widerlegt betrachtet werden. Wie steht es aber mit dem dritten Aspekt der traditionellen Perspektive, der Annahme einer regelmäßigen Entwicklung von Persönlichkeitsveränderungen, die für die Zukunftserwartungen der betroffenen Anfallskranken natürlich am allerwichtigsten ist. Zwar fehlen nach wie vor repräsentative epidemiologische Studien, aus denen man methodisch zuverlässige Angaben zur Inzidenz und Prävalenz psychischer Störungen bei Epilepsie entnehmen könnte (Trimble 1988). Aber schon 1972 hatten Huber u. Penin in ihrer umfassenden Bestandsaufnahme aller bis dahin durchgeführten Untersuchungen die traditionelle Häufigkeitsannahme für die organische Persönlichkeitsveränderung von 100 % doch immerhin schon auf die Hälfte herunterkorrigieren können. Dies entsprach vor allem den Ergebnissen, die Gudmundsson (1966) damals in einer groß angelegten Feldstudie an der isländischen Bevölkerung bei Anfallskranken vornehmlich mit Temporallappenepilepsie fand, nämlich zu 8 % psychotische, zu 25 % neurotische Symptome und bei 52 % eben auffällige Persönlichkeitsmerkmale. 11 Jahre später unterschied Hunger (1983) in seiner eben schon erwähnten neueren deutschen Untersuchung an neurologisch-poliklinischen Anfallskranken zwischen Abwandlungen einzelner Verhaltensweisen, die lediglich von den Betroffenen selber oder ihren Familien registrierbar waren, und solchen, die den jeweiligen Patienten psychisch grob auffällig erscheinen ließen. Nur die letzteren entsprachen offenbar voll einer organischen Persönlichkeitsveränderung und für sie ergab sich jetzt eine Häufigkeitsrate von lediglich noch 21 % in Übereinstimmung mit einigen ähnlich niedrigen Angaben schon in der älteren Literatur von nur 25 % (Ketz 1968) oder sogar nur 6 % (Krohn 1961).

Noch einmal 2 Jahre später haben wir in einer eigenen Untersuchung (Klosterkötter 1985) auf sämtliche 743 Anfallskranke, die von 1981 bis 1983 die Epileptologische Abteilung der Bonner Universitäts-Nervenklinik durchliefen,die klassische Einteilung in „genuine", „symptomatische" und „kryptogene" Epilepsien angewandt (s. Abb. 1). Von den 160 genuinen Fällen boten nur 9 %, von den 373 symptomatischen Fällen 16 % und von den Epilepsiefällen unklarer Ätiologie 17 % eine organische Persönlichkeitsveränderung nach DSM-III-R-Kriterien. Damit lag die Häufigkeitsrate bei diesen 743 Epileptikern insgesamt jetzt noch günstiger als bei den 140 Anfallskranken von Hunger, nämlich bei nur noch ca. 15 % (s. Abb. 2).

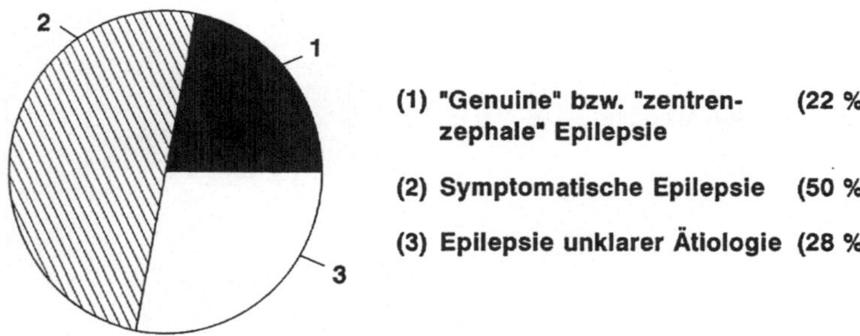

Abb. 1. Verteilung der traditionell berücksichtigten Epilepsieformen im Beobachtungsgut der Bonner Universitäts-Nervenklinik (N = 743)

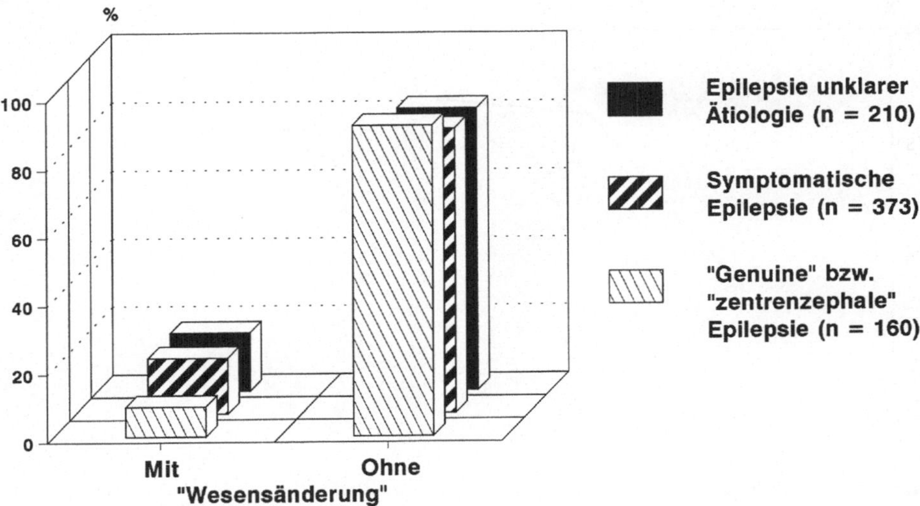

Abb. 2. Vergleich der Fälle mit und ohne „Wesensänderung" im Beobachtungsgut der Bonner Universitäts-Nervenklinik

Zum Vergleich wurden auch die nach traditioneller Auffassung ebenfalls noch in über 75 % zu erwartenden Demenzbefunde in die Auswertung mit einbezogen. Dazu zeigt Abb. 3, daß nur 0,6 % der genuinen Fälle und nur 0,5 % der Epilepsiefälle mit unklarer Ätiologie diesen stärksten Ausprägungsgrad psychoorganischer Dauerveränderungen boten. Selbst für das umfangreichste Teilkollektiv mit symptomatischer Epilepsie lag die Häufgkeitsrate nur bei 2,4 %, obwohl hier doch auch noch die jeweils gesicherten Grunderkrankungen – frühkindliche Hirnschäden, Gefäßprozesse u. a. – als zusätzliche pathogenetische Bedingungsfaktoren mit in Rechnung zu stellen waren (s. Abb. 3).

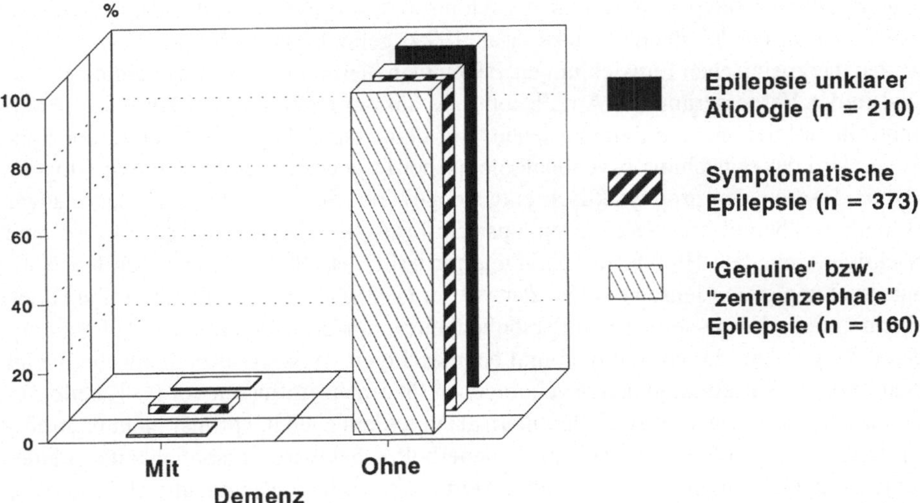

Abb. 3. Vergleich der Fälle mit und ohne Demenz im Beobachtungsgut der Bonner Universitäts-Nervenklinik

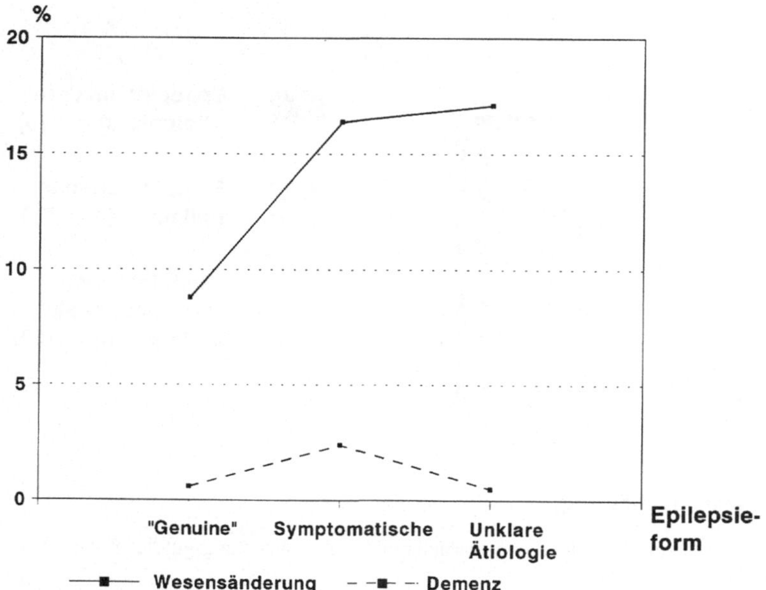

Abb. 4 Häufigkeitsunterschiede zwischen Wesensänderung und Demenz im Beobachtungsgut der Bonner Universitäts-Nervenklinik (N = 743)

5.5 Resümee

Der Fortschritt gegenüber den ersten 40 Jahren Epilepsiebehandlung in unserem Jahrhundert ist also unverkennbar. Heute kann der Anteil an organischen Persönlichkeitsveränderungen deutlich unter 20 % und der an Demenzen unter 3 % gehalten werden (s. Abb. 4).

Nur bei besonders malignen Erkrankungsformen wie beispielsweise der progressiven Myoklonusepilepsie oder den myoklonisch-astatischen Anfallsleiden mit Petitmal-Staten in der Kindheit (Völzke et al. 1979) gelingt das nach wie vor nicht. Die beiden therapeutischen Entwicklungen, denen man diesen Fortschritt zu verdanken hat, sind in der Verbesserung der Anfallskontrolle auf der einen und der Antikonvulsivakontrolle auf der anderen Seite zu sehen. Auf dem ersten Wege, dem der Anfallskontrolle, wird der Entstehung psychopathologischer Dauerveränderungen durch iktogene Hypoxidoseschäden prophylaktisch entgegengewirkt. Selbst dann, wenn nach langer vorheriger Therapieresistenz ein epilepsiechirurgischer Eingriff, beispielsweise eine selektive Amygdala-Hippokampektomie erforderlich ist, läßt sich nach den Kontrolluntersuchungen von Jensen (1975) oder Wieser (1988) über die Anfallsbefreiung noch eine deutliche Verbesserung von Persönlichkeitsveränderungen erzielen. Auf dem anderen Wege, dem der sorgfältigen und engmaschigen Antikonvulsivakontrolle, beugt man Intoxikationseffekten und psychotogenen Pharmakaeinflüssen vor (s. Tabelle 7).

Sowohl bei erwachsenen Epileptikern als vor allem auch bei primär nicht retardierten anfallskranken Schulkindern sind wiederholt scheinbare Persönlichkeitsveränderungen und neuropsychologische Defizite ermittelt worden, die eindeutig zu Lasten der jeweiligen antikonvulsiven Dauermedikation, vor allem mit solchen Substanzen wie den in Tabelle 7 angegebenen, gingen (Trimble 1988). Zur Vermeidung solcher Fälle

wie im übrigen auch zur Besserung der nicht psychotischen Depressivität oder Ängstlichkeit empfiehlt sich als einhelliges Ergebnis aller bisheriger kontrollierter Studien
die Umstellung auf eine Monotherapie mit Carbamazepin. Schließlich bleibt noch auf
die symptomatischen Behandlungsmöglichkeiten der manchmal hochgradigen verbalen
und auch handgreiflichen Aggressivität pseudopsychopathisch veränderter Epileptiker
hinzuweisen. Hier können Butyrophenone wie das Pipamperon oder wohl über die
serotonerge Wirkkomponente vermittelte Effekte der Lithiumsalze hilfreich sein (Klosterkötter u. Breuer 1992). Mit diesem kurzen Verweis auf Prophylaxe und Therapie
möchte ich schließen und das Ergebnis meiner Ausführungen dahingehend zusammenfassen, daß man der traditionellen Erwartung psychopathologischer Dauerveränderungen in jedem Epilepsiefall heute entschieden entgegentreten muß. Solange dieses Vor-
urteil nämlich unser Bild von den Anfallskrankheiten noch mitbestimmt, kann ein
Begriff wie „epileptische Wesensänderung" leicht zu einer sich selbst erfüllenden
Prophezeiung werden, die das erst produziert, was sie als unvermeidliches Schicksal
unterstellt.

Tabelle 7. Behandlung nichtpsychotischer, psychischer Störungen bei Epilepsiepatienten

Psychosyndrome	Psychopharmaka	Antiepileptika
Depressivität, Äntstlichkeit	Antidepressiva z. B. Amitriptylin 3 x 25 mg/d Neuroleptika z. B. Thioridazin 2–3 x 25 mg/d	Umstellung auf Carbamazepin und/oder Valproinat
Reizbarkeit, emotionale Instabilität	Neuroleptika z. B. Pipamperon 3 x 40 mg/d Lithiumsalze	
neuropsychologische Defizite		Reduktion bzw. Entzug Phenytoin, Phenobarbital, Etho-suximid u. a. + Umstellung auf Carbamazepin

Literatur

Bear DM, Fedio P (1977) Quantitative analysis of interictal behaviour in temporal lobe epilepsy. Arch
of Neurol 34:454–467
Bear DM, Levin K, Blumer D, Chetham D, Ryder I (1982) Interictal behaviour in hospitalised temporal
lobe epileptics: relationship to idiopathic syndromes. I Neurol Neurosurg Psychiatry 45:481–488
Bovet T H (1936) Der Rorschachversuch bei verschiedenen Formen von Epilepsie. Schweiz Arch
Neurol 37: 156–157
Bumke O (1942) Lehrbuch der Geisteskrankheit, 5. Aufl. Bergmann, München
Delbrück H (1928) Epileptisch und Epileptoid. Gedanken zum Körperbau- und Charakterproblem.
Arch Psychiatr Nervenkr 82: 708–718
Diehl L W (1980) Prävention und Therapie epileptischer Psychosen und Verstimmungen. In: Wolf P,
G K Köhler (Hrsg) Psychopathologische und pathogenetische Probleme psychotischer Syndrome
bei Epilepsie. Huber, Bern Stuttgart Wien, S 161–174
Dodrill C B (1975) Diphenylhydantoin serum levels, toxicity and neuropsychological performance in
patients with epilepsy. Epilepsia 16: 593–600
Gastaut H, Morin G, Lesevre N (1955) Etude du comportement des épileptiques psychomoteurs dans
l'intervalle de leurs crises. Les Troubles de l'acitité globale et de la sociabilit#e. Ann med psychol
113: 1–27

Griesinger W (1868/69) Über einige epileptoide Zustände. Arch Psychiatr Nervenkr 1:320–333
Gudmundsson G (1966) Epilepsy in Island. A clinical and epidemiological investigation. Munksgaard,
    Copenhagen
Huber G (1973) Psychopathologie der Epilepsien. In: Penin H (Hrsg) Psychische Störungen bei
    Epilepsie. Psychosen, Verstimmungen, Persönlichkeitsveränderungen. Schattauer, Stuttgart New
    York, S 7–22
Huber G (1977) Psychosyndrome bei Epilepsien. Internist 18:62–66
Huber G, Penin H (1972) Psychische Dauerveränderungen und Persönlichkeit der Epileptiker. In:
    Kisker K P, Meyer E, Müller M, Strömgren E (Hrsg) Psychiatrie der Gegenwart, 2. Aufl., Bd II/2.
    Springer, Berlin Heidelberg New York, S 641–690
Hunger J (1983) Psychopathologische Untersuchungen zur sog. epileptischen Wesensänderung.
    Fortschr Neurol Psychiatr 51:327–341
Hunger J (1992) Persönlichkeitsstörungen bei Epilepsie. In: Möller A A, Fröscher W (Hrsg) Psychische
    Störungen bei Epilepsie. Thieme, Stuttgart New York, S 58–63
Janz D (1953) >Nacht<- oder >Schlaf<-Epilepsien als Ausdruck einer Verlaufsform epileptischer
    Erkrankungen. Nervenarzt 24:361–367
Janz H W (1940) Klinische und experimentelle Untersuchungen über Konstitution und Krampfbereit-
    schaft bei Epileptikern. Arch Psychiatr Nervenkr 112:136–220
Jensen I (1975) Temporal lobe surgery around the world. Acta Neurol Scand 52: 354
Ketz E (1968) Zum klinischen Aspekt der psychomotorischen Epilepsie. Hüthig, Heidelberg
Klosterkötter J (1984) Die Epilepsiepsychosen. Zbl Neurol Psychiat 241: 637–653
Klosterkötter I (1985) Psychopathologische Dauerveränderungen bei Epilepsie? Nervenheilk 4:146–
    152
Klosterkötter J (1992) Medikamentöse Behandlung epileptischer Psychosen. In: Möller A A, Fröscher
    W (Hrsg) Psychische Störungen bei Epilepsie. Thieme, Stuttgart New York, S 177–181
Klosterkötter J, Breuer H (1992) Therapeutische Gesichtspunkte. In: Möller A A, Fröscher W (Hrsg)
    Psychische Störungen bei Epilepsie. Thieme, Stuttgart New York, S 171–176
Klosterkötter J, Penin H (1989) Epilepsiepsychosen und ihre medikamentöse Behandlung. Fortschr
    Neurol Psychiat 57:61–69
Knapp A (1943) Die epileptische Wesensänderung. Arch Psychiat Nervenkr 116:464
Kraepelin E (1913) Psychiatrie, 8. Aufl., Bd. III. Barth, Leipzig
Kraepelin E (1919) Zur Epilepsiefrage. Z Neurol 52:107–116
Krohn W (1961) A study of epilepsy in Northern Norway, its frequency and character. Acta Psychiatr
    Scand, Suppl 150:215
Landolt H (1960) Die Temporallappenepilepsie und ihre Psychopathologie. Karger, Basel New York
Mauz F (1927) Zur Frage des epileptischen Charakters. Zbl Neurol 45:833–835
Meyer-Mickeleit R W (1953) Die Dämmerattacken als charakteristischer Anfallstyp der temporalen
    Epilepsie. Nervenarzt 24: 331–346
Nielsen A, Kristensen O (1981) Personality correlates of sphenoidal EEG foci in temporal lobe
    epilepsy. Acta Neurol Scand 64:289–300
Peters U H (1969) Das pseudopsychopathische Affektsyndrom der Temporallappenepileptiker. Unter-
    suchungen zum Problem der Wesensänderung bei psychomotorischer Epilepsie. Nervenarzt 40:
    75–82
Remschmidt H (1970) Experimentelle Untersuchungen zur sog. epileptischen Wesensänderung.
    Fortschr Neurol Psychiatr 38:524–540
Reynolds E H (1973) Anticonvulsant drugs, folic acid metabolism and schizophrenia like psychoses in
    epilepsy. In: Penin H (Hrsg) Psychische Störungen bei Epilepsie. Schattauer, Stuttgart New York,
    S 107–111
Rodin EA, Schmaltz S (1984) The Bear-Fedio personality inventory and temporal lobe epilepsy.
    Neurolgy 34:591–596
Schneider K (1992) Klinische Psychopathologie, 14. Aufl. Thieme, Stuttgart
Schorsch G (1969) Zur epileptischen Wesensänderung. Nervenarzt 40: 521–528
Selbach H, Helmchen H, Künkel H (1965) Die Epilepsie: Pathophysiologie, Klinik und Therapie. In:
    Klinik der Gegenwart, Bd V. ERgänzung. Urban & Schwarzenberg, München Berlin Wien, S b1–b1
Skalweit W (1951) Konstitution und Krankheit bei der genuinen Epilepsie. Nervenarzt 22: 288–190
Stauder K H (1938) Konstitution und Wesensänderung der Epileptiker. Thieme, Leipzig
Trimble M R (1988) Psychiatrische und psychologische Aspekte der Epilepsie. In: Kisker K P, Lauter
    H, Meyer J E, Müller C, Strömgren E (Hrsg) Psychiatrie der Gegenwart, 3. Aufl, Bd 6. Springer,
    Berlin Heidelberg New York Tokyo, S 325–363

Völzke E, Doose H, Hempel E (1978) Petit-mal-Status im Kleinkindesalter und Dezemz. In: Doose H, Gross-Selbeck G (Hrsg) Epilepsie. Thieme, Stuttgart, S 96–100
Wieser H G (1988) Selective and amygdalo-hippocampectomy for temporal lobe epilepsy. Epilepsia (Suppl 2) 29:100
Zöllner U, Mattli W R (1980) Deskriptive Untersuchungen zum Rorschach-Epilepsie-Syndrom. Schweiz Arch Neurol Neurochir u Psychiatrie 127:157–168

Diskussion zu Vortrag 5

Prof. Dr. G. Nissen
Haben Sie Beziehungen zwischen der Erkrankungsdauer und der Zunahme der Wesensänderung gefunden?

Priv.-Doz. Dr. J. Klosterkötter
Ja. Wir hatten die Anfallschwere unter anderem auch durch ein Zeitkriterium definiert. Dabei zeigte sich ganz klar: Je länger die Anfallvorgeschichte, um so stärker und so deutlicher die epileptische Persönlichkeitsveränderung.

6 Pathophysiologie der Alkoholpsychosen

M. SOYKA

Alkoholabusus spielt in der Ätiologie der exogenen Psychosen eine herausragende Rolle. Das Delirium tremens wird heute überwiegend als Teil und Extremform des Alkoholentzugsyndroms angesehen. Es wird in der neueren Literatur vor allem auf eine Übererregbarkeit zentralnervöser Strukturen zurückgeführt. Neurochemische Befunde deuten auf Veränderungen im Noradrenalin- und des Dopaminstoffwechsel sowie beim Acetylcholin und beim GABA/Benzodiazepin-Rezeptorkomplex hin. Die Alkoholhalluzinose ist eine eher seltene Form metalkoholischer Psychosen. Empirische und epidemiologische Daten weisen auf gehäuftes Auftreten von Suchterkrankungen bei Schizophrenien hin. Bei beiden Störungen scheinen z. T. verwandte Transmittersysteme im ZNS betroffen zu sein. Die Wernicke-Enzephalopathie und die Korsakow-Psychose werden heute als eine Krankheitsentität aufgefaßt. Symptomatisch ist bei akuten Fällen die Trias Ophtalmologie-Ataxie-Bewußtseinsstörung, bei den chronischen Formen dementielle Veränderungen oder ein Korsakow-Syndrom. Ursache der Wernicke-Enzephalopathie ist ein – allerdings nicht für Alkoholiker spezifischer – Thiaminmangel.

6.1 Einleitung

Metalkoholische Psychosen gehören zu den häufigsten exogenen Psychosen überhaupt und stellen im klinischen Alltag ein häufiges Problem dar. Obwohl die Noxe selbst (Alkohol) bekannt und die Psychopathologie, der Verlauf und auch Grundzüge der Therapie metalkoholischer Psychosen relativ gut untersucht sind, liegen bislang vergleichsweise wenig Studien zur Frage der pathophysiologischen Grundlagen der metalkoholischen Psychosen vor. Der folgende Artikel soll einen Überblick über die bislang zu dieser Frage vorliegenden Untersuchungen geben, wobei die drei wichtigsten metalkoholischen Psychosen, nämlich das Delirium tremens, die Alkoholhalluzinose sowie das Wernicke-Korsakow-Syndrom getrennt besprochen werden sollen.

6.2 Das Delirium Tremens

Als Erstbeschreiber des Delirium tremens (DT) gilt Sutton (1813). Auf die hohe Mortalität des DT wies der Züricher Chirurg Rose schon 1872 hin. Das Delir wird heute überwiegend als Teil und Extremform des Alkoholentzugssyndroms angesehen (Gross et al 1968a, b; Victor u. Adams 1953). Dafür spricht, daß sowohl für das einfache Alkoholentzugssyndrom wie auch das DT ein enger zeitlicher Zusammenhang mit der

Tropon-Symposium, Bd. VIII
Organische Psychosyndrome
Hrsg. R. Schüttler
© Springer-Verlag Berlin Heidelberg 1993

letzten Alkoholaufnahme klinisch wie experimentell (Isbell et al. 1955) nachgewiesen werden konnte, die einzelnen vom ‚einfachen' Alkoholentzug bekannten Entzugssymptome auch beim DT beobachtet werden können und auch die selben Neurotransmitter betroffen zu sein scheinen (s. unten). Andererseits ist festzuhalten, daß das Alkoholentzugsdelir im Vergleich zum einfachen Alkoholentzugssyndrom eine eher seltene Komplikation ist, die meisten Alkoholkranken trotz z. T. schwerster Alkoholbelastung nie ein Delir entwickeln und andererseits Patienten mit einem früheren Delir bei fehlender Abstinenz leicht wieder an einem Delir erkranken können. Anders als das einfache Alkoholentzugssyndrom ist das Delir ein potentiell lebensbedrohlicher Zustand.

Delire allgemein stellen eine unspezifische Reaktionsform auf zahlreiche somatische oder zerebrale Erkrankungen und toxische Substanzen dar und können beim Entzug von verschiedenen Substanzen auftreten. Kinder und Jugendliche sowie ältere Menschen entwickeln leichter ein Delir. Dem Alkohol kommt bei Delirien im mittleren Lebensalter zumindest im psychiatrischen Patientengut ätiologisch die größte Bedeutung zu, wobei nur eine Minderheit von Alkoholikern ein DT entwickeln. Victor u. Adams (1953) fanden unter 266 konsekutiv aufgenommenen Patienten 14 (5,3 %) mit einem typischen Delir, 11 (4,1 %) mit atypischen delirant-halluzinatorischen Bildern und 6 (2,3 %) mit rein akustischen Halluzinationen.

6.2.1 Klinik

Beim typischen Delirpatienten handelt es sich eher um Schnapstrinker, es kann aber genauso bei Bier- oder Weintrinkern auftreten. Meist liegt ein eher kontinuierlicher und rauscharmer Trinkstil vor (Feuerlein 1967; Krypsin-Exner 1962).

Das klinische Bild des DT ist sehr charakteristisch. Abgesehen von verschiedenen eher unspezifischen Prodromi wird es sehr häufig von epileptischen Anfällen eingeleitet, wobei in der Literatur eine Häufigkeit von 4–40 % angegeben wird (Huffmann 1979; Philipp et al. 1976; Victor u. Laureno 1978). Es ist durch eine zunehmende Verwirrtheit mit Desorientiertheit, flukturierende Wahnideen und illusionäre Verkennungen, lebhafte Halluzinationen, Angst und Unruhe, Reizbarkeit, Zittern und Zeichen einer gesteigerten Aktivität des autonomen Nervensystems mit Tachykardie, Fieber und profusem Schwitzen, einem grobschädigen Tremor und Schlafstörungen gekennzeichnet. Störungen des Schlaf-Wach-Rhythmus sind praktisch obligat. Bewußtseinsstörungen und Desorientiertheit gelten als wichtigste Kriterien bei der Differentialdiagnose insbesondere gegenüber der Alkoholhalluzinose (Soyka et al. 1988), wobei die Orientierung zur Person aber fast immer erhalten bleibt. Die Halluzinationen sind meist optischer Natur, recht häufig treten akustische Halluzinationen, seltener olfaktorische und taktile Halluzinationen hinzu. Die optischen Halluzinationen beim DT sind in der Regel fluktuierend.

Eindrucksvoll, allerdings nur in einer Minderzahl der Fälle nachweisbar, sind eine gesteigerte Suggestibilität des Patienten (Ablesen von einem leeren Blatt) und Konfabulationen. Fast immer liegt dagegen eine psychomotorische Unruhe mit nestelnden Bewegungen oder Jaktationen der Extremitäten oder des Kopfes vor. Die Sprache ist häufig undeutlich und verwaschen, Neologismen, Paraphasien, Echolalie und Palilalie können vorliegen (Victor 1992). Dazu kommen eine Vielzahl weiterer körperlicher Symptome wie Kreislaufstörungen mit Hyper-, seltener Hypotension und gastrointestinale Symptome, wie z. B. Übelkeit und Diarrhö. Abhängig vom körperlichen Allgemeinzustand und anderen Faktoren können beim Delir zahlreiche weitere, den Verlauf meist komplizierende Begleitsymptome und -erkrankungen vorliegen, wie z. B. eine Myopathie und Rhabdomyolyse, Elektrolytentgleisungen, Pankreatitiden oder intestinale Blutungen. Zu den häufigsten und vital bedrohlichen Komplikationen schwerer Delirien gehören pulmonale und kardinale Störungen, insbesondere Pneumonien, aber auch Schock, hypertone Krisen und Vorhofflimmern (Pfitzer et al. 1988).

Bislang existieren nur wenige Untersuchungsinstrumente zur quantitativen Erfassung des Alkoholentzugssyndroms und des Alkoholdelirs, wie z. B. die CIWA-Skala (Sullivan et al. 1989). Von Trzepacz et al. (1988) wurde eine 10 items umfassende Rating-Skala zur differentialdiagnostischen Abgrenzung des Delirs gegenüber anderen psychischen Störungen, insbesondere Demenzen, vorgeschlagen.

6.2.2 Verlauf und Mortalität

Das Vollbild des DT tritt typischerweise nach Beendigung der Alkoholaufnahme auf, ist also meist ein Entzugsdelir. In seltenen Fällen kann sich ein Alkoholdelir auch bei fortgesetztem Alkoholkonsum entwickeln (sog. Kontinuitätsdelir) und beim Hinzutreten körperlicher Erkrankungen (sog. Okkasionsdelir).

Während die ein DT häufig einleitenden epileptischen Anfälle und andere Entzugssyndrome, wie z. B. Tremor, innerhalb der ersten 24–48 h nach der letzten Alkoholaufnahme beginnen, setzt das Vollbild typischerweise nach 3–4 Tagen, manchmal auch noch später ein, wobei die Dauer des DT sehr unterschiedlich ist. Rund 4/5 der Fälle klingen eher abrupt denn allmählich innerhalb von 72 h ab (Victor u. Adams 1953), das Delir kann aber auch 10 Tage, in Einzelfällen sogar noch länger, dauern. Nicht so selten kann das Alkoholentzugsdelir in ein Wernicke-Korsakow-Syndrom münden (s. unten).

Je nach untersuchtem Patientengut wird die Mortalität des unbehandelten DT mit 9–25 % bzw. 15–30 %, die des behandelten mit 1–5 % bzw. 1–8 % (Feuerlein 1989; Schied u. Mann 1989) angegeben. Victor u. Adams (1953) fanden bei 101 Fällen 15 tödliche Verläufe, in den meisten Fällen assoziiert mit Verletzungen und Infektionen. Ohne komplizierende Begleiterkrankungen starben die Patienten an Kreislaufversagen und Hyperthermie.

6.2.3 Morphologische Befunde

Ein spezifisches morphologisches Korrelat des DT konnte bislang nicht gesichert werden. In der kraniellen Computertomographie finden sich bei Patienten mit Alkoholdelir meist keine ausgeprägte Atrophien oder sogar Normalbefunde (Hemmingsen et al. 1988).

6.2.4 Neurophysiologische Befunde

Beim deliranten Patienten läßt sich elektrophysiologisch eine Zunahme der Rem-Schlaf-Phasen nachweisen, was als kompensatorische Reaktion auf die bei akuter

Alkoholisierung beobachtete weitgehende Unterdrückung der REM-Phasen und deren Ersatz durch δ-Phasen aufgefaßt wurde (sog. REM-Rebound). In nächtlichen Schlafableitungen zeigt sich eine veränderte Schlafarchitektur ohne regelmäßigem Wechsel zwischen REM-Schlaf und „slow wave sleep", es dominiert vielmehr eine starke REM-Aktivität (sog. „REM-Stürme"). Die Frequenz der schnellen Augenbewegungen ist erhöht (Maxion u. Schneider 1971; Snyder 1972). Kotorii et al. (1980) fanden während des Alkoholdelirs ein dem REM-Schlaf zwar ähnelndes polygraphisches Schlaf-EEG, allerdings mit erhaltener tonischen EMG-Aktivität. Von psychoanalytischer Seite wurde beim DT ein Einbruch des Traumschlafs in das Wachbewußtsein diskutiert (Fisher 1965).

Weiter findet sich eine Verlangsamung des Grundrhythmus, die sich erst langsam normalisiert (Holzbach 1979).

Im postdeliranten Stadium wiesen Patienten ohne Halluzinationen im Delir im Vergleich mit Patienten mit Halluzinationen eine stärkere Verlängerung bzw. Erhöhung der Amplituden und Latenzen somatosensibel und visuell evozierter Potentiale auf, was als Ausdruck einer geringeren Schädigung bei halluzinierenden Alkoholdeliranten gedeutet wurde (Holzbach 1980).

6.2.5 Konzepte zur Pathophysiologie

Obwohl der zeitliche Zusammenhang zwischen dem Beginn der Alkoholabstinenz und dem Auftreten eines Alkoholdelirs in den meisten Fällen zwingend ist und das Delir daher Mitte des 19. Jahrhunderts auf den plötzlichen Entzug von Alkohol zurückgeführt wurde, kamen nach der Jahrhundertwende Überlegungen auf, das Delir als Extremform einer Alkoholintoxikation anzusehen. Später wurde das Alkoholdelir als Ergebnis verschiedener Stoffwechselstörungen gesehen. Bonhoeffer vermutete ein pathogenetisches Zwischengleid, das zum Ausbruch des Delirs notwendig sei. So wurde z. B. das Delir als ‚Leberkoma en miniature' aufgefaßt. Später wurde die Hypothese einer gestörten Adaptation und Homöostase (Hubach 1964; Wieser 1965; Feuerlein 1989) formuliert, nach der das Delir auf eine Störung der Adaptation an einen langjährigen Alkoholkonsum zurückzuführen sei, bei der sich insbesondere das Nervensystem an die toxische Wirkung des Alkohols adaptiert habe. Der Entzug von Alkohol, aber auch das Auftreten akuter körperlicher Erkrankungen oder sogar eine Steigerung des Alkoholkonsums, würde diese Adaptation stören und so ein Delir auslösen. Auch Victor u. Adams (1953) hielten das Auftreten gegenregulatorischer Phänomene nach Beendigung der Alkoholzufuhr für wahrscheinlich. Ausgehend von neurophysiologischen Untersuchungen wurde von Ballenger u. Post (1978) eine weitere, attraktive Hypothese zur Auslösung eines Delirs formuliert. Danach würden wiederholte Entzüge als ‚kindling'-Stimulus vor allem in limbischen System wirken und so die Schwelle für das Auftreten schwerer Entzugssyndrome senken.

Auf einen einfachen Nenner gebracht wird das DT heute auf eine Überregbarkeit zentralnervöser Strukturen zurückgeführt, wobei aber nicht klar war, ob das gesamte Gehirn oder nur Teile davon betroffen sind. Während des DT konnte eine deutliche Zunahme der Hirndurchblutung gemessen werden, die mit dem Ausmaß der psychomotorischen Unruhe und der optischen Halluzinationen korrelierte und als Ausdruck einer zentralnervösen Überregbarkeit aufgefaßt wurde (Hemmingsen et al. 1988).

6.2.6 Neurochemische Befunde

Auf der neurochemischen Ebene könnte man in grober Annäherung an die im Alkoholentzug und -delir festgestellten Veränderungen der verschiedenen Transmittersysteme
und Rezeptorfunktionen sagen, daß für die vegetativen Symptome mit Tremor, Blut-
druck- und Herzfrequenzsteigerung, Pupillenerweiterung, Hyperreflexie, Hyperhydrosis usw. am ehesten das (nor)adrederge System (sog. Noradrenalinsturm), für das
Auftreten von Halluzinationen Störungen im dopaminergen System und für die im
Delir auftretenden kognitiven und mnestischen Störungen Veränderungen im cholinergen System von herausragender Bedeutung sind. Darüber hinaus dürften auch Veränderungen im GABA/Benzodiazepinrezeptorkomplex und am NMDA-Rezeptor von
Bedeutung sein.

Tatsächlich sind die neurochemischen Veränderungen beim DT wesentlich komplexer und sollen hier kurz referiert werden.

6.2.6.1 Noradrenalinstoffwechsel

Alkohol steigert den zentralen Noradrenalinmetabolismus, wie sowohl in tierexperimentellen (Thadani et al. 1976) als auch in Humanversuchen gezeigt werden konnte
(Borg et al. 1981). In den ersten Tagen des Alkoholentzugs wurde eine starke Erhöhung
der Konzentration von Adrenalin/Noradrenalin im Blutplasma sowie eine Abnahme
von β-adrenergen Rezeptoren auf Lymphozyten und eine verminderte Konzentration
des „second-messengers" c-AMP in diesen Zellen gefunden (Carlsson u. Hagendal
1967; Wood u. Laverty 1979; Lubman et al. 1983; Mäki et al. 1989). Im Alkoholentzug
ist sowohl die periphere (Potter et al. 1984) wie zentrale noradrenerge Aktivität erhöht.
Die Aktivierung des sympathischen Nervensystems im Alkoholentzug wird auch durch
eine erhöhte Konzentration von Noradrenalin und seines Hauptmetaboliten MPHG im
Liquor belegt (Ackenheil 1978; Borg et al. 1981; Linnoila 1987), die mit dem Blutdruck
und der Pulsfrequenz korreliert (Borg et al. 1983; Fujimoto et al. 1983; Hawley et al.
1985). Durch die Aktivierung des noradrenergene Neurone enthaltenden locus coeruleus konnte bei Ratten und Primaten entzugsähnliche Symptome hervorgerufen (Kostowski u. Trzaskowska 1980).

Während einer Alkoholintoxikation ist die Zahl der α-2-Rezeptoren vermindert
(Matussek et al. 1984). Im Entzug soll die Hemmung der Noradrenalinausschüttung
durch Noradrenalin und adrenerge Neurone abgeschwächt sein, es besteht eine Subsen-
sitivität der zentralnervösen α-2-Rezeptoren (Nutt 1987). Die Verminderung der α-2-
Adrenorezeptorensensitivität im Alkoholentzug konnte auch neuroendokrinologisch
nachgewiesen werden (Balldin et al. 1992). Diese Veränderungen sind aber, wie die
meisten Untersuchungen mit einer Ausnahme zeigen (Glue et al. 1989), nur in den
ersten Tagen des Alkoholentzugs, nicht aber nach mehrwöchiger Abstinenz (Müller et
al. 1989) nachweisbar, stellen also eher einen Statemarker dar.

Diese Befunde haben zu therapeutischen Ansätzen mit α-2-Adrenorezeptoren ge-
führt. Sowohl im Tierexperiment (Parale u. Kulkarni 1986) wie auch in Humanversu-
chen (Walinder et al. 1982; Glue u. Nutt 1987; Glue et al. 1989; Wilkins et al. 1983;
Cushman et al. 1985; Manhem et al. 1985) und klinischen Prüfungen (Baumgartner u.
Rowen 1987) haben sich die α-2-Adrenorezeptorenblocker Clonidin und Lofexidin zur
Unterdrückung von Alkoholentzugssyndromen als zumindest teilweise wirksam erwie-

sen. α-2-Rezeptoren, die durch Adrenalin bzw. Noradrenalin aktiviert werden können, befinden sich im limbischen System und im Locus coeruleus (Koblinger 1978). Vor allem Clondidin ist auf seine klinische Wirksamkeit wiederholt untersucht werden. Erwartungsgemäß hat sich dabei eine Verminderung der sympathischen Aktivität gezeigt (Wood u. Laverty 1979; Martin et al. 1983). Detaillierte Untersuchungen zur Wirksamkeit von α-2-Adrenorezeptoragonisten, in diesem Fall Lofexidin, haben aber ergeben, daß sich zwar einzelne Symptome des Alkoholdelirs wie Puls, Blutdruck und Tremor, nicht aber andere Faktoren wie Atemfrequenz, Unruhe oder Halluzinationen beeinflussen lassen (Cushman u. Sowers 1989). Diese Ergebnisse belegen, daß sich durch die Störungen im noradrenergen System nur ein Teil der im Delir auftretenden Symptome erklären lassen.

6.2.6.2 Dopaminstoffwechsel

In Analogie zur Dopaminhypothese der Schizophrenien wurden insbesondere die im Alkoholdelir auftretenden Halluzinationen als Ausdruck einer Überaktivierung dopaminerger Neuronen aufgefaßt. Zwischen der Alkoholaufnahme und dem dopaminergen System besteht eine komplexe Beziehung. Alkoholaufnahme beeinflußt sowohl die Funktion des mesolimbischen Dopaminsystems, das möglicherweise von Bedeutung für die „rewarding properties" von Substanzen mit Suchtpotential ist, zum anderen das nigrostriale Dopaminsystem, daß für die Motorik von Bedeutung ist (Pellegrino u. Druse 1992). Tierexperimentelle Untersuchungen an alkoholgewöhnten Ratten ergaben, daß beide dopaminergen Systeme in unterschiedlichem Ausmaß betroffen sind. Es zeigte sich eine Erhöhung des Dopaminmetaboliten DOPAC im Nucleus accumbens, frontalen Kortex, ventralen Tegmentum und Substantia nigra bei gleichzeitigem Anstieg der Dopaminkonzentrationen im ventralen Tegmentum und frontalen Kortex und einer Verminderung in der Substantia nigra, was als Ausdruck eines gesteigerten Dopaminmetabolismus in allen Hirnarealen und einer gesteigerten Dopaminsynthese in den ersten beiden Regionen aufgefaßt wurde. Bei alkoholgewöhnten Ratten war die Zahl der Dopamin-D1-Rezeptoren im Nucleus accumbens, nicht aber in anderen Arealen um 25 % vermindert, während sich für die Zahl und Affinität von DS-Rezeptoren keine Veränderungen nachweisen ließ (Pellegrino u. Druse 1992). Die alkoholbedingten Veränderungen im mesolimbischen Dopaminsystem waren also insgesamt ausgeprägter, was auf eine gewisse Selektivität der chronischen Alkoholbeeinflussung auf die Dopamin- und DOPAC-Konzentrationen in verschiedenen Hirnarealen und die Sensitivität bestimmter Areale des mesolimbischen Systems hindeutet. Frühere tierexperimentelle Studien haben gezeigt, daß die Zahl dopaminerger Rezeptoren im N. caudatus und N. accumbens am ersten Tag nach Absetzen des Alkohols vermindert, nach 5 Tagen jedoch um 50–100 % erhöht war (Engel u. Liljequist 1976). Die Befunde zur Funktion strialer D1- und D2-Rezeptoren bei chronischer Alkoholaufnahme sind widersprüchlich (Syvalahti et al. 1988), haben aber meist keine Beeinflussung gezeigt (Muller et al. 1980; Hietala et al. 1990). Andere Arbeiten belegten, daß Alkohol dopaminerge Neurone aktiviert, was zu einer „down regulation" postsynaptischer dopaminerger Rezeptoren führt (Gessa et al. 1985).

Post-mortem Studien an Alkoholikern zeigten niedrige Dopaminkonzentrationen im N. caudatus und Hypothalamus (Carlsson et al. 1979, zit. nach Borg et al. 1986). Bei langzeitig abstinenten Alkoholikern wurden z. T. normale, meist aber niedrige Konzentrationen des Dopaminmetaboliten Homovanilinsäure (HVA) gefunden (Roos u. Silverskiöld 1973; Major et al. 1977; Ballenger et al. 1979). Vor allem während des Alkoholentzugs wurden niedrige HVA-Konzentrationen berichtet (Athen et al. 1977; Takahashi et al. 1974; Major et al. 1977; Ballenger et al. 1979).

Bei Alkoholikern im Entzug mit akustischen und optischen Halluzinationen wurden dagegen im Liquor erhöhte Spiegel der HVA als Ausdruck einer erhöhten dopaminergen Aktivität im ZNS festgestellt (Borg et al. 1986). Die Bedeutung des dopaminergen Systems für das Alkoholdelir unterstreichen auch klinische Befunde, nach denen der Dopamin-D2-Rezeptoragonist Bromocriptin Entzugssymptome vermindern kann (Borg u. Weinholdt 1982).

Es läßt sich also die Hypothese formulieren, daß im Alkoholentzug Halluzinationen auftreten, wenn die sich nach Absetzen des Alkohols wieder regenerierenden dopaminergen Neurone auf eine vermehrte Anzahl von Rezeptoren treffen (Rommelspacher et al. 1991).

6.2.6.3 Azetylcholin

Klinische Befunde, nach denen Physiostigmin im Alkoholentzugsdelir zumindest in Teilbereichen therapeutisch wirksam ist (Daunderer 1988), lenken den Blick auf die Bedeutung cholinerger Neurone beim DT, die vor allem für kognitive Störungen von Bedeutung sein könnten. Autoptisch wurde in den Gehirnen verstorbener Alkoholiker eine verminderte Zahl cholinerger Neurone im frontalen Kortex gefunden (Freund u. Ballinger 1988). Alkohol hemmt die Freisetzung von Azetylcholin (Melgaard 1983), was in einer höheren Zahl muskarinischer Rezeptoren in Hippocampus und Kortex, nicht aber im Striatum resultiert (Rabin et al. 1980; Tabakoff et al. 1979). Die im Liquor bestimmte Konzentration der Azetylcholinesterase unterschied sich bei Alkoholikern mit Alkoholdemenz aber nicht von gesunden Kontrollen (Koponen u. Riekkinen 1991).

Die Interaktion mit anderen, in ihrer Funktion durch Alkohol veränderten Transmittersystemen (Rommelspacher et al. 1991), insbesondere Endorphinen und katecholaminergen Neuronen sowie die im Entzug verminderte Aktivität dopaminerger Neurone, die zu einer Desinhibition cholinerger Neurone führt, trägt zu einer zunächst erhöhten Aktivität cholinerger Neurone bei, die dann beim DT in eine verminderte Aktivität umschlägt (sog. cholinerge Insuffizienz) und dann für die typischen kognitiven Störungen verantwortlich sein soll.

6.2.6.4 GABA/Benzodiazepinrezeptorkomplex

Für Alkohol und Benzodiazepine, wie auch für Barbiturate und andere Hypnotika, besteht eine weitgehende Kreuztoleranz. Es überrascht daher nicht, daß Alkohol ähnlich wie Benzodiazepine über den GABA/Benzodiazepinrezeptorkomplex hemmende Funktionen verstärkt. Im Alkoholentzug kommt es zu einem Wegfall dieser Hemmung (Nutt et al. 1989). Die Überaktivität des sympathischen Systems kann als Folge des Wegfalls der durch Alkohol bedingten GABAergen Inhibition noradrenerger Neurone wahrscheinlich im Locus coeruleus, verstanden werden. Dem gabaergen System kommt wahrscheinlich auch eine große Bedeutung bei der Genese der Entzugskrampfanfälle zu.

6.2.6.5 Andere Neurotransmitter

Weitere Veränderungen in anderen Transmittersystemen, insbesondere des adrenergen (Mäki et al. 1989; Linnoila 1987) und seretonergen Systems (Wong et al. 1990) und der endogenen Opiode (Schulz et al. 1980; Topel 1989), sind beschrieben worden, der klinische Bezug ist aber noch offen. Im Tierversuch führte die akute Gabe von Alkohol zu einer Zunahme von Metenkephalin und β-Endorphin in bestimmten Hirnarealen, eine chronische Alkoholbelastung dagegen zu einer Verminderung, die in Gehirn und Hypophyse bei Abstinenz innerhalb von 2 Wochen reversibel war (Schulz et al. 1980).

6.2.6.6 Wasser- und Elektrolythaushalt

Eine besondere Bedeutung für die Pathogenese des Alkoholentzugssyndroms wurde auch Störungen im Mineralstoff- und Wasserhaushalt zugemessen. Während des Alkoholentzugs zeigte sich eine Erhöhung von Vasopressin im Plasma und eine Wasserretention mit sinkendem Hämatokrit und Plasmaosmolalität bei normalem Wassergehalt im Körper, so daß hier auch therapeutisch im Alkoholentzug keine Flüssigkeitssubstitution oder -retention notwendig wäre. Ein Zusammenhang mit dem Schweregrad des Alkoholentzugssyndroms ließ sich nicht feststellen (Mander et al. 1989).

Bedeutsamer sind wahrscheinlich die Veränderungen im Elektrolythaushalt.

Von Whang et al. (1974) war schon diskutiert worden, ob das DT auf ein Versagen der Kationenpumpe zurückgeführt werden könnte. Besonders häufig im DT sind Hypokaliämien (Hemmingsen et al. 1979; Wadstein u. Skude 1979), die vital bedrohlich sein können (Soyka et al. 1992 b). Beckmann (1990) fand eine hochsignifikante Assoziation des DT mit Hypokäliämien: 8 % der zum Entzug aufgenommenen Alkoholiker ohne DT, aber 25,4 % der Patienten mit DT wiesen eine Hypokaliämie auf. Zur Methodik dieser Arbeit ist allerdings kritisch anzumerken, daß hier nur Ausgangswerte protokolliert und weder Verlaufsuntersuchungen noch Mittelwertsvergleiche durchgeführt wurden. Eine Assoziation von Krampfanfällen und Hypokaliämie fand sich in der untersuchten Stichprobe nicht. Nanji u. Blank (1984) konnten dagegen bei 38 Alkoholikern, darunter zu einem Drittel Patienten mit DT, hinsichtlich der Serumspiegel von Kalium, Phosphat und Magnesium keine signifikanten Unterschiede zwischen den deliranten und nichtdeliranten Patienten nachweisen. Wadstein u. Skude (1979) berichteten, daß von 37 alkoholkranken Patienten mit einer Hypokaliämie 70 % ein DT entwickelten und bei Patienten mit DT ein stetig fallender Kaliumspiegel nachweisbar war, wobei die Spiegel initial noch im Normbereich gewesen waren. Daneben finden sich Hyponatriämien. Bei Alkoholikern mit besonders schweren DT fanden sich im Liquor erniedrigte Konzentrationen von Kalzium und anorganischem Phosphat (Kramp u. Hemmingsen 1984), während bei Patienten mit einfachen Alkoholentzügen normale Kalziumspiegel gefunden wurden (Meyer 1976; Meyer u. Urban 1977). Kalzium spielt eine bedeutende Rolle in der Funktion neuronaler Membranen und der Kalziumstoffwechsel, wie die Funktion neuronaler Membranen, wird durch Alkohol beeinflußt (Hunt 1975; Sun et al. 1977 a, b). Kalziumantagonisten sind möglicherweise im Alkoholentzug wirksam (Deckert et al. 1992).

Eine größere Bedeutung in der Pathophysiologie des DT könnte auch der Hypomagnesiämie zukommen, die sich bei Alkoholikern häufig findet und möglicherweise nicht nur ein vorübergehendes Phänomen, sondern einen echten Magnesiummangel anzeigt (Flink 1986). Letzter könnte für die Funktion des NMDA-Rezeptors von Bedeutung sein, da Glutamat durch Magnesium nichtkompetitiv antagonisiert wird (Rommelspacher et al. 1991). Eine gesteigerte noradrenerge Aktivität führt zu einer Verminderung der Magnesiumkonzentration (Whyte et al. 1987). Die intravenöse Gabe von Magnesium vermindert die Wahrscheinlichkeit für das Auftreten von Krampfanfällen (Wolfe u. Victor 1969; Victor 1992). Die Magnesiumkonzentration im Serum normalisiert sich aber sehr rasch und ist daher wahrscheinlich nicht direkt für die Pathogenese des DT verantwortlich (Wolfe u. Victor 1969).

Eine größere Bedeutung für die Pathophysiologie des DT kommt möglicherweise auch der im Alkoholentzug häufigen Alkalose zu, die, bedingt durch eine Tachypnoe und eine gesteigerte Respirationstiefe, respiratorischer Natur ist (Wolfe et al. 1969), 8 h nach Trinkende beginnt und ihr Maximum nach 15–30 h erreicht, wie sowohl in experimentellen Trinkversuchen wie auch in klinischen Studien gefunden wurde (Wolfe et al. 1969; Wolfe u. Victor 1971). Sowohl eine Hypomagnesiämie wie eine respiratorische Alkalose können in einer Übererregbarkeit des ZNS resultieren und so für die Symptomatologie des DT von Bedeutung sein.

6.2.6.7 Persönlichkeitsvariablen

Schließlich könnte die Wahrscheinlichkeit, mit der ein Alkoholkranker ein Delir entwickelt, auch von persönlichkeitsgebundenen Variablen abhängen, die entweder indirekt über den individuellen Trinkstil oder direkt über bestimmte biologische Mechanismen wirksam werden könnten. Die Diskussion zu dieser Frage wird seit langem geführt. Während Mott (1910) das Alkoholdelir als eine Erkrankung primär psychisch Gesunder ansah, fand Pohlisch (1933) unter nichtdeliranten Alkoholikern ein Überwiegen akzentuierter Persönlichkeiten. Tatsächlich sollen Alkoholiker mit Alkoholdeliren im Vergleich zu anderen Alkoholabhängigen weniger depressiv und sozial besser adaptiert sein (Kryspin-Exner 1962, 1966; Feuerlein 1967; Nordstroem u. Berglund 1972), auch strebsamer, hingabefähiger, beruflich tüchtiger mit eher intaktem familiären Hintergrund (Feuerlein 1967). Die meisten (Yasargil 1952; Steck 1954; Gabriel 1962; Kryspin-Exner 1966), wenn auch nicht alle Autoren fanden eine eher „syntone" Persönlichkeitsstruktur bei Delirpatienten.

Die „Delirfähigkeit" eines Patienten wurde als prognostisch eher günstiges Zeichen, ihr Verlust umgekehrt als prognostisch ungünstig, auch in Bezug auf „schwerste Persönlichkeitsveränderungen" (Schrappe 1968) gesehen, wozu auch die oben erwähnten neurophysiologischen Befunde von Holzbach passen würden. Testpsychologische Untersuchungen haben diese Einschätzungen aber relativiert. Zumindest ließ sich zwischen deliranten Patienten mit und ohne Halluzinationen im Delir in den untersuchten Persönlichkeitsvariablen keine Unterschiede nachweisen (Steck u. Holzbach 1986). Patienten mit „polymorphen" Halluzinationen wiesen dabei geringe Leistungsdefizite und weniger Ängstlichkeit, Patienten mit „monomorphen" Halluzinationen mehr Depressivität auf. Die Restitution kognitiver Fähigkeiten nahm bei der ersten Gruppe einen günstigeren Verlauf.

6.2.3 Therapie

Entscheidend bei der Behandlung des DT ist die ausreichende Sedation des Patienten, wobei der Patient idealerweise ruhig, aber erweckbar bleibt. Eine zu starke Sedation birgt Risiken, insbesondere hinsichtlich der Respiration. Die beiden wesentlichsten Substanzgruppen zur Behandlung des DT sind die Benzodiazepine und das Clomethiazol (Distraneurin). An dieser Stelle soll nur auf einige allgemeine Grundzüge der Delirbehandlung eingegangen werden, sofern sie sich von den übrigen Grundzügen der Behandlung des Alkoholentzugssyndroms abheben.

Das Alkoholentzugsdelir stellt immer einen lebensbedrohlichen Zustand dar und zwingt zu einer stationären Behandlung. Einfache Delire können in einer internistischen oder psychiatrischen Allgemeinstation behandelt werden, kompliziertere Delire, insbesondere mit vital bedrohlichen Symptomen, müssen einer intensivmedizinischen Behandlung zugeführt werden. Bei einer intravenösen Distraneurinbehandlung bestehen spezielle Risiken, die eine Intensivüberwachung notwendig machen. Manche Autoren empfehlen die Kombinationsbehandlung von Distraneurin und Haloperidol (Pfitzer et al. 1988).

Grundvoraussetzung einer erfolgreichen Delirbehandlung ist eine genaue klinisch-neurologische Untersuchung des Patienten, wobei insbesondere auch auf mögliche Traumata und Frakturen sowie Hinweise für eine mögliche spezielle zerebrale Pathologie (subdurales Hämatom, zerebrale Kontusionen etc.) zu achten ist. Manche Autoren fordern die routinemäßige Durchführung eines Röntgenthorax, eines CCT oder einer Kernspintomographie sowie einer Liquoruntersuchung (Victor 1992). Zumindest bei schweren Delirien können die letzten beiden Untersuchungen notwendig werden, sie tragen aber zur Diagnose und Therapie des unkomplizierten, diagnostisch eindeutigen DT wenig bei. Unter den klinisch-chemischen Parametern sind vor allem Leberparameter und Elektrolyte von Bedeutung, die beim DT fast immer pathologisch verändert sind. Besondere Bedeutung kommt dem Ausschluß einer Hypoglykämie zu. Temperatur, Blutdruck und Puls sind regelmäßig zu kontrollieren. Besonders gefährdet sind Delirpatienten durch Kreislaufstörungen bis hin zum Vasomotorenkollaps und Schock sowie eine Hyperthermie, die prognostisch als besonders ungünstiges Zeichen gilt. Wichtig sind adäquate pflegerische Maßnahmen, insbesondere auch eine ausreichende Pneumonie- und Thromboseprophylaxe.

Der Entwicklung einer zentralen pontinen Myelinolyse ist durch sorgfältige Überwachung und ggf. Korrektur des Elektrolytstatus, der einer Wernicke-Enzephalopathie durch Gabe von Vitamin B1 vorzubeugen. Die zusätzliche Gabe von Antiepiletika ist bei ausreichender Sedation des Patienten nicht notwendig. Die anderen evtl. notwendigen therapeutischen Maßnahmen richten sich nach klinischen Befunden.

6.3 Die Alkoholhalluzinose

6.3.1 Klinik und neurochemische Befunde

Im Vergleich zum DT wurden die pathophysiologischen Grundlagen der Alkoholhalluzinose bislang wenig beforscht. Bei der Alkoholhalluzinose handelt es sich um eine relativ seltene Form metalkoholischer Psychosen. Psychopathologisch stehen akut beginnende akustische Halluzinationen, Angst und Wahngedanken bei erhaltenem Bewußtsein im Vordergrund, die Alkoholhalluzinose ähnelt somit der paranoiden Schizophrenie, auch wenn einige psychopathologische Kriterien wie z. B. die relative Seltenheit von psychotischen Ich-Störungen oder typischen schizophrenen Denk- und Affektstörungen bei Patienten mit Alkoholhalluzinose die Differentialdiagnose erleichtern können (Soyka 1990).

Die in letzter Zeit wieder verstärkt diskutierte und empirisch und epidemiologisch mittlerweile gesicherte Häufung von Suchterkrankungen, insbesondere Alkoholismus, bei Schizophrenien (Mueser et al. 1990; Regier et al. 1990; Soyka et al. 1992 c) hat den Blick wieder verstärkt auf pathophysiologische Aspekte alkohol- und drogeninduzierter Psychosen gelenkt, da bei diesen wie auch bei Schizophrenien z. T. verwandte Transmittersysteme im ZNS betroffen zu seien scheinen (Littleton 1980) und insbesondere drogeninduzierte Psychosen als „Modell" für Schizophrenien diskutiert wurden. Es kann als experimentell belegt gelten, daß durch hohe Dosen von Kokain oder anderen Psychostimulantien auch bei Gesunden psychotische Symptome hervorgerufen werden können (Angrist 1983). Dies gilt auch für schizophrene Patienten, bei denen durch Psychostimulantien kurzfristige psychotische Symptome provoziert werden können (Janowsky et al. 1973; Janowsky u. Davis 1976).

Der experimentelle Nachweis alkoholinduzierter Psychosen ist wesentlich schwieriger zu führen, kann aber zumindest für das DT als belegt gelten (Isbell et al. 1955).

Zwar sind die genauen ätiologischen bzw. pathophysiologischen Grundlagen der Schizophrenien wie auch der alkohol- und drogeninduzierten Psychosen noch nicht bekannt, einige interessante neurobiologische bzw. biochemische Befunde lassen aber Querverbindungen erkennen (Littleton 1980). Ausgehend von den klinischen Beobachtungen, daß bei Schizophrenen einerseits vergleichsweise kleine Drogendosen, z. B. von Psychostimulantien, psychotische Symptome hervorrufen bzw. bei remittierten Patienten exazerbieren lassen (Lieberman et al. 1987) und andererseits ein Alkohol- oder Drogenmißbrauch das therapeutische Ansprechen Schizophrener auf Neuroleptika verschlechtern kann (Bowers et al. 1990), wurden verschiedene Hypothesen hinsichtlich der Beeinflussung bestimmter bei Schizophrenen möglicherweise gestörter Transmittersysteme aufgestellt. Vor allem das dopaminerge System wurde in diesem Zusammenhang fokussiert. So wiesen Lieberman et al. (1990) auf den häufigen Kokain- und Amphetaminmißbrauch bei Schizophrenen hin und diskutierten die Bedeutung von Veränderungen dopaminerger neuronaler Systeme bei schizophrenen wie drogeninduzierten Psychosen. Auf zellulärer Ebene nahmen sie eine verstärkte präsynaptische dopaminerge neuronale Aktivität als initialen „Insult" sowohl bei endogenen als auch exogenen, z. B. durch Psychostimulantien bedingten, Psychosen an. Auch Borg et al. (1986) ordneten dem dopaminergen System eine Bedeutung in der Genese psychotischer Symptome, wie z. B. Halluzinationen bei Alkoholabhängigen, zu. Branchey et al. (1985) untersuchten Veränderungen der für den Serotonin- und Dopaminstoffwechsel wichtigen Aminosäuren und postulierten eine verminderte Serotonin- und eine gesteigerte Dopaminkonzentration im Gehirn von Alkoholabhängigen mit Halluzinationen. Einige neurochemische Befunde, insbesondere hinsichtlich der Veränderungen im dopaminergen System bei alkoholkranken Patienten mit Halluzinationen, können das Auftreten eher kurzfristiger Halluzinationen z. T. erklären (vgl. voriges Kapitel), unklar bleibt aber, warum einige Alkoholiker überhaupt eine Halluzinose entwickeln und diese in einigen Fällen auch chronifizieren kann. Bislang liegen noch keine überzeugenden testpsychologischen, biologischen oder metabolischen Befunde vor (Dobrzanski u. Pieschl 1976), die sichere Rückschlüsse auf die Genese psychotischer Symptome bei Alkohol- oder Drogenabhängigen erlauben würden.

In einer Pilotstudie untersuchten Glen et al. (1989) den Metabolismus essentieller Fettsäuren bei Patienten mit Alkoholhalluzinose und Schizophrenien. Die Membranphospholipide an den roten Blutkörperchen von Patienten mit Schizophrenien und Alkoholhalluzinose wiesen viele Gemeinsamkeiten auf, im Gegensatz zu Patienten mit DT und einfacher Alkoholabhängigkeit. Ob aber, wie von derselben Arbeitsgruppe um Horrobin et al. (1991) wiederholt postuliert, dem Gehalt und der Zusammensetzung der essentiellen Fettsäuren im ZNS für die Gense der Schizophrenien überhaupt eine Bedeutung zukommt, ist bislang völlig offen.

Da die bisherigen Befunde zur Pathophysiologie alkohol- und drogeninduzierter Psychosen also noch sehr lückenhaft sind, erscheinen weitere neurobiologische Untersuchungen auf diesem Feld notwendig und aussichtsreich und können möglicherweise sogar zum Verständnis der endogenen Psychosen beitragen.

Die phänomenologische Ähnlichkeit der Alkoholhalluzinose mit (paranoiden) Schizophrenien wirft die Frage nach einer möglichen familiären bzw. hereditären Belastung dieser Patienten mit Schizophrenien sowie Suchterkrankungen auf. Zumindest eine genetische Prädisposition i. S. einer Vulnerabilität wird heute für beide Störungen angenommen, auch wenn gesicherte genetische Marker für beide Krankheitsbilder noch nicht vorliegen (McGue u. Gottesmann 1989; Gurling et al. 1989). Welche Rückschlüsse lassen die bislang vorliegenden genetischen und Familienuntersuchungen zu?

6.3.2 Familien- und genetische Untersuchungen

Ausgehend von der Übersicht von Freed (1975), der aufgrund bis dahin vorliegender Untersuchungen eine Alkoholismusrate bei Schizophrenen von 3–63 % und eine Schizophrenienhäufigkeit bei Alkoholabhängigen von 1–33 % ermittelte, wurden in der Folge eine Reihe von Familien- und genetischen Untersuchungen zu dieser Frage publiziert. Eine enge Verwandtschaft der Alkoholpsychosen, speziell der Alkoholhalluzinose, und der Schizophrenien erscheint danach wenig wahrscheinlich (Auersperg u. Cid-Araneda 1970; Frisone 1966; Galdi u. Bonato 1981; Schuckit 1982; Werner et al. 1981). Zwar beschrieb Benedetti (1952) bei Patienten mit chronischer Alkoholhalluzinose eine erhöhte familiäre Belastung mit Schizophrenien, Schuckit u. Winokur (1971) konnten dies aber nicht bestätigen. Scott (1967) fand bei den Eltern von Patienten mit Alkoholhalluzinose keine Häufung schizophrener Psychosen und auch Schuckit (1982) sah keinen Zusammenhang von psychotischen Symptomen bei Alkoholabhängigen und einer hereditären Belastung mit schizophrenen Psychosen. Umgekehrt konnten Rimmer u. Jacobsen (1977) bei schizophrenen Adoptivkindern und deren Verwandten keine höhere Alkoholismusrate als in einer Kontrollgruppe und deren Verwandten nachweisen.

In einer eigenen vergleichenden Untersuchung an je 53 Patienten mit Alkoholhalluzinose und paranoid-halluzinatorischer Schizophrenie (Soyka u. Zugs 1989) ergab sich für die Gruppe der schizophrenen Patienten eine hochsignifikant höhere Prävalenz von schizophrenen Psychosen bei Verwandten ersten Grades und für die Stichprobe der

Patienten mit Alkoholhalluzinose eine im Vergleich hochsignifikant höhere familiäre Belastung mit Alkoholismus. Kendler et al. (1985) untersuchten psychische Erkrankungen bei Verwandten ersten Grades schizophrener Patienten und fanden sogar eine niedrigere Rate von Alkoholismus als bei den Verwandten ihrer Kontrollgruppe. Cook u. Winokur (1985) diagnostizierten bei alkoholabhängigen Verwandten alkoholabhängiger Patienten mit psychotischen Symptomen häufiger psychotische Symptome als bei den Verwandten nichtpsychotischer Alkoholabhängiger und postulierten eine getrennte Heretabilität von Alkoholismus und Psychosen. In einer anderen Untersuchung an alkoholabhängigen schizophrenen Zwillingen beschrieb Kendler (1985) eine höhere Konkordanz sowohl von Schizophrenie als auch von Alkoholismus bei monozygoten gegenüber dizygoten Zwillingen, was seiner Meinung nach auf eine getrennt und unabhängig voneinander vererbte genetische Prädisposition für beide Störungen hinweist. Pulver et al. (1989) fanden bei den Angehörigen alkoholkranker Schizophrener eine 2,6fach höhere Alkoholismusrate als bei den Verwandten nichtalkoholkranker Schizophrener.

Einen interessanten Aspekt erbrachte die folgende Studie: Hrubec u. Omenn (1982) ermittelten bei Zwillingsuntersuchungen alkoholabhängiger Probanden eine höhere Konkordanzrate sowohl für Alkoholpsychosen als auch für Leberzirrhose bei monozygoten gegenüber dizygoten Zwillingen, was als Hinweis auf eine genetisch determinierte Vulnerabilität bestimmter Organe für Folgeschäden eines Alkoholismus interpretiert wurde. In eine ähnliche Richtung deuten die Befunde von Cook u. Winokur (1985). In gewisser Hinsicht lassen sich auch die unten dargestellten Befunde zur Vulnerabilität bestimmter Individuen hinsichtlich des Auftretens des Wernicke-Korsakow-Syndroms auf eine genetisch determinierte Prädisposition für bestimmte alkoholbedingte Stoffwechselveränderungen und alkoholbedingte Folgestörungen zurückführen.

6.3.3 Therapie und Verlauf

Die meisten zur Frage der metalkoholischen Psychosen vorgelegten Untersuchungen (Übersicht bei Glass 1989a, b) zeigen, daß in ca. 10–20 % der Fälle eine Alkoholhalluzinose chronifizieren kann. Im eigenen Patientengut war dies sogar noch seltener der Fall (Soyka et al. 1992a). Mit ganz wenigen Ausnahmen empfehlen die meisten Autoren beim Auftreten einer Alkoholhalluzinose eine neuroleptische Therapie, vorzugsweise mit Butyrophenonen (Haloperidol). Kontrollierte Studien zur Frage der Wirksamkeit einer neuroleptischen Therapie bei der Alkoholhalluzinose exisitieren allerdings nicht. Die Nebenwirkungen der neuroleptischen Therapie beim Alkoholabhängigen sind prinzipiell dieselben wie bei anderen psychischen Störungen, die vielfach herausgestellte Senkung der Krampfschwelle durch die Neuroleptika bei Alkoholabhängigen stellt bei Patienten mit Alkoholhalluzinose offensichtlich kein größeres Problem dar (Soyka 1992a). Bei fortgesetzter Abstinenz ist die Prognose der Alkoholhalluzinose in der Regel gut, eine neuroleptische Dauertherapie ist nicht indiziert. Manche Patienten mit Alkoholhalluzinose werden irrtümlich als schizophren mißdiagnostiziert und unnötigerweise dauerhaft mit Neuroleptika behandelt (Surawicz 1980). Bei fehlender Abstinenz ist die Rückfallgefährdung der Patienten hinsichtlich einer erneuten Alkoholhalluzinose aber offensichtlich hoch.

6.4 Wernicke-Korsakow-Syndrom

6.4.1 Klinik

Die Wernicke-Enzephalopathie und die Korsakow-Psychose werden heute nicht mehr als zwei verschiedene Störungen, sondern als eine Krankheitsentität aufgefaßt. Das Wernicke-Syndrom wurde erstmals 1881 von Carl Wernicke als „polioencephalitis hemorrhagica superioris" beschrieben, das Korsakow-Syndrom von dem russischen Psychiater S. S. Korsakow in mehreren Artikeln zwischen 1887–1891. Victor (1992) bezeichnete die „Korsakow-Psychose als psychische Manifestation der Wernicke-Erkrankung". Im DSM-III-R' ist das Korsakow-Syndrom zur „alkoholbedingten amnestischen Störung" mutiert, wobei der enge Zusammenhang mit der Wernicke-Enzephalopatie nicht ausreichend deutlich wird. Beim Wernicke-Korsakow-Syndrom sind aktive von inaktiven Formen zu unterscheiden (Torvik et al. 1982; Peiffer 1985). Als Prodromi treten häufig gastrointestinale Symptome und Fieber auf (Park u. Whitehead 1973). Klinisch ist für die akuten Fällen der Wernicke-Enzephalopathie die Symptomtrias Ophtalmoplegie-Ataxie-Bewußtseinsstörung charkateristisch. Bei den inaktiven Formen stehen mehr dementielle Veränderungen oder ein Korsakow-Syndrom im engeren Sinne im Vordergrund. Augenmuskelstörungen sind sehr typisch für die Wernicke-Enzephalopathie, aber nicht obligat. Die Ataxie ist wie bei der alkoholischen Kleinhirnatrophie meist rumpf- und beinbetont. Zeichen einer vegetativen Dysregulation können hinzutreten. Eindrucksvoll sind die psychischen Auffälligkeiten: Initial können delirante Bilder vorliegen, dann auch Bewußtseinsstörungen bis hin zum Koma, Desorientierung und Apathie. Bei abklingenden Korsakow-Syndromen findet sich häufig ein Durchgangssyndrom mit amnestischen Lücken und Konfabulationen, die auch persistieren können. Das eigentliche Korsakow-Syndrom ist gegenzeichnet durch einen Verlust des Altgedächtnisses, schwere Merkfähigkeitsstörungen, eine verminderte Auffassungsgabe und Beeinträchtigungen des Perzeptionsvermögens, Konzentrations- und Antriebsstörungen. Konfabulationen sind nicht obligat, klinisch aber häufig wegweisend. Korsakow-Patienten zeichnen sich vor allem durch die Unfähigkeit aus, neue Gedächtnisinhalte zu engrammieren und durch Störung der visuellen Wahrnehmung (Kapur u. Butters 1977). Die Prognose ist in den meisten Fällen schlecht (Neundörfer u. Gössinger 1977).

Die Prävalenz des Wernicke-Syndroms bei Alkoholikern wird mit 3–5 % (Feuerlein 1991) angegeben. Nach Torvik et al. (1982) sollen sogar 12,5 % der Alkoholiker betroffen sein, vorzugsweise im 5.–6. Lebensjahrzehnt.

Bei Autopsiefällen finden sich die charakteristischen Wernicke-Korsakow-Veränderungen in 0,8–4,7 % der Fälle (Harper 1983, 1989), wobei die Diagnose aber klinisch nur in rund 20 % der Fälle gestellt wurde.

6.4.2 Morphologische Befunde

Morphologisch findet sich häufig schon makroskopisch eine Schrumpfung und bräunliche Verfärbung der Corpora mamillaria oder der subependymalen Bereiche um den 3. Ventrikel (Peiffer 1985), später auch Ausweitungen des 3. Ventrikels. Besonders betroffen beim Wernicke-Korsakow-Syndrom sind die Corpora mamillaria, der Thalamus, die Gegend des Aquädukts und der Boden des 4. Ventrikels sowie der Vorderlappen des Kleinhirns und die basalen Anteile des Vorderhirns (Butters u. Granholm 1984). Läsionen der mediodorsalen Nuclei im Thalamus, nicht aber im Bereich der Mamillarkörper, sollen für die Gedächtnisstörungen verantwortlich sein (Victor 1992). Mikroskopisch zeigt sich eine spongiöse Gewebsauflockerung; Glia, Kapillaren und Venolen lassen starke Proliferationstendenzen erkennen (sog. gliovasotropes Schädigungsmuster, Peiffer 1985), während die Nervenzellen relativ besser erhalten sind. Bei akuten Wernicke-Enzepalopathien finden sich vielfach auch leichte Erythrodiapedesen aus den pathologischen Gefäßen, in chronischen Fällen als Residuen Siderophagen besonders im Dienzephalon (Peiffer 1989).

Die hämorrhagischen Läsionen im Dienzephalon und Hirnstamm und die anderen Manifestationen bei der Wernicke-Enzehalopathie lassen sich vor allem kernspintomographisch relativ gut nachweisen (Donnal et al. 1990).

6.4.3 Elektrophysiologische und funktionelle Untersuchungen

Elektrophysiologisch können bei Patienten mit alkoholischem Korsakow-Syndrom Veränderungen, insbesondere der akustisch evozierten Hirnstammpotentiale, nachgewiesen werden (Riedel et al. 1987). Im EEG zeigen sich leichte bis mittelgeradige Verlangsamungen des Grundrhythmus oder häufig auch Normalbefunde (Victor 1992).

In funktionellen Untersuchungen fielen abstinente Korsakow-Patienten durch den verlängerten Fluß eines radioaktiven Tracers als Ausdruck eines verlängerten zerebralen Blutflusses auf (Hunter et al. 1989). Die Autoren wiesen darauf hin, daß sich die Dysfunktion bei Korsakow-Patienten größer darstellte, als man von neuropathologischen und klinischen Studien mit den beschriebenen, relativ eng lokalisierten Läsionen hätten erwarten können. Hata et al. (1987) konnte mit Hilfe des Xenon-133 Kontrast-CT eine reduzierte regionale Hirndurchblutung in Hippocampus, Nucleus basalis Meynert, frontaler weißer Hirnsubstanz und kortikaler grauer Substanz nachweisen, ähnlich Rogers et al. (1983) und Kruger et al. (1980). Berglund u. Ingvar (1976) hatten zuvor dagegen bei 7 Korsakow-Patienten eine im Vergleich zu anderen Alkoholikern erhöhte Hirndurchblutung in der grauen Hirnsubstanz gefunden und über eine Abnormalität in der Regulation der zerebrovaskulären Resistenz als Grund für diese zerebrale „Hyperämie" spekuliert.

6.4.4 Ätiopathogenese

Ursache der Wernicke-Enzephalopathie ist nicht eine direkt toxische Wirkung des Alkohols, sondern ein Thiaminmangel, der allerdings nicht nur bei Alkoholikern, sondern z. B. auch bei Malnutrition, Hämodialyse, Urämie, Tuberkulose oder Karzinomen vorliegen kann. Korsakow-Psychosen finden sich auch bei bilateralen Schädigungen des Dienzephalons und des Temporallappens anderer Genese, z. B. bei Traumen, Infektionen, Hypoxien und Vergiftungen (Suizid!). Blass u. Gibson (1975) stellten die Bedeutung eines Transketolasemangels für die Störung des Vitamin B1-Stoffwechsel als pathogenetisch bedeutsam heraus. Der individuell unterschiedliche und genetisch determinierte Thiaminstoffwechsel könnte für das Auftreten des Korsakow-Syndroms nur bei bestimmten Patienten entscheidend sein (Nixon 1984).

Lishman (1990) bot eine interessante Hypothese zur Entwicklung des Wernicke-Korsakow-Syndroms an. Die Neurotoxizität des Alkohols würde demnach zu Schädigungen vorwiegend des zerebralen Kortex, ein Thiaminmangel vorwiegend zu Schädigungen der basalen Hirnregionen führen. Die vermehrte Vulnerabilität eines Individuums nur für die neurotoxische Wirkung des Alkohols würde zu zerebralen Atrophien und kognitiven Beeinträchtigungen führen, die unter Abstinenz rückbildungsfähig sein können. Die vermehrte Vulnerabilität eines Individuums nur für einen Thiaminmangel würde dagegen zu leichten und vorübergehenden Wernicke-Korsakow-Syndromen führen. Nur die seltene Kombination beider Vulnerabilitäten bei einem Individuum würde zu chronischen Korsakow-Syndromen prädisponieren.

6.4.5 Pathophysiologie des Wernicke-Korsakow-Syndroms

Die Korrelation hirnorganischer Störungen bei Alkoholabhängigen mit anderen alkoholbedingten somatischen Folgestörungen, insbesondere mit Leberfunktionsstörungen, ist eher gering (Lee et al. 1979; Everett 1984), was als Hinweis für eine mögliche organspezifische Vulnerabilität bestimmter Individuen bezüglich hepato- oder neurotoxischer Wirkungen des Alkohols gedeutet wurde, wobei bei der Wernicke-Enzephalopathie die kausale Bedeutung des Thiaminmangels erwiesen ist. Die genauen pathophysiologischen Grundlagen des Wernicke-Korsakow-Syndroms werden aber noch nicht ausreichen verstanden.

Auf der neurochemischen Ebene könnten bei Korsakow-Patienten verschiedene Transmittersysteme betroffen sein. Die Gedächtnisstörungen bei Alzheimer- und Korsakow-Patienten zeigen viele Gemeinsamkeiten, insbesondere die gestörte Transferierung von Material in das Langzeitgedächtnis (Kopelman 1985), wobei die retrograde Amnesie im Langzeitgedächtnis bei Korsakow-Patienten nicht primär auf eine cholinerge Blockade zurückgeführt werden kann (Kopelman u. Corn 1988). Andere Transmittersysteme dürften ebenfalls von Bedeutung sein. Bei Korsakow-Syndromen wurde vor allem eine Noradrenalindefizit vermutet (McEntee u. Mair 1980) wofür auch Befunde sprechen könnten, nach denen sich nach Gabe von Clonidin Verbesserungen der Gedächtnisfunktionen bei Korsakow-Patienten zeigten (McEntee u. Mair 1980; Mair u. McEntee 1986). Dieses Konzept ist aber nicht unwidersprochen geblieben und andere Therapieversuche mit Clonidin haben keine günstigen Ergebnisse geliefert (Martin et al. 1983). Dagegen haben sich einige Hinweise für die Wirksamkeit von Fluvoxamin in der Therapie von Gedächtnisstörungen bei Korsakow-Patienten ergeben, was auf die Bedeutung des seretonergen Systems hindeuten könnte (Martin et al. 1989a). Sowohl die bei der Korsakow-Psychose häufigen Schlafstörungen, die Reduktion der 6-Hydroxymelatonin-Ausscheidung (Martin et al. 1984) und die verminderte Wachstumshormonausschüttung bei Insulin-induzierter Hypoglykämie (Eisenhofer et al. 1984), die auf ein Serotonindefizit der auf oder nahe den Wachstumshormonen-relasing-factor-sezernierenden Neuronen im Nucleus arcuatus im mediobasalen Hypothalamus lokalisierten Serotoninrezeptoren zurückzuführen sein könnte (Willoughby et al. 1987), deuten ebenfalls auf die Bedeutung eines Serotonindefizits bei der Korsakow-Psychose hin.

Anders als beim M. Alzheimer sind die kognitiven Störungen beim Korsakow-Syndrom also nicht progressiv und möglicherweise pharmakologisch beeinflußbar.

Die Bedeutung der Neurotoxizität des Alkohols für die Ausbildung eines Wernikke-Korsakow-Syndroms unterstreichen eine ganze Reihe von Untersuchungen, Tierexperimentell konnte durch die Gabe von Alkohol bei Ratten eine Störung von Leberfunktionen und ein Zellverlust cholinerger Neurone (Nuclei) im basalen Vorderhirn induziert werden (Arendt et al. 1988). Im Humanversuch war die regionale Hirndurchblutung, gemessen mit der Xenon-Inhalationsmethode, sowohl bei Korsakow- wie Nicht-Korsakow-Patienten (Hata et al. 1987) im Kortex und tiefer grauer Hirnsubstanz diffus vermindert, am meisten allerdings im Hypothalamus und basalen Vorderhirn. Thiamingabe bei ersteren und Abstinenz bei letzteren führte zu Verbesserungen der Hirndurchblutung.

Die unterschiedliche Häufigkeit der Wernicke-Korsakow-Enzephalopathie in verschiedenen Regionen (Price u. Kerr 1985) und offensichtlich unterschiedliche individuelle Vulnerabilität für die neurotoxischen Wirkungen des Alkohols (Parsons 1987) könnte auf hereditär bzw. genetisch bedingte Unterschiede zurückzuführen sein. In diesem Zusammenhang könnte die Heterogenität des Thiaminstoffwechsels von Bedeutung sein. Thiamin wird zunächst durch die Thiaminpyrophostase (TPP) phosphorylisiert. TPP dient als Koenzym bei der Synthese u. a. der Transketolase, Pyruvatdehydrogenase und des α-Ketoglutaratkomplexes, die alle für den Gehirnglukosemetabolismus und die Synthese von Neurotransmittern von Bedeutung sind. Kaczmarek u. Nixon (1983) und Pratt et al. (1985) konnten die Heterogenität der Transketolase zeigen. Blass u. Gibson (1975) und Nixon (1984) identifizierten Varianten, die für Korsakow-Patienten spezifisch sein sollen. Diese Befunde werden auch von anderen Arbeiten gestützt (Mukherjee et al. 1987).

Der Thiaminstoffwechsel wird wahrscheinlich durch zahlreiche Faktoren wie gestörte Leberfunktion, veränderte Proteinbildung, thiaminarme Kost, die intrazelluläre Magnesiumkonzentration und direkt durch Alkohol selbst beeinflußt.

6.4.6 Therapie und Verlauf

Die Mortalität des Wernicke-Korsakow-Syndroms ist sehr hoch und wurde bei den akuten Formen von Victor (1992) mit 20 % und bei chronischen Formen mit 17 % angegeben, wobei aber nur ein kleiner Teil der Fälle überhaupt intra vitam diagnostiziert wird.

Therapeutisch kommt bei der Wernicke-Enzephalopathie der parenteralen Gabe von Thiamin die entscheidende Bedeutung zu, wobei Dosen zwischen 50–300/400 mg/die (Mumenthaler 1989) empfohlen werden. Da toxische Wirkungen erst beim Vielfachen dieser Menge zu befürchten sind, kann Thiamin auch längerfristig substituiert werden. Als gefährlichste Nebenwirkung einer parenteralen Thiaminbehandlung gilt das Auftreten anaphylaktischer Reaktionen. Die Okulomotorikstörungen sprechen meist dramatisch innerhalb weniger Strunden auf die Gabe von Thiamin an. Von einigen Autoren wurde sogar der prophylaktische Zusatz von Thiamin zu alkoholischen Getränken diskutiert (Finlay-Jones 1986). Eine wichtige Besonderheit betrifft Glukoseinfusionen bei Alkoholikern in schlechtem Allgemeinzustand: Diese können durch einen durch die Glucosegabe erhöhten Bedarf an Vitamin B zu einem Wernicke-Kor-

sakow-Syndrom führen, so daß der Glukoseinfusion hier Vitamin-B-Präparate zuzuse
zen sind.

Die Therapie des Korsakow-Syndroms ist schwierig. Klare medikamentöse Strat
gien gibt es bislang nicht und alle Therapieansätze haben bislang noch experimentelle
Charakter. Die Gabe von Clonidin (2 x 0,3 mg/die) kann versucht werden (McEntee
Mair 1980), Amphetamin und Methyrsergid sind dagegen wirkungslos. Neuere Befui
de deuten auf die Wirksamkeit von Fluvoxamin hin (Martin et al. 1989a). Die bisher
gen Ergebnisse zur möglichen Verbesserung der Gedächtnisfunktionen von Korsakov
Patienten durch DL-threo-3,4-dihydroxyphenylserin sind dagegen nicht sehr überzei
gend (Langlais et al. 1988). Wahrscheinlich stellt ein konsequentes neuropsycholog
sches Training und die Vermittlung von Gedächtnishilfen die effektivste Therapie d
Korsakow-Syndroms dar (Morgan et al. 1990).

Literatur

Ackenheil M, Athen D, Beckmann H (1978) Pathophysiology of delirious states. J Neural Trans
(Suppl) 14:167–175
Angrist B (1983) Psychoses induced by CNS stimulants and related drugs. In: Creese I (ed) Stimulan
Neurochemical, bahavioral, and clinical perspectives. Raven Press, New York, pp 1–3
Arendt T, Allen Y, Sinden J et al (1988) Cholinergic-rich brain transplants reverse alcohol-induc
memory defitis. Nature 332:448–450
Athen D, Beckmann H, Ackenheil M, Markianos M (1977) Biochemical investigation into the alcohol
delirium: alternations of the biogenic amines. Acta Pyschiatr Nervenkr 224:129–140
Auersperg A, Cid-Araneda A (1970) Bedrohungsdelir und Verfolgungswahn; zur Unterscheidui
metalkoholischer und schizophrener Halluzinosen. Nervernarzt 41:209–215
Balldin J, Berggren U, Engel J, Lindstedt G, Sunkler A, Walinder J (1992) Alpha-2-Adrenorecpt
sensitivity in early alcohol withdrawal. Biol Psychiatry 31:712–719
Ballenger I, Goodwin FK, Major L, Brown GL (1978) Alcohol and central serotonin metabolism
man. Arch Gen Psychiatry 36:224–227
Baumgartner GR, Rowen RC (1987) Clonidine vs. chlordiazepoxide in the management of acu
alcohol withdrawal syndrome. Arch Intern Med 147:1223–1226
Beckmann J (1990) Alkoholentzugsdelir und Hypokaliämie. Nervenarzt 61:444–446
Benedetti G (1952) Die Alkoholhalluzinose. Thieme, Stuttgart
Berglund M, Ingvar DH (1976) Cerebral blod flow and its regional distribition in alcoholism and
Korsakoff's psychosis. J Stud Alcohol 37:586–597
Blass JP, Gibson GE (1975) Abnormality of a thiamine-requiring enzyme in patients with Wernick
Kortsakoff's syndrome. New England J Med 297:1367–1370
Borg S, Kvande H, Sedvall G (1981) Central norepinephrine metabolism during alcohol intoxicati
in addicts and healthy volunteers. Science 213:1135–1137
Borg S, Czarnecka A, Kvande H, Mossberg D, Sedvall G (1983) Clinical conditions and concentratio
of MOPEG in the cerebrospinal fluid and urine of male alcoholic patients during withdraw;
Alcohol Clin Exp Res 7:411–415
Borg S, Kvande H, Valverius P (1986) Clinical conditions and central dopamine metabolism
alcoholics during acute withdrawal under treatment with different pharmacological agents. Psych
pharmacology 88:12–17
Borg V, Weinholdt Z (1982) Bromocriptine in the treatment of the alcohol-withdrawal syndrome. Ac
Psychiatr Scand 65:101–111
Bowers MB, Mazure CM, Nelson JC, Jatlow PI (1990) Psychogenetic drug use and neurolept
response. Schizophrenia Bull 16:81–85
Branchey L, Branchey M, Worner TM, Zucker D, Shaw S, Lieber CS (1985) Association betwe
amino acid alterations and hallucinations in alcoholic patients. Biol Psychiatry 20:1167–1173
Butters N, Granholm E (1984) The continuity hypothesis: alcohol Korsakoff syndrome. Guilford, New
York, pp 176–206
Carlsson C, Haggendal J (1967) Arterial noradrenaline levels after ethanol withdrawal. Lancet 2:889

Cook BL, Winokur G (1985) Separate heretability of alcoholism and psychotic symtoms. Am J Psychiatry 142:360–361

Cushman P, Sowers JR (1989) Alcohol Withdrawal Syndrome: Clinical and Hormonal Responses to alpha-2-Adrenergic Agonist Treatment. Alcohol Clin Exp Res 13:361–364

Cushman P, Forbes R, Lerner WO, Stewart MS (1985) Alcohol withdrawal syndromes: clinical management with lofexidine. Alcohol Clin Exp Res 9:103–108

Daunderer M (1988) Akute Alkoholintoxikation: Physiostigmin als Antidot gegen Äthanol. Fortschr Med 25:1311–1312

Deckert J, Müller T, Becker T, Lanczik M, Fritze J (1992) Nimodipine and flunarizine in alcohol withdrawal: an open study. J Psychopharmacol 6 (2):273–277

Dobranzski T, Pieschl D (1976) Untersuchungen über den Gehalt des Plasmas an ACTH, an STH und an anderen Hormonen unter Belastung in verschiedenen Gruppen mit Chlormethiazol, Haloperidol oder Reserpin bei Alkoholdelir, alkoholischen Halluzinosen und chronischen Alkoholikern. Psychiatr Neurol Med Psychol (Leipzig) 28:26–32

Donnal JF, Heinz ER, Burger PC (1990) MR of reversible thalamic lesions in Wernicke syndrome. Am J Neuroradiol 11:893

Eisenhofer G, Johnson RH, Lambie DG (1984) Growth hormones vasopressin, cortisol, and catecholamine responses to insulin hypoglycemia in alcoholics. Alcoholism 8:33–36

Engel J, Liljequist S (1976) The effect of long-term alcohol treatment on the sensitivity of dopamine receptors in the nucleus accumbens. Psychopharmacology 49:252–257

Everett PS (1984) The relationship between cognitive function and liver function in alcoholism. Br J Psychiatry 144:521–524

Feuerlein W (1967) Neuere Ergebnisse der Alkoholdelirforschung. Nervenarzt 38:492–500

Feuerlein W (1989) Alkoholismus-Mißbrauch und Abhängigkeit, 4. Aufl. Thieme, Stuttgart New York

Feuerlein W (1991) Alkoholismus im Kindes- und Jugendalter unter besonderer berücksichtigung epidemiologischer Aspekte. Nervenheilkunde 10:211–215

Finlay-Jones R (1986) Should Thiamine be added to beer? Aus New Zealand J Psychiatry 20:3–6

Fisher C (1965) Psychoanalytic implications of recent research on sleep and dreaming. J Am Psychoanal Assoc 132:197–199

Flink EB (1986) Magnesium deficiency in alcoholism. Alcohol Clin Exp Res 10:590–594

Freed EX (1975) Alcoholism and schizophrenia: the search for perspectives. J Stud Alcohol 36:853–881

Freund G, Ballinger WE (1988) Loss of cholinergic muscarinic receptors in the frontal cortex of alcohol abusers. Alcoholism Clin Exp Res 12:630–638

Frisone L (1966) Study of the heredity of alcoholic psychosis. J Psychiatr Neuropathol 94:417–430

Fujimoto A, Nagao T, Ebara T, Sato M, Otsuki S (1983) Cerebrospinal fluid monoamine metabolites during alcohol withdrawal syndrome and recovery state. Biol Psychiatry 18:1141–1152

Gabriel E (1962) Die Süchtigkeit. Psychopathologie der Suchten. Neuland, Berlin

Galdi J, Bonato RR (1981) Common genetic mechanism in alcoholism and psychiatric disorders: Negative evidence from a study of ethnic group patients. Alcohol Clin Exp Res 5:366–371

Gessa GL, Muntoni F, Collu M, Vargiu R, Mereu G (1985) Low doses of ethanol activate dopmaninergic neurons in the ventral tegmental area. Brain Res 348:201–203

Glass IB (1989a) Alcohol hallucinosis: a psychiatric enigma. 1. The development of an idea. Br J Addict 84:29–41

Glass IB (1989b): Alcohol hallucinosis: a psychiatric enigma. – 2. Follow-up studies. Br J Addict 84:151–164

Glen AIM, Glen EMT, Horrobin DH, Manku MS, Miller J, Will S, MacDonell LEF (1989) Essential fatty acids in alcoholic hallucinosis and schizophrenia. In: Stefanics CN, Soldatos CR, Rabavilas AD (eds) Psychiatry today. Accomplishments and promises. Procedings of the VIII World Congress of Psychiatry. Excerpta Media, Amsterdam Oxford New York, p 778 (Abstract-Nr. 3029)

Glue P, Nutt DJ (1987) Clonidine in alcohol withdrawal: A pilot study of differential symptom responses following i. v. clonidine. Alcohol Alcohol 22:161–166

Glue P, Sellman JD, Nicholls MG, Abbott R, Joyce PR, Nutt DJ (1989) Studies of alpha-2-adrenoreceptor function in abstinent alcoholics. Br J Addict 84:97–102

Gross MM, Halpert E, Sabot L (1968a) Toward a revised classification of the acute alcoholic psychoses. J Nerv Ment Dis 145:500

Gross M, Rosenblatt SM, Malenowski B, Broman M, Lewis E (1968b) Classification of acute withdrawal syndromes. Quart J Stud Alcohol 33:400

Gurling HMD, Sherrington RP, Brynjolfsson J, Read T, Curtis D, Mankoo BJ, Potter M, Petursson H (1989) Recent and Future Molecular Genetic Research Into Schizophrenia. Schizophrenia Bull 15:373–382

Harper C (1983) The incidence of Wernicke's encephalopathy in Australia – a neuropathological study of 131 cases. J Neurol Neurosurg Psychiatry 46:593–598

Harper C (1989) Wernicke's encephalopathy: a more common disease than realised. A neuropathological study of 51 cases. J Neurol Neurosurg Psychiatry 42:226–231

Hata T, Meyer JS, Tanashi N et al (1987) Three-dimensional mapping of local cerebral perfusion in alcoholic encephalopathy with and without Wernicke-Korsakow syndrome. J Cerebral Blood Flow Metab 7:35–44

Hawley RJ, Major LF, Schulman EA, Linnoila M (1985) Cerebrospinal fluid 3-methoxy-4-hydrophenylglycol and norepinephrine levels in alcohol withdrawal. Arch Gen Psychiatry 42:1056

Hemmingsen R, Kramp P, Rafaelsen OJ (1979) Delirium tremens and related clinical states. Acta Psychiatr Scand 59:337–369

Hemmingsen R, Vorstrup S, Clemmesen L, Holm S, Tfelt-Hansen P, Sorensen AS, Hansen C, Sommer W, Bolwig TG (1988) Cerebral blood flow during delirium tremens and related clinical states studied with Xenon-133 inhalation tomography. Am J Psychiatry 145:1384–1390

Hietala J, Salonen I, Lappalainen J, Syvalahti E (1990) Ethanol administration does not alter dopamine D1 and D2 receptor characteristics in rat brain. Neurosci Lett 108:289–294

Holzbach E (1979) Postdelirantes Syndrom: neurophysiologische Befunde in der Restitutionsphase des Delirium tremens. In: Keup W (Hrsg) Folgen der Sucht. Thieme, Stuttgart, S 50

Holzbach E (1980) Alkoholdelir und postdelirante Phase. Klinische und neurophysiologische Untersuchungen in der Haupt- und Nachphase des Delirium tremens. Medizinische Habilitationsschrift, Würzburg

Horrobin DF, Manku MS, Hillman H, Iain A, Glen M (1991) Fatty acid levels in the brain of schizophrenics and normal controls. Biol Psychiatry 30:795–805

Hrubec Z, Omenn GS (1981) Evidence of genetic predisposition to alcoholic cirrhosis and pschosis: twin concordances for alcoholism and its biological end points by zygosity among male veterans. Alcoholism 5:207–215

Hubach E (1984) Alkoholeinwirkungen als Regulationsphänomene. Nervenarzt 35:349–354

Huffmann G (1979) Alkoholdelirien. Definition, Diagnose und Therapie. Z Allg Med 55:1152–1159

Hunt WA (1975) The effects of aliphatic alcohols on the biophysical and biochemical correlates of membrane function. In: Majchrowicz E (ed) Advances in experimental medicine and biology, vol. 56. Plenum Press, London, pp 195–210

Hunter R, Merrick MV, Ferrington C, Notghi A, McLuskie R, Christie JE, Goodwin GM (1989) Cerebral vascular transit time in Alzheimer's disease and Korsakoff's psychosis and its relation to cognitive function. Br J Psychiatry 154:790–796

Isbell H, Fraser HF, Wikler A, Beleevilee RE, Eisenmann AJ (1955) An experimental study of the etiology of ‚rum fits‘ and delirium tremens. Quart J Stud Alcohol 16:1–33

Janowsky DS, Davis JM (1976) Methylphenidate, dextroamphetamine and levamfetamine: Effects on schizophrenic symptoms. Arch Gen Psychiatry 33:304–308

Janowsky DS, El-Yousef K, Davis JM, Sekerke J (1973) Provocations of schizophrenic symptoms by intravenous administration of methylphenidate. Arch Gen Psychiatry 28:185–191

Kaczmarek MJ, Nixon PF (1983) Variants of transketolase from human erytrocytes. Clinica Chimica Acta 130:349–356

Kapur N, Butters N (1977) Visuoperceptive deficits in long-term alcoholics and alcoholics with Korsakoff's psychosis. J Stud Alcohol 38:2025–2035

Kendler KS (1985) A twin study of individuals with both schizophrenia and alcoholism. Br J Psychiatry 147:48–53

Kendler KS, Gruenberg AM, Tsuang MT (1985) Psychiatric illness in first-degree relatives of schizophrenic and surgical control patients. Arch Gen Psychiatry 42:770–779

Koblinger W (1978) Central alpha-adrenergic systems as targets for hypotensive drugs. Rev Physiol Biochem Pharmacol 81:39–100

Kopelman MD (1985) Multiple memory deficits in Alzheimer-type dementia: implications for pharmacotherapy. Psychol Med 15:527–541

Kopelman MD, Corn T (1988) Cholinergic ‚blockade‘ as a model for cholinergic depletion. A comparison of the memory deficits with those of Alzheimer-type dementia and the alcoholic Korsakoff syndrome. Brain 111:1079–1110

Kaponen H, Riekkinen PJ (1991) Cerebrospinal fluid acetylcholinesterase in patients with dementia associated with schizophrenia or chronic alcoholism. Acta Psychiatr Scand 83:441–443

Kostowski W, Trzaskowska E (1980) Effects of lesion of the locus coeruleus and clonidine treatment on ethanol withdrawal syndrome in rats. Pol J Pharamcol Pharm 32:617–623

Katorii T, Nakazawa Y, Yokoyama T, Kurauchi H, Sakurada H, Ohkawa T, Nonaka K, Hasuzawa H, Dainoson K, Inanaga K (1980) The sleep pattern of chronic alcoholics during the alcohol withdrawal period. Folia Psychiatr Neurol Jpn 34:89–95

Kramp P, Hemmingsen R (1984) Delirium tremens and related clinical states: changes in calcium and inorganic phosphate concentrations in plasma and cerebrospinal fluid. Acta Psychiatr Scand 69:250–258

Kruger G, Haubitz I, Weinhardt F et al (1980) Brain oxidative metabolism and blood flow in alcoholic syndromes. Substance and Alcohol Actions/Misuse 1:295–307

Kryspin-Exner K (1962) Über die Persönlichkeit des Alkohol-Deliranten. In: Bericht über die Arbeitstagung über Alkoholismus der Neurologischen Klinik der Universität Wien.

Kryspin-Exner K (1966) Psychosen und Prozeßverläufe des Alkoholismus. Überreuther, Wien

Langlais PJ, Mair RG, Whalen PJ, McCourt W, McEntee WJ (1988) Memory effect of DL-threo-3,4-dihydroxyphenylserine (DOPS) in human Korsakoff's disease. Psychopharmacology 95:250–254

Lee K, Moeller L, Hardt F, Haubek A, Jensen E (1979) Alcoholinduced brain damage and liver damage in young males. Lancet 12:759–761

Lieberman JA, Kane JM, Alvir J (1987) Provocative tests with psychostimulant drugs in schizophrenia. Psychopharmacology 91:415–433

Lieberman JA, Kinon BJ, Loebel AD (1990) Dopaminergic mechanisms in idiopathic and drug-induced psychoses. Schizophrenia Bull 16:97–110

Linnoila M (1987) Alcohol withdrawal and noradrenergic function. Ann Int Med 107:875–889

Lishman WA (1990) Alcohol and the Brain. Br J Psychiatry 156:635–644

Littleton JM (1980) Alcoholism and schizophrenia: A basic science approach. In: Hemmings G (ed) Biochemistry of schizophrenia and addiction. In: search of a common factor. MTP Press Falcon House, Lancester, pp 209–226

Lubman A, Emrick C, Mosimann WF, Freedman R (1983) Altered mood and norepinephrine metabolism following withdrawal from ethanol. Drug Alcohol Depend 12:3–13

Mair RG, McEntee WJ (1986) Lognitiue enhancement in Korsakoffs psychosis by clonidine. A comparison with L-Dopa and epaedrine. Psychopharmacology 88:374–380

Major LF, Ballenger JC, Goodwin FK, Brown GL (1977) Cerebrospinal fluid homovanillic acid in male alcoholics: Effects of disulfiram. Biol Psychiatry 12:635–642

Mäki T, Heikkonen E, Kontula K, Härkönen T, Härkönen M, Ylikahri R (1989) Effect of prolonged ethanol intakte and abrupt withdrawal on humal lymphocytic beta-adrenergic receptors. Alc Alcohol 24:381

Mander AJ, Young A, Merrick MV, Morton JJ (1989) Fluid balance vasopressin and withdrawal symptoms during detoxification from alcohol. Drug Alcohol Depend 24:233–237

Manhem P, Nilsson LH, Moberg AL, Wedsetin J, Hokfelt B (1985) Alcohol withdrawal: effects of clonidine on sympathetic activity, the renin-aldosterone system and clinical symptoms. Alcohol Clin Exp Res 9:238–243

Martin PR, Ebert MH, Gordon EK, Kopin IJ (1983) Central and peripheral catecholamine metabolism during clonidine treatment of alcohol amnestic disorder. Clin Pharmacol Ther 33:19–27

Martin PR, Egbert MH, Gordon EK, Weingartener H, Kopin IJ (1984) Catecholamine metabolism during clonidine withdrawal. Psychopharmacology 84:58–63

Martin PR, Adinoff B, Eckhardt MJ et al (1989a) Effective pharmacotherapy of alcoholic amnesic disorder with fluvoxamine: preliminary findings. Arch Gen Psychiatry 46:617–621

Martin PR, Higa S, Burns RS, Tamarkin L, Ebert MH, Markey SP (1989b) Korsakoff's psychosis: decreased 6-hydroxymelatonin excretion. Neurology 34:966–968

Matussek N, Ackenheil M, Herz A (1984) The dependence of the clonidine growth hormone test on alcohol drinking habits and the mestrual cycle. Psychoendrocrinology 9:173–177

Maxion H, Schneider E (1971) Alkoholdelir und Traumschlaf. Ergebnisse einer polysomnographischen Nachtschlaf-EEG-Untersuchung bei Patienten mit Alkoholdelir. Arch Psychiatr Nervenkr 214:116–126

McEntee WJ, Mair RG (1980) Memory enhancement in Korsakoff's psychosis by clonidine: further evidence for a noradrenergic deficit. Ann Neurol 7:466–470

McGue M, Gottesman II (1989) Genetic linkage in schizophrenia: Perspectives from genetic epidemiology. Schizophrenia Bull 15:453–464

Melgaard B (1983) The neurotoxicity of ethanol. Acta Neurol Scand 67:131–142

Meyer JG (1976) Säure-Basen-Veränderungen im Liquor cerebrospinalis während des alkoholischen Prädelirs. Nervenarzt 47:623–627

Meyer JG, Urban K (1977) Electrolyte changes and acid balance after alcohol withdrawal. J Neurol 215:135–140

Morgan J, McSharry K, Sireling L (1990) Comparison of a system of staff prompting with a programmable electronic diary in a patient with Korsakoff's syndrom. Int J Soc Psychiatry 36:225–229

Mott FW (1910) The nervous system in chronic alcoholism. Br Med J II:1403–1410

Mueser KT, Yarnold PR, Levinson DF, Singh H, Bellack AS, Kee K, Morrison RL, Yadalam KG (1990) Prevalence of substance abuse in schizophrenia: Demographic and clinical correlates. Schizophrenia Bull 16:31–56

Mukherjee AB, Ghazanfari A, Svoronos S et al (1987) Transketolase abnormality in cultured fibroblasts from familial chronic alcoholic men and their male offspring. J Clin Invest 79:1039

Müller N, Höhe M, Klein HE et al (1989) Endocrinological studies in alcoholics during withdrawal and after abstinence. Psychoendorinology 14:113–123

Muller P, Britton RS, Seeman P (1980) The effects of long term ethanol on brain receptors for dopamine, acetylcholine, serotonin, and noradrenaline. Eur J Pharmacol 65:31–37

Mumenthaler M (1989) Neurologie. Thieme, S 158, Stuttgart New York

Nanji AA, Blank DW (1984) Usefulness of serum potassium levels in the diagnosis of delirium tremens. Intensive Care Med 10:112

Neundörfer B, Gössinger S (1977) Klinische Diagnose und Verlauf der Wernicke-Enzephalopathie. Nervenarzt 48:500

Nixon PF (1984) Is there a genetic component to the pathogenesis of the Wernicke-Korsakoff syndrome? Alcohol Alcohol 19:219–221

Nordstroem G, Berglund N (1988) Delirium tremens: a prospective long-term follow-up study. J Stud Alcohol 49:178–185

Nutt D (1987) Alpha-2-Adrenoreceptor function during ethanol withdrawal. Ann Int Med 107:880–883

Nutt D, Adinoff B, Linnoila M (1989) Benzodiazepines in the treatment of alcoholism. Recent Dev Alcoh 7:283–313

Parale MP, Kulkarni SK (1986) Studies with alpha-2-adrenoreceptor agonists and alcohol abstinence syndrome in rats. Psychopharmacology 88:237–239

Park P, Whitehead PC (1973) Development sequence and dimensions of alcoholism. Quart J Stud Alcohol 34:887

Parsons OA (1987) Intellectual impairment in alcoholics: persistent issues. Acta Med Scand (Suppl 717) 30:33–46

Peiffer (1985) Zur Frage atrophisierender Vorgänge im Gehirn chronischer Alkoholiker. Nervenarzt 56:649–657

Peiffer J (1989) Neuropathologische Aspekte des chronischen Alkoholismus. In: Schied HW, Heimann H, Mayer K (Hrsg) Der chronische Alkoholismus. Fischer, Stuttgart New York, S 103–120

Pellegrino SM, Druse MJ (1992) The effects of chronic ethanol consumption on the mesolimbic and nigrostriatal dopamine systems. Alcohol Clin Exp Res 16:275–280

Pfitzer F, Schuchardt L, Heitmann R (1988) Die Behandlung schwerer Alkoholdelirien. Nervenarzt 59:229–236

Phillip M, Seyfeddinipur N, Marneros A (1976) Epileptische Anfälle beim Delirium tremens. Nervenarzt 47:192–197

Pohlisch K (1933) Soziale und persönliche Bedingungen des chronischen Alkoholismus. Thieme, Leipzig

Potter JF, Bannan LT, Beevers DG (1984) Alcohol and hypertension. Br J Addict 79:365–372

Pratt OE, Jeyasingham M, Shaw GK et al (1985) Transketolase variant enzymes and brain damage. Alcohol Alcohol 20:223–232

Price J, Kerr R (1985) Some observations on the Wernicke-Korsakoff syndrome in Australia. Br J Addict 80:69–76

Pulver AE, Wolynies PS, Wagner MG, Moorman CC, McGrath JA (1989) An epidemiologic investigation of alcohol-dependent schizophrenics. Acta Psychiatr Scand 79:603–612

Rabin RA, Wolfe BB, Dibner MD, Zahniser MR, Melchior C, Molinoff PB (1980) Effects of ethanol administration and withdrawal on neurotransmitter receptor systems in C57 mice. J Pharmacol Exp Ther 213:491–496

Regier DA, Farmer ME, Rae DS, Locke BZ, Keith SJ, Judd LL, Goodwin FK (1990) Comorbidity of mental disorders with alcohol and other drug abuse. JAMA 264:2511–2518

Riedel E, Haas W, Voshage J (1987) Akustisch evozierte Hirnstammpotentiale beim chronischen alkoholischen Korsakow-Syndrom. Psychiatr Neurol Med Psychol (Leipzig) 39:497–500

Rimmer J, Jacobsen B (1977) Alcoholism in schizophrenics and their relatives. J Stud Alcohol 38:1781–1784

Rogers RL, Meyer JS, Shaw TG et al (1983) Reductions in regional cerebral blood flow associated with chronic consumption of alcohol. J Am Ger Soc 31:540–543

Rommelspacher H, Schmidt LG, Helmchen H (1991) Pathobiochemie und Pathophysiologie des Alkoholentzugssyndroms. Nervenarzt: 82:649–657

Roos BE, Silverskiöld BP (1973) Homovanillic acid in cerebrospinal fluid of alcoholics. N Engl Med J 86:1358–1359

Rose E (1872) Delirium tremens und Delirium Traumaticum. In: von Pitka B (Hrsg) Handbuch der allgeimenen und speziellen Chirurgie, Bd 1, 2. Abt. Enke, Erlangen, S 1–148

Schied H-W, Mann K (1989) Die Behandlung des Delirium tremens und des Alkoholentzugssyndroms. In: Schied H-W, Heimann H, Mayer K (Hrsg) Der chronische Alkoholismus. Fischer, Stuttgart New York, S 285–300

Schrappe O (1968) Alkohol und psychiatrische Krankheiten. Internist 9:264–269

Schuckit MA (1982) The history of psychotic symptoms in alcoholics. J Clin Psychiatry 43:53–57

Schuckit MA, Winokur G (1971) Alcoholic hallucinosis and schizophrenia: a negative study. Br J Psychiatry 119:549–550

Schulz R, Wüster M, Duka T, Herz A (1980) Acute and chronic ethanol treatment changes endorphin levels in brain and pituitary. Psychopharmacology 68:221–227

Scott DF (1967) Alcoholic hallucinosis: an aetiological study. Br J Addict 62: 113–125

Scott DF, Davies DL, Malherbe MEL (1969) Alcoholic hallucinosis. Int J Addict 4:319–330

Snyder F (1972) Electroencephalographic studies of sleep in psychiatric disorders. In: Chase MH (ed) The sleeping brain. Los Angeles: Brain Information Service. University of California pp 376–393

Soyka M (1990) Psychopathological characteristics in alcohol hallucinosis and paranoid schizophrenia. Acta Psychiatr Scand 81:255–259

Soyka M, Zugs G (1989) Zur differentialdiagnostischen Abgrenzung der Alkoholhalluzinose von den Schizophrenien. Nervenheilkunde 8: 121–127

Soyka M, Raith L, Steinberg R (1988) Mean age, sex ratio and psychopathology in alcohol psychoses. Psychopathology 21:19–25

Soyka M, Botschev C, Völcker A (1992a) Neuroleptic treatment in alcohol hallucinosis – no evidence for increased seizure risk. J Clin Psychopharmacology 12:66–67

Soyka M, Reif F-J, Völkl G (1992b) Häufigkeit und klinische Relevanz der Hypokaliämie bei chronischem Alkoholismus. In: Holtmeier HJ (Hrsg) Pathophysiologie und Klinik des Kaliumstoffwechsels des Menschen. Wissenschaftliche Verlagsgesellschaft, Stuttgart, S 159–169

Soyka M, Albus M, Kathmann N (1992c) Prävalenz von Suchterkrankungen bei schizophrenen Patienten – Erste Ergebnisse einer Studie an 447 stationären Patienten eines großstadtnahen psychiatrischen Bezirkskrankenhauses. In: Schwoon DR, Krausz M (Hrsg) Psychose und Sucht. Krankheitsmodelle, Verbreitung, therapeutische Ansätze. Lambertus, Freiburg, S 59–79

Steck H (1954) Delirium tremens oder Säuferwahnsinn. Über den Einfluß des Alkohols auf das Nervensystem und das Seelenleben. Schwabe, Basel

Steck P, Holzbach E (1986) Über die Beziehungen zwischen Halluzinationen im Alkoholdelir und testpsychologisch objektivierbaren Persönlichkeitsvariablen. Eur Arch Psychiatr Neurol Sci 236:187–194

Sullivan JT, Sykora K, Schneiderman J, Naranjo CA, Sellers EM (1989) Assessment of alcohol withdrawal: the revised clinical institute withdrawal assessment for alcohol scale (CIWA-Ar). Br J Addict 84:1353–1357

Sun AY, Seaman RN, Middleton CC (1977a) Effects of acute and chronic alcohol administration on brain membrane transport systems. In: Gross MM (ed) Advances in experimental medicine and biology, vol. 85A. Alcohol intoxication and withdrawal – IIIa. Plenum Press, New York London, pp 123–138

Sun AY, Sun GY, Middleton ChC (1977b) Alcohol-membrane interaction in the brain: Effect of chronic ethanol administration. In: Seixas FA (ed) Current in alcoholism. Biological, biochemical and clinical studies, vol 1. Grune & Stratton, New York San Francisco London pp 81–92

Surawicz G. (1980) Alcoholic Hallucinosis: a missed diagnosis. Can J Psychiatry 25:57–63

Sutton T (1813) Tracts on delirium tremens, on peritonitis, on some other internal inflammatory affections, and on gout. Unterwood, London

Syvalahti EKG, Hietala J, Roytta M, Gronroos J (1988) Decrease in the number of rat brain dopamine and muscarinic receptors after chronic alcohol intake. Pharmacol Toxicol 62:210–212

Tabakoff B, Munoz-Marcus M, Fields JZ (1979) Chronic ethanol feeding produces and increase in muscarinic cholinergic receptors in mouse brain. Life Sci 25:2173–2180

Takahashi S, Yamane H, Kondo H, Tani H, Kato N (1974) CSF monoamine metabolites in alcoholism: a comparative study with depression. Folia Psychiatr Neurol JPN 28:347–354

Thadani PV, Kulig BM, Brown FC, Beard JD (1976) Acute and chronic ethanol-induced alterations in brain norepinephrine metabolites in the rat. Biochem Phramacol 25:93–94

Topel H (1989) Endogene Opiode und Alkoholismus. In. Schied HW, Heimann H, Mayer K (Hrsg) Der chronische Alkoholismus. Fischer, Stuttgart New York, S 185–202

Torvik A, Lindboe CF, Rodge S (1982) Brain lesions in alcoholics. A neuropathological study with clinical correlations. J Neurol Sci 56:233–248

Trzepacz PT, Baker RW, Greenhouse J (1988) A symptom rating scale for delirium. Psychiatry Res 23:89–97

Veith RC, Best JD, Halter JB (1984) Dose-dependent suppression of norepinephrine appearence rate in plasma by clondine in man. J Clin Endocrinol Metab 59:151–155

Victor M (1992) The effects of alcohol on the nervous system. In: Mendelson JH, Mello NK (eds) Medical diagnosis and treatment of alcoholism. McGraw-Hill, New York, pp 201–262

Victor M, Adams RD (1953) Effects of alcohol on the nervous systems. Res Publ Assoc Res Nerv Ment Dis 32:526–573

Victor M, Laureno R (1978) The neurologic complications of alcohol abuse: Epidemiologic aspects. In: Schoenberg BS (ed) Advances in neurology, col 19. Neurological epidemiology: principles and clinical applications. Raven Press, New York, pp 603–617

Victor M, Adams RD, Clooins GH (1971) The Wernicke-Korsakoff syndrome. Davis, Philadelphia

Wadstein J, Skude G (1979) Does hypokalemia precede delirium tremens? Lancet II:549–550

Walinder J, Balldin J, Bokstrom K, Karlsson I, Lundstrom B (1982) Clonidine suppression of the alcohol withdrawal syndrome. Drug Alcohol Depend 8:345–347

Werner W, Guth W, Leipig F-J (1981) Schizophrene Psychosen und Alkoholismus. In: Wieck HH, Schrader A, Daun H, Witkowski R (Hrsg) Krankheit Alkoholismus: Epidemiologie-Symptomato-logie-Diagnose-Therapie. perimed, Erlangen, S 49–55

Whang R, Ryan M, Aikawa JK (1974) Delirium tremens: a clinical example of cation pump failure? Am J Clin Nutr 27:447

Whyte KF, Addis GJ, Whitesmith R, Reid JL (1987) Adrenergic control of plasma magnesium in man. Clin Sci 72:135–138

Wieser S (1965) Alkoholismus. II. Psychiatrische und neurologische Komplikationen. Fortschr Neurol Psychiatr 33:349–409

Wilkins AJ, Jenkins WJ, Steiner AJ (1983) Efficacy of clonidine in treatment of alcohol withdrawal states. Psychopharmacology 81:78–80

Willoughby JO, Menadue MF, Liebelt H (1987) Activation of serotonin receptors in the medial basal hypothalamus stimulates growth hormone secretion in the unanesthetized rat. Brain Res 404:319–322

Wolfe SM, Victor M (1969) The relationship of hypomagnesemia and alkalosis to alcohol withdrawal symptoms. Ann NY Acad Sci 162:973

Wolfe SM, Victor M (1971) The physiological basis of the alcohol withdrawal syndrome. In: Mello NK, Mendelson JH (eds) Recent advances in studies of alcoholism. U. S. Government Printing Office, Washington, p 188

Wolfe SM, Mendelson JH, Ogata M et al (1969) Respiratory alkalosis and alcohol withdrawal. Trans Assoc Am Physicians 82:344

Wong DT, Threfkeld PG, Lumeng L, Li TK (1990) Higher density of serotonin-IA receptors in the hippokampus and cerebral cortex of alcohol-preffering P rats. Life Sci 46:231–235

Wood JM, Laverty R (1979) Effect of depletion of brain catecholamines on ethanol tolerance and dependence. Eur J Pharmacol 58:285–293

Yasargil MG (1952) Zur Pathogenese und Therapie des Delirium tremens und des pathologischen Rauschzustandes. Schweiz Arch Neurol Psychiatr 68:342–370

Diskussion zum Vortrag 6

Prof. Dr. G. Huffmann
In der Neurologie sehen wir die Wernicke-Enzephalopathie wesentlich häufiger. Mich wundert, daß Sie zwischen Wernicke-Enzephalopathie und Korsakow-Syndrom einen so engen Zusammenhang sehen. Die Wernicke-Enzephalopathie tritt üblicherweise ohne ein Korsakow-Syndrom auf. Bei frühzeitiger Gabe von Thiamin geht die Wernicke-Symptomatik erstaunlich rasch vorüber, nicht selten innerhalb von 2 oder 3 Tagen. Korsakow-Syndrome können dagegen unabhängig von der Wernicke-Enzephalopathie spontan auftreten, am häufigsten wohl nach einem Delir.

Dr. M. Soyka
Bezüglich der Thiaminbehandlung haben Sie völlig recht. Der häufig herausgestellte Zusammenhang, den ich ansprach, bezog sich auf die Tatsache, daß die unbehandelte Wernicke-Enzephalopathie in vielen Fällen in ein Korsakow-Syndrom übergeht. In der wissenschaftlichen Literatur wird das Wernicke-Korsakow-Syndrom seit langem als Einheit gesehen.

Prof. Dr. G. Huffmann
Das Alkoholdelir tritt nicht nur im Entzug auf, sondern auch beim Alkoholexzess.

Dr. M. Soyka
Ganz recht, und zwar als sog. Okkasionsdelir und als Kontinuitätsdelir. Diese Formen des Delirs sind allerdings seltener als das Entzugsdelir.

Prof. Dr. D. Ploog
Viele Korsakow-Syndrome gehen nicht auf einen Alkoholismus und damit auch nicht auf eine Wernicke-Enzephalopathie zurück. In der Literatur wird die mögliche Erblichkeit des Alkoholismus viel diskutiert. Halten Sie eine genetische Disposition dieser Überempfindlichkeit für denkbar?

Dr. M. Soyka
Delire und Korsakow-Syndrome treten natürlich nicht nur beim Alkoholismus, sondern auch bei vielen anderen Störungen auf. Die Frage der Genetik des Alkoholismus ist komplex. Die Vulnerabilität für bestimmte organspezifische Folgeschäden nach langem Alkoholabusus, wie etwa einer Alkoholpsychose oder einer Leberzirrhose, scheint genetisch bedingt zu sein, wie in Zwillingsuntersuchungen gezeigt werden konnte. Die klinische Erfahrung zeigt, daß es schwere Trinker gibt, die nie ein Delir oder eine Leberzirrkose entwickeln.

Zur Vererbung des Alkoholismus als Suchterkrankung gibt es eine Reihe von Zwillings- und Adoptionsstudien, die belegen, daß die Kinder von Alkoholikern eine deutlich höhere Alkoholismusrate aufweisen als die Normalbevölkerung, selbst wenn sie völlig unabhängig von ihren Eltern aufwachsen. Ich denke, diesen Zusammenhang kann man heute als bewiesen unterstellen. Ein entsprechendes Gen ist bisher allerdings nicht identifiziert worden. Es gibt eine sehr kontrovers diskutierte Arbeit von Blum, der eine Assoziation von Alkoholismus mit dem Dopamin-D_2-Rezeptor-Gen-Allel A1 fand. Dieser Befund ist allerdings sehr umstritten. Wir haben dazu selber eine Studie durchgeführt, die – ebenso wie die meisten anderen Studien dieser Art – eine solche Assoziation nicht nachvollziehen konnte.

Prof. Dr. H. Huber

Wieviele Alkoholhalluzinosen im Vergleich zum Alkoholdelir haben Sie in den letzten 5 Jahren in München an Ihrer Klinik gesehen?

Dr. M. Soyka

Ich überblicke etwa 10 Jahre. Wir sehen jährlich vielleicht zehn bis zwölf Alkoholhalluzinosen. Sie sind sicher seltener als Alkoholdelire.

Prof. Dr. J. Haan

Nach meiner Erfahrung sind sie sehr selten. Unter meinen 450 Patienten habe ich kaum welche gesehen. Ich habe insgesamt auch nur wenige Wernicke-Patienten gesehen. Vielleicht hängt das Auftreten einer Wernicke-Enzephalopathie unter anderem auch davon ab, was getrunken wird. Biertrinker sind möglicherweise in einer besseren Situation, weil Bier genügend Vitamin B_1 enthält.

7 Leichte Hirnfunktionsstörungen bei Kindern und Jugendlichen

G. NISSEN

Hirnfunktionsstörungen im Kindes- und Jugendalter können auf prä-, peri- und postnatalen Hirnschäden beruhen, ebenso aber auch genetisch fixiert (etwa bei asynchronen Reifungsverläufen) oder Folge einer massiven und langdauernden psychischen und physischen Deprivation im frühen Kindesalter sein. Die Bemühungen der Kinder- und Jugendpsychiater, „spezifische psychische Elementarformen" zu erfassen und dafür ein psychopathologisches Syndrom herauszustellen, waren wegen der begrenzten Möglichkeiten einer hirntopischen Zuordnung und einer Eliminierung pathoklitischer Spezifitäten bislang kaum erfolgreich. Leitsymptome der hyperkinetischen Störung sind Aufmerksamkeitsdefizite und Hyperaktivität. Langzeituntersuchungen zeigen, daß hyperkenetische Kinder als Jugendliche und Erwachsene noch erhebliche Beeinträchtigungen aufweisen; insbesondere bleiben Impulsivität und verminderte Aufmerksamkeit erhalten. Am vielversprechendsten ist eine psychotherapeutisch-psychopharmakologische Kombinationsbehandlung.

7.1 Einleitung

Bis vor einigen Jahrzehnten wurden organische Psychosyndrome neben der Epilepsie, der Oligophrenie und Demenz meistens in den Eingangskapiteln unserer kinder- und jugendpsychiatrischen Lehrbücher abgehandelt. Das hat sich aus unterschiedlichen Gründen dramatisch geändert. Einerseits wurden durch hygienische Maßnahmen, Impfungen und Antibiotika Infektionskrankheiten und mit ihnen die bakteriellen Enzephalitiden so stark zurückgedrängt, daß sie bei uns fast eine Rarität darstellen. Andererseits werden Kinder mit schwereren und schweren metabolisch bedingten, mit prä-, peri- und postnatalen und traumatischen Hirnschäden heute überwiegend in pädiatrischen und neurochirurgischen Kliniken und in Rehabilitationseinrichtungen behandelt. In der Kinder- und Jugendpsychiatrie standen in den letzten Jahrzehnten die leichten Hirnfunktionsstörungen, die minimale zerebrale Dysfunktion (MCD), im Vordergrund des wissenschaftlichen Interesses.

Dem Terminus „behaviour disorder" (Stern 1953), der Verhaltensstörung, der Anfang der 50er Jahre aus den USA zu uns kam, stand ursprünglich die „character disorder" gegenüber. Die disorder, die „Störung", die in der deutschen Psychiatrie vor über hundert Jahren geläufig war, dann aber durch den Begriff der Erkrankung oder des Syndroms abgelöst wurde und lange als obsolet galt, ist ja inzwischen durch die DSM und ICD restauriert worden. Die Dominanz psychodynamischer Theorien bewirkte seinerzeit, daß die genetisch-organisch fundierten „character disorders" vergessen, ja

Tropon-Symposium, Bd. VIII
Organische Psychosyndrome
Hrsg. R. Schüttler
© Springer-Verlag Berlin Heidelberg 1993

vom herrschenden Zeitgeist „verdrängt" wurden. Der Verhaltensstörung wurde von der „Child Guidance Movement" sogar indirekt der Rang einer nosologischen Diagnose zuerkannt, tatsächlich erfüllt sie, weil es sich um eine Sammelbezeichnung handelt, nicht einmal die deskriptiven Voraussetzungen.

Im Gegenzug dazu entwickelten Strauss u. Lethinen (1947) mit ihrer „minimal brain damage" (MBD) ein Konzept, das seitdem, aber besonders nachdem Bax u. McKeith (1963) den Begriff „damage" wegen der hypostasierten, aber nicht morphologisch verifizierbaren Hirnschädigung in „dysfunction" (MCD) umwandelten, fast unverändert im Brennpunkt vehementer Auseinandersetzungen steht. Während die eine, die psychoanalytisch orientierte Richtung von einer „hirnorganischen Mythe" sprach, die nur eine phasenspezifisch ableitbare Neurose vortäusche, vertrat eine neurologisch orientierte Seite die radikale Theorie, daß sich prinzipiell alle, auch die leichten Hirnfunktionsstörungen nach dem Prinzip der „Verdünnungsreihe" auf Hirnläsionen zurückführen lassen.

Im deutschsprachigen Raum stellte als erster Göllnitz (1954) in einer in der DDR erschienenen Monographie ein „hirnorganisches Achsensyndrom" („Encephaloperoma infantis") vor, von dem er glaubte, daß dadurch die Ursachenforschung im Bereich der gesamten Kinder- und Jugendpsychiatrie sich entscheidend verändern werde. Er stützte sich dabei auf enzephalographische Untersuchungen an 280 Kindern, bei denen er in 93 % pathologische Befunde ermittelte. Vielleicht mitbestimmt von der Vorgabe von Kurt Schneider (1959), daß Anlage „nicht ohne weiteres mit erblicher Anlage gleichzusetzen" sei, da auch exogene intrauterine und friihkindliche Faktoren einfließen könnten, wurden danach zahlreiche Arbeiten über frühkindliche Hirnschäden publiziert, etwa von Wewetzer (1959), von Wunderlich (1963), von Müller-Küppers (1969) und von Strunk u. Faust (1967), die die grundlegenden Untersuchungen von Strauss u. Lethinen (1947) zu bestätigen schienen. Lempp (1964) stellte Kinder mit einem leichten „frühkindlich exogenen Psychosyndrom", für das er eine Häufigkeit von ca. 17 % angab, einer gesunden Vergleichsgruppe gegenüber und ermittelte signifikant höhere Vergleichswerte für die Entwicklung sekundärer kindlicher Neurosen.

Diese und andere klinische Erfahrungen fanden eine gewisse Bestätigung in tierexperimentellen Untersuchungen (Prechtl 1973), die ergaben, daß durch zerebrale Läsionen bei jungen Affen, Katzen und Hunden nur leichte kontralaterale Schäden gesetzt wurden, weil offenbar subkortikale Gebiete kortikale Funktionen Übernahmen. Dagegen traten unter Streßbedingungen bei den geschädigten wesentlich häufiger als bei anderen Tieren psychische Störungen auf. Es wurde vermutet, daß gestörte Schaltungen bzw. falsche „Verdrahtungen" in einem ausgeglichenen Milieu relativ gut kompensiert werden, dagegen führe eine gestörte Umwelt leicht zu psychischen Dekompensationen.

Es ist erstaunlich, daß bei der kausalen Zuordnung aber Jahrzehnte hinweg genetisch bedingte individuelle Differenzen konsequent nivelliert oder vielleicht sogar geleugnet wurden, obgleich in der Normalverteilung der Intelligenz nach Gauß sich im unteren IQ-Bereich eine ähnliche Konfiguration ermitteln ließ und die Geschlechtsverteilung der leichten Hirnfunktionsstörungen, insbesondere des hyperkinetischen Syndroms (HKS)) mit einer Jungenwendigkeit von 8–10:1 eine sich täglich manifestierende Realität (Nissen 1972) darstellte. In den 70er Jahren wurde deshalb und wegen zunehmender Registrierung homologer familiärer Belastungen diesen Faktoren eine zunehmende Aufmerksamkeit geschenkt (Morrsion u. Stewart 1973; Cantwell 1975; Safer 1973; Werry 1978). Diese und andere Erkenntnisse führten dazu, das MCD-Kon-

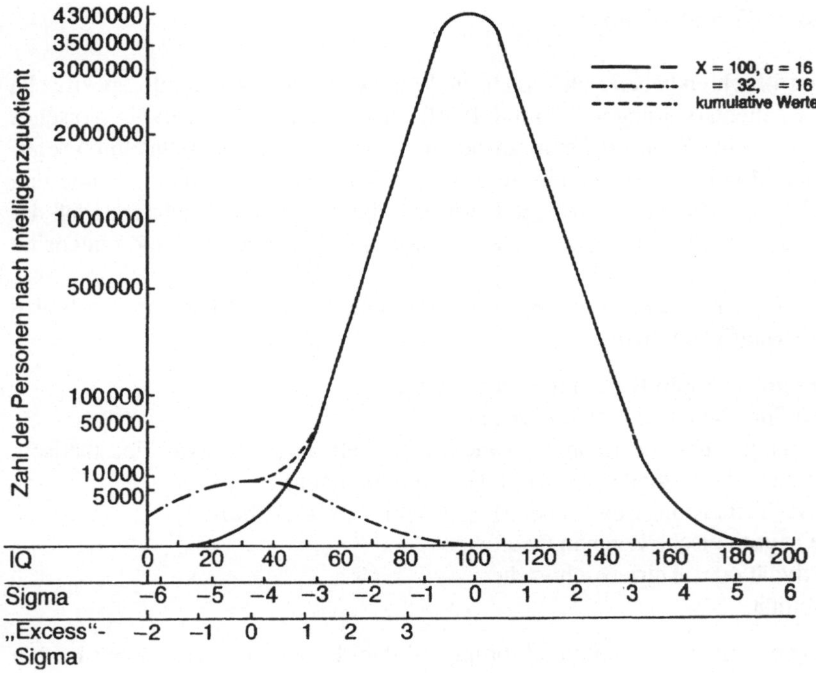

Abb. 1. Die Häufigkeit der Intelligenzverteilung (Dinkmann, Tarjan 1960) zeigt unterhalb der Gauß-Normalverteilung (Mittelwert = 100) eine zweite „Normalkurve" (Mittelwert = 32), die auf genetische Aberrationen, Hirnschädigung u. a. zurückgeführt wird.

zept neu zu überdenken, obgleich ihre Kritik eigentlich nicht der „Hirnfunktionsstörung", sondern der „Hirnschädigung" galt. Die leichte frühkindliche Hirnschädigung, tatsächlich eine unzulässig überdehnte, ubiquitäre Diagnose, war überfällig geworden, weil sie mit Prävalenzraten von 10–30 % in einem definitorischen Gegensatz zum Begriff von Normalität und Gesundheit geriet.

Tabelle 1. Prävalenz der Hirnfunktionsstörungen in unausgelesenen Populationen

Lempp	Stutte	Strunk	Nissen	Esser u. Schmidt
17,9	2,7	1,9	2,1	1 %–2 %

Neuere Untersuchungen weisen auf eine hirnorganische Kerngruppe um 1–2 % (Nissen 1977; Esser u. Schmidt 1987) hin, also auf eine weiterhin sehr häufige psychische Störung. Selbst wenn diese als entwicklungsabhängige Reifungsdefizite deklariert werden, wofür Esser u. Schmidt (1987) plädieren, betrifft dies nicht die Existenz von graduell unterschiedlichen Hirnfunktionsstörungen. Diese lassen sich nicht nur bei auto- und chromosomalen Aberrationen feststellen, sondern ebenso bei genetisch bedingten metabolischen Syndromen bei Kindern und Jugendlichen.

7.2 Symptomatik und Diagnose

In den letzten 40 Jahren haben sich Kinder- und Jugendpsychiater bemüht, „spezifische psychische Elementarstörungen" (Stutte 1970) zu erfassen und ein dafür typisches psychopathologisches Syndrom herauszustellen. Sie erbrachten jedoch im Hinblick auf die begrenzten Möglichkeiten einer hirntopistischen Zuordnung und einer Eliminierung pathoklitischer Spezifitäten nur geringe Erfolge. Dabei ist zu berücksichtigen, daß der Schwierigkeitsgrad einer Diagnose generell mit nachlassender Symptomintensität steigt.

Bei einer numerischen Zuordnung der Symptome von MCD-Kindern ergab sich nachstehende Häufigkeitsfrequenz:

1. Aufmerksamkeits- und Konzentrationsstörungen
2. Lern- und Sprachentwicklungsstörungen
3. Wahrnehmungs- und Erfassungsschwächen (visuell, auditiv, taktil-kinästhetisch, intermodale und intermodal-sequentielle Verknüpfungen)
4. Spezifische Teilleistungsschwächen (Legasthenie, Dyskalkulie)
5. Instabile neurologische Zeichen („soft signs")
6. Hyperaktivität oder Antriebsschwäche
7. Affektlabilität.

Für die Diagnose einer Hirnfunktionsstörung auf dem Boden einer zerebralen Läsion sind (Nissen 1972) 6 Kategorien von Bedeutung, denen eine wechselnde Aussagekraft im diagnostischen Mosaik zukommt. Es sind dies

1. die prä-, peri- und postnatale Anamnese,
2. die psychomotorische Entwickung des Säuglings und des Kleinkindes,
3. der kinderpsychopathologische Befund/
4. der kinderneurologische Befund,
5. die EEG-Untersuchung, akustische und visuelle evozierte Potentiale und bildgebende Verfahren und
6. der psychologische, insbesondere der visuo-motorische Untersuchungsbefund.

Der Versuch, eine Validisierung nach Art des Apgar-Index' mittels einer gleitenden Punktskala zu einer objektiven Differenzierung zu gelangen, erwies sich als unrealistisch.

Tabelle 2. 6 Kriterien für die Erfassung einer leichten Hirnfunktionsstörung (Nissen 1972)

Anamnese (prä-, peri-, postnatal)	Neurologische Untersuchung (Feinmotorik, Koordination, „soft signs")
Entwicklung (Sitzen, Laufen, Sprechen, Sauberkeit	Neurophysiologische Untersuchung (EEG, AEP, VEP)
Psychopathologie (Antrieb, Affekt, Psychomotorik)	Psychologische Untersuchung (Aufmerksamkeit, Konzentration, Form- und Gestalterfassung

Eine neue Dimension erhielt die Diskussion durch den Rückgriff auf Retardierungen bzw. der asynchronen Hirnreifung durch den Begriff der psychoneurologischen Schwächen (Johnson u. Myklebust 1971) oder den der Teilleistungsstörungen (TLS). Diese visuellen und auditiven TLS sind entweder als genetisch bedingte partielle Hirnreifungsretardierungen bzw. -stagnationen, als Residuen einer frühkindlichen Hirnschädigung oder einer schweren und anhaltenden Deprivation einzustufen. Neben der Lese-, Schreib- und der Rechenschwäche lassen sich auch andere motorische, vielleicht auch emotionale und soziale Defizite dadurch definieren, wenn auch nicht erklären. Die Diagnostik von Teilleistungsschwächen ermöglicht es, wesentliche Funktionen objektiv, reliabel und valide zu untersuchen. Neuerdings wurde deshalb darüber diskutiert (Esser u. Schmidt 1987), das Konzept der Hirnfunktionsstörungen durch ein solches der Teilleistungsschwächen abzulösen.

7.3 Das hyperkinetische Syndrom

Während die Hirnfunktionsstörungen in der ICD 10 nur im Zusammenhang (F07) mit Persönlichkeits- und Verhaltensstörungen angeführt sind, erhielt die hyperkinetische Störung (unter F90) ein eigenes Kapitel. Leitsymptome sind Aufmerksamkeitsdefizite und Hyperaktivität; es wird aber ausdrücklich auch auf eine Kombination mit Hypoaktivität hingewiesen.

Bei Kleinkindern ist das klinische Bild durch ein extrem expansives Verhalten und eine gesteigerte Ablenkbarkeit, den Drang, alles Gesehene berühren zu müssen, und eine verminderte Steuerung spontaner Affekte, eine mangelhafte Impulskontrolle und die Unfähigkeit, auf Hinweise adäquat zu reagieren, gekennzeichnet. Die Eltern solcher Kinder charakterisieren sie als ein „perpetuum mobile" oder gelegentlich als „Flaschenteufel" oder als ein „Kuckucksei", das ihnen ins Nest gelegt worden sei.

Beim Schulkind tritt neben der motorischen Unruhe das dieser zugrundeliegenden Aufmerksamkeits- und Konzentrationsdefizit stärker hervor. Infolge einer Reiz-Filter-Schwäche ist es in seiner Konzentration auf ein Objekt durch eine ständig mißglückende Abschirmung unterschwelliger Außenreize beeinträchtigt. Kombiniert damit ist eine starke Reiziiberempfindlichkeit, die sich in überschießenden Reaktionen auf schwache Außenreize äußert. In der schulischen Leistungssituation gelingt es diesen reizoffenen Kindern nur schwer, sich willkürlich direkt auf Denk- und Handlungsziele einzustellen. Sie bilden mit ihrer inneren und äußeren Unruhe einen ständigen Störungsherd in der Klasse und werden deshalb und wegen der Leistungsschwankungen von den Lehrern abgelehnt. Die Mitschüler haben zu ihnen wegen ihrer Doppelrolle als Clown und Faxenmacher, als willkommene Ablenker und unwillkommene Störer meistens ein ambivalentes Verhältnis.

In der Adoleszenz bildet sich die motorische Unruhe allmählich zurück, Impulsivität und verminderte Aufmerksamkeit bleiben jedoch gemeinsam mit einer gesteigerten psychischen Labilität bestehen.

Müßte man ein Aktengutachten über Goethe anfertigen, dürfte man im Zusammenhang mit dem Vorfall, daß er als Junge Tafelporzellan und Fayencen zur Freude der Nachbarskinder aus dem Fenster warf, berücksichtigen, daß er mit einer „Glückshaube" und „für todt auf die Welt kam", was sein Großvater, Bürgermeister der Stadt Frankfurt, zum Anlaß nahm, die Ausbildung der Hebammen um ein Jahr zu verlängern. Der

Bildhauer Rauch hat, wie Goethe ausdrücklich bestätigt, eine Eindellung seines rechten Stirnbeines, einen „Nickfang" nachgebildet, von dem Goethe meinte, daß diese Unebenheiten wohl nur die Schädelform beträfen und die Hemisphären sich gleichmäßig ausgebildet hätten. Bettina von Arnim, keine unumstrittene Zeitzeugin, berichtete, daß seine Mutter ihn als ein „eigenes", ein eigenartiges Kind bezeichnete, das „mehr zum Zürnen als zum Weinen zu bringen" war. Seine damals 22jährige Mutter mit ihrer sprichwörtlichen „Frohnatur" hätte ihren Jungen deswegen aber auch heute sicher keinem Arzt vorgestellt, denn sie war schon sehr früh absolut von seiner Genialität überzeugt.

7.4 Prognose

Mehrere Langzeituntersuchungen zeigen, daß hyperkinetische Kinder als Jugendliche und als Erwachsene noch erhebliche Beeinträchtigungen aufweisen. Insbesondere bleiben Impulsivität und verminderte Aufmerksamkeit erhalten (Minde 1971). Trott (1991) stellte nach einem durchschnittlichen Katamnesenzeitraum von 7 Jahren fest, daß 35 Jugendliche (6 weiblich, 29 männlich) ihre jeweils dominierenden Störungen (motorische Unruhe, Konzentrationsunfähigkeit, Stimmungslage, Selbstbewußtsein, Verletzlichkeit) wesentlich günstiger einschätzten als ihre Eltern; dagegen zeigte sich eine hohe übereinstimmung zwischen den Beurteilungsskalen der Eltern und der Kinder in den Werten Kontaktfähigkeit („offen und kontaktfreudig") und Konfrontationen mit anderen Menschen („sehr häufig"). Borland (1976) untersuchte nach 25 Jahren 20 von 37 hyperkinetischen Kindern. Sie waren überwiegend berufstätig, hatten aber keinen mit dem ihrer Brüder vergleichbaren sozioökonomischen Status erreicht. 20 %, aber keiner ihrer Brüder, mußten als „Soziopathen" eingestuft werden. Menkes et al. (1967) konnten 14 von 18 hyperkinetischen Kindern nachuntersuchen. Von diesen waren 2 psychotisch, 2 geistig behindert und sozial abhängig, 4 befanden sich zeitweilig in Institutionen, 4 konnten sich selbst versorgen, 3 waren weiterhin hyperaktiv. Diese Gruppe ist insofern atypisch, da hier auch Kinder mit einem niedrigen IQ eingeschlossen waren; außerdem fehlte eine Kontrollgruppe. Weis u. Hechtman (1986) untersuchten nach 15 Jahren 62 von 104 hyperaktiven Kindern. Mehr als die Hälfte wies Symptome des HKS auf, bei 23 % wurde eine „antisoziale Persönlichkeitsstörung" festgestellt. Ebenso wie in der Borland-Studie waren die meisten Probanden arbeitsfähig und ökonomisch unabhängig, aber ihr sozialer Status lag unter dem der Kontrollgruppen.

In diesen und anderen Studien zeigte sich, daß Alkoholismus, Drogenmißbrauch und Schizophrenie nicht häufiger als bei anderen Erwachsenen auftraten. Es besteht außerdem Übereinstimmung darin, daß eine alleinige Therapie mit Stimulantien keine bessere Prognose bietet. Es hat den Anschein, daß nur eine kombinierte psychotherapeutisch-psychopharmakologische Behandlung bessere Entwicklungschancen bietet.

7.5 Schluß

Die „leichte frühkindliche Hirnschädigung" (MBD) wurde schon bald nach ihrer Inauguration (1947) durch den Begriff der „leichten Hirnfunktionsstörung" (MCD) ersetzt, weil sich die einseitige Festlegung auf eine hirnorganische Arbeitshypothese nicht aufrechterhalten ließ. Nach einer Phase wird diese im angelsächsischen Bereich derzeit nur noch selten und auch bei uns wesentlich seltener als früher verwendet.

Die Begriffe „minimal brain damage" (MBD), Hirnschädigung, und „minimal brain dysfunction" (MCD), Hirnfunktionsstörung werden häufig synonym verwendet. Während mit dem organischen Psychosyndrom oder der Hirnschädigung auch auf die Ursache möglicher Hirnfunktionsstörungen hingewiesen wird, sagt eine Hirnfunktionsstörung nichts über ihre Ätiologie und Pathogenese aus. Hirnfunktionsstörungen im Kindes- und Jugendalter können auf prä-, peri- und postnatalen Hirnschäden beruhen, ebenso aber auch genetisch fixiert sein, etwa bei asynchronen Reifungsverläufen und schließlich auch als Folge einer massiven und langdauernden psychischen und physischen Deprivation im frühen Kindesalter.

Die Frage, ob das Konzept der Hirnfunktionsstörungen zugunsten eines Konzeptes der Teilleistungsstörungen (Dyslexie, Dysgraphie, Dyspraxie, Dysphasie, Dyslalie usw.), wie dies Werry (1979) forderte, sollte zurückgestellt werden. Diese lassen sich zwar leichter diagnostizieren, auf der anderen Seite gibt es jedoch Störungsbilder, wie z. B. das hyperkinetische Syndrom, bei denen sich Aufmerksamkeits- und Erfassungsdefizite nicht nachweisen lassen.

Die Prognose von Kindern mit Hirnfunktionsstörungen ist uneinheitlich. Sie hängt, ebenso wie dies auch bei den TLS der Fall ist, weniger vom Grad als von der Ursache der Störung ab, während sich deprivationsbedingte Störungen und Reifungsanomalien durch neuere Untersuchungen, Ernst u. v. Luckner (1985) als relativ reversibel erwiesen haben, haben hirnorganisch bedingte Psychosyndrome, aber auch genetisch verankerte Störungen, wie z. B. das hyperkinetische Syndrom, offenbar eine weniger günstige Prognose.

Literatur

Bax M, Keith RM (1963) Minimal cerebral dysfunction. Lavenham Press, Lavenham
Borland H, Hechtman H (1976) Hyperactive boys and their brothers. A 25 year follow-up-study. Arch Gen Psychiatry 1; 669–676
Cantwell DP (1972) Psychiatric illness in the families of hyperactive children. Arch Gen Psychiatry 27:414–417
Corboz LZ (1976) Psychiatrie der minimalen frühkindlichen Hirnschädigung. Bull Schweiz Med Wiss 32:75
Dingman AF, Tarjan G (1960) Mental retardation and the normal distribution curve. Am J Men Defic 64:991–994
Ernst C, Luckner N v (1985) Stellt die Frühkindheit die Weichen? Forum der Psychiatrie, Stuttgart
Esser G, Schmidt M (1987) Minimale Cerebrale Dysfunktion – Leerformel oder Syndrom? Enke, Stuttgart
Göllnitz G (1954) Die Bedeutung der frühkindlichen Hirnschädigung für die Kinderpsychiatrie. VEB Thieme, Leipzig
Guentz EW (1859) Der Wahnsinn der Schulkinder, eine neue Art von Seelenstörungen. Allg Z Psychiatr 16:187
Heuser M (1977) Litt JW von Goethe an einer internukleären Ophthalmoplegie durch Geburtsasphyxie? Psycho 3:7–8
Johnson DJ, Myklebust HR (1971) Lernschwächen. Hippokrates, Stuttgart
Lempp R (1964) Frühkindliche Hirnschädigung und Neurose, 3. Aufl. Bern, 1978, Huber, Stuttgart Wien
Menkes ML, Rowe JS, Menkes JH (1967) A 25 year follow-up-study on the hyperkinetic child with minimal brain dysfunction. Pediatrics 23:383–393

Morrison JR, Stewart MA (1971) A family study of the hyperactiv child syndrome. Biol Psychiatr 3:189–195
Morrison JR, Stewart MA (1973) The psychiatric status of the legal families of adoptes hyperactive children. Arch Gen Psychiatry 28:888–891
Müller-Küppers M (1969) Das leicht hirngeschädigte Kind. Enke, Stuttgart
Myklebust HR (1973) Identifikation and diagnosis of children with learning disabilities: an interdisciplinary study of criteria. In: Walzer S, Wolff P (eds) Minimal brain dysfunction in children. Grune & Stratton, New York, pp b1–b1
Nissen G (1972) Das hyperkinetische Kind. Der Kinderarzt 10:393–194
Nissen G (1977) Psychopathologie des Kindesalters. Wissenschaftliche Buchgesellschaft, Darmstadt
Nissen G (1986) Psychische Störungen im Kindes- und Jugendalter, 2. Aufl. Springer, Berlin Heidelberg New York Tokyo
Nissen G (1990) Bedeutungswandel zerebraler Erkrankungen bei Kindern und Jugenlichen. In: Nissen G (Hrsg) Somatogene Psychosyndrome und ihre Therapie im Kindes- und Jugendalter. Huber, Bern Stuttgart Toronto, S b1–b1
Pick A (1904) Über einige bedeutsame Psycho-Neurosen des Kindesalters. Sammlung zwangloser Abhandlungen aus dem Gebiete der Nerven- und Geisteskrankheiten, Bd V, S 1–28
Prechtl HFR (1973) Das leicht hirngeschädigte Kind. Behav Genet 3:175–186
Safer DJ (1973) A familial factor in minimal brain dysfunction. Behav Genet 3:175–186
Schneider K (1959) Klinische Psychopathologie, 5. Aufl. Thieme, Stuttgart
Stern E (1953) Über Verhaltens- und Charakterstörungen bei Kindern und Jugendlichen. Huber, Zürich
Strauss AA, Lethinen LE (1947) Psychopathologie and education of the brain-injured child I, 14. edn 1967. Grune & Stratton, New York
Strunk P, Faust VB (1967) Die Bewertung hirnorganischer Befunde bei Verhaltensstörungen im Kindesalter. Arch Psychiatr Nervenkr 210:152
Stutte H (1962) Das organische Psychosyndrom bei entzündlichen Hirnkrankheiten. Wien Nervenhkd u. Grenzgebiete 2:161–165
Stutte H (1970) Charakteropathien und frühkindliche Hirnschädigungen. In: Stutte H, Koch H (Hrsg) Springer, Berlin Heidelberg New York, S 76–89
Trott GE (1991) Das hyperkinetische Syndrom des Kindes- und Jugendalters. Therapeutsiche Möglichkeiten und deren Evaluation. Habilitationsschrift, Würzburg
Weis G, Hechtmann L (1986) Hyperactive children grown up. Guilford Press, New York
Werry JS (1978) Byond the hyperactive child and minimal brain demage. In: Setyonegoro RK (ed) Asean Workshop on Child and Adolescent Psychiatry, Jakarta
Wewetzer KH (1959) Das hirngeschädigtge Kind. Psychologie und Diagnostik. Thieme, Stuttgart
Wunderlich D (1963) Die Psychodiagnostik des organisch hirngeschädigten Kindes. Huber, Stuttgart

Diskussion zu Vortrag 7

Priv.-Doz. Dr. J. Klosterkötter
Gibt es Vergleichsuntersuchungen zwischen Kindern mit minimal brain dysfunction-
und High-risk-Kindern für endogene Psychosen? Und wenn ja, welche Unterschiede
oder Übereinstimmungen zeigen sich in der Symptomatik dieser beiden Gruppen?

Prof. Dr. G. Nissen
Gezielte Vergleichsuntersuchungen sind mir nicht bekannt. Hyperkinetische Kinder
und Kinder mit Hirnfunktionsstörungen erkranken anscheinend aber später nicht über-
durchschnittlich häufiger an einer Schizophrenie. Sicher sind aber unter den High-risk-
Kindern auch solche, die man dem Formenkreis der Hirnfunktionsstörungen zuordnen
könnte. Leider ist bisher keine größere Zahl von MCD-Kindern über zwei oder drei
Jahrzehnte verfolgt worden.

N. N.
Waren bei den Verlaufsuntersuchungen spezifische Zusammenhänge zwischen Hirnfunktionsstörungen im Kindesalter und späteren psychiatrischen Erkrankungen zu finden?

Prof. Dr. G. Nissen
In einer der Katamnesen war es häufiger zu Psychosen gekommen, diese Kinder waren
aber zusätzlich lernbehindert. Leider gibt es auch dazu keine speziellen Untersuchungen. Es existieren lediglich einige ganz allgemeine Untersuchungen, wie beispielsweise
eine in Kopenhagen durchgeführte Studie, in der einfach alle stationär behandelten
Kinder nach 30 Jahren nachuntersucht wurden. Dabei zeigte sich, daß die Rate der
Schizophrenien im Vergleich zur Normalbevölkerung etwa doppelt so hoch war. Diese
Studie liefert aber nicht den Beweis, daß Hirnfunktionsstörungen im Kindesalter
zwangsläufig zu psychischen Störungen im Erwachsenenalter führen.

Priv.-Doz. Dr. K. Heininger
Gibt es Langzeituntersuchungen zur Frage des Zusammenhanges zwischen alkoholi-
scher Fetopathie und MCD?

Prof. Dr. G. Nissen
Dazu gibt es eine russische Arbeit, die mich allerdings nicht sehr überzeugt. Im übrigen
schließt das charakteristische Bild der Alkoholembryopathie ja auch nicht unbedingt
eine Hyperkinese ein. Die schwersten Formen des hyperkinetischen Syndroms treten
auf, wenn ein Kernikterus unbehandelt bleibt. Auch aus der endemischen Grippe-En-
zephalitis, die in den 20er Jahren in Wien auftrat, gingen zahlreiche hyperkinetische

Kinder hervor. Bei einigen diese Kinder hat man histologische Befunde erheben können, die auf Schädigungen striataler Hirnanteile hindeuteten. Die Hypothese einer
frühkindlichen Hirnschädigung, das MCD-Konzept, ist also noch nicht gänzlich obsolet. Selbst Untersucher wie Esser und Schmidt räumen in ihrer groß angelegten Studie
ein, daß 1–2 % der Kinder mit uncharakteristischer Symptomatik perinatal eine leichte
Hirnläsion davongetragen haben.

8 AIDS und ZNS

D. NABER

Zwischen 20–25 % der HIV-Infizierten leiden unter verschiedenen psychiatrischen Krankheiten. Kognitive Defizite treten zuweilen bereits im Frühstadium der Infektion auf, Häufigkeit und Ausmaß steigen im Verlauf der Erkrankung an. Deutliche depressive Syndrome (z. B. Suizidgedanken) treten in allen Infektionsstadien bei 8–28 % der Patienten auf. Psychosen sind im Frühstadium der Erkrankung sehr selten; ihre Häufigkeit liegt im Spätstadium zwischen 1 und 2 %. Abschätzungen der Prävalenz von HIV-Infektionen im stationär-psychiatrischen Patientengut deuten darauf hin, daß eine HIV-Untersuchung nur bei Risikopatienten erforderlich ist. Die Therapie psychiatrischer Erkrankungen bei HIV-Infizierten oder bei Aids-Patienten besteht bei überwiegend psychogenen Störungen primär aus einer stützenden Psychotherapie bzw. einer Vermittlung zu einer Selbsthilfegruppe. Unterstützend kann eine medikamentöse Therapie erwogen werden.

Neuropsychiatrische Auffälligkeiten HIV-infizierter Patienten sind neben den internistischen bzw. immunologischen Aspekten zunehmend Gegenstand klinischer Forschung. Der häufige zerebrale Befall ist durch klinische und neuropathologische Untersuchungen ausführlich dokumentiert, neurologische Symptome werden bei 20–65 % der AIDS-Patienten beobachtet (Enzensberger u. Fischer 1988; Poser et al. 1988). Mit der Entdeckung des Neurotropismus des HI-Virus wurde verständlich, warum das ZNS häufig bereits vor dem Auftreten internistischer Symptome befallen ist bzw. warum bereits 30–60 % klinisch unauffälliger HIV-Infizierter Besonderheiten im Liquor zeigen, wie z. B. eine erhöhte Zellzahl oder die intrathekale Bildung von HIV-Antikörpern (Enzensberger u. Fischer 1988; Lüer et al. 1988).

Neben den hirnorganischen Faktoren, dem zerebralen Befall durch das HI-Virus selber oder durch eine Sekundärinfektion, sind vielfältige psychosoziale Faktoren wie die langfristige Belastung durch eine lebensbedrohliche Krankheit, gesellschaftliche Diskriminierung und soziale Deprivation, insbesondere bei Zugehörigkeit zu einer der bekannten Risiko- oder Hauptbetroffenengruppe, für Symptomatik, Verlauf und Therapie von Bedeutung (Chuang et al. 1989; Holland u. Tross 1985). Kaum eine Erkrankung beeinflußt die Betroffenen derart massiv wie die HIV-Infektion bzw. die nach derzeitiger Kenntnis mit großer Sicherheit folgende und bisher weitgehend Therapieresistente AIDS-Krankheit. Entsprechend den zahlreichen somatischen, psychischen und sozialen Wirkungen auf den Erkrankten sind die daraus resultierenden psychopathologischen Syndrome äußerst vielfältig (Er   1987; Fenton 1987; Perry 1990).

Tropon-Symposium, Bd. VIII
Organische Psychosyndrome
Hrsg. R. Schüttler
© Springer-Verlag Berlin Heidelberg 1993

8.1 Zur Ätiologie psychiatrischer Symptome

In den ersten Stellungnahmen zu psychiatrischen Auffälligkeiten bei AIDS-Patienten wurde vor allem die reaktive Komponente betont. Depressive Reaktionen auf die Nachricht der HIV-Positivität, der Umgang mit einer lebensbedrohlichen Krankheit, Unsicherheiten über die Prognose, gesellschaftliche Diskriminierung und Schuldgefühle wurden als mit der HIV-Infektion zusammenhängende Probleme beschrieben (Dilley et al. 1985). Im Laufe der Zeit, ausgehend von der Beobachtung häufiger zerebraler Sekundärinfektionen, von der Entdeckung des Neurotropismus des HI-Virus und der Beschreibung zahlreicher neurologischer Komplikationen, wurden in zunehmendem Maße organisch begründbare Störungen beobachtet. So wurden Verläufe beschrieben, bei denen Patienten noch vor der Manifestation der eigentlichen Immunschwäche ein ausgeprägtes depressiv-apathisches Syndrom entwickelten (Kermani et al. 1984; Ochitill et al. 1984). Diese Auffälligkeit schien kaum ausschließlich psychogen bzw. reaktiv bedingt erklärbar.

Inzwischen ist allgemein anerkannt, daß psychiatrische Auffälligkeiten HIV-Infizierter sowohl psychogener als auch organischer Natur sein können. Die ätiologische Zuordnung z. B. eines depressiven oder neurasthenischen Syndroms mit Antriebsarmut, Konzentrationsstörungen und leichter Ermüdbarkeit bei weitgehend unauffälligem neurologischen Befund ist im Querschnitt oft unmöglich und bedarf neben einer gründlichen psychiatrischen, neurologischen und neuropsychologischen Untersuchung insbesondere einer ausführlichen Fremdanamnese. Auch die Ergebnisse technischer Untersuchungen wie CT des Kopfes, Lumbalpunktion oder EEG sind oft nur begrenzt hilfreich in der Beurteilung der Genese psychiatrischer Auffälligkeiten, da die klinische Relevanz der häufig leicht auffälligen Befunde im Einzelfall bisher kaum abzuschätzen ist. Fast immer zeigt erst der spätere Verlauf mit z. B. wiederholter Messung von kognitiver Leistung und Psychopathologie, ob eine kognitive Minderleistung überwiegend hirnorganisch bedingt ist oder psychogen bzw. reversibel.

Darüber hinaus ist ein kausaler Zusammenhang zwischen HIV-Infektion und psychiatrischer Erkrankung besonders fraglich, wenn der HIV-positive Patient einer Gruppe zugehört, bei der psychiatrische Auffälligkeiten relativ häufig sind (Atkinson et al. 1988; Lahrenz et al. 1978) oder aber Hinweise auf eine psychiatrische Anamnese bereits vor der HIV-Infektion bestehen (King 1989). Die Schwierigkeiten der Differentialdiagnose eines paranoid-halluzinatorischen Syndroms bei einem bis dahin unauffälligen HIV-positiven Patienten, nämlich vorwiegend eine organische Psychose bei HIV-Infektion versus Erstmanifestation einer Schizophrenie, sind von Vogel-Scibilia et al. (1988) beschrieben worden.

8.2 Ängstlich-depressive Syndrome

Nach der Mitteilung des positiven HIV-Testergebnisses ist bei einem Großteil der Betroffenen eine ausgeprägte depressive Verstimmung zu diagnostizieren. In Abhängigkeit von der untersuchten Population, Drogenabhängige scheinen die Diagnose besser zu bewältigen als Homosexuelle, reagieren 30 % bzw. 90 % mit einer depressiven Verstimmung (Seidl u. Goebel 1987). Die Ausprägung reicht von einer geringgradigen, nur kurz andauernden reaktiven Depression bis zu Verzweiflung und Hoffnungslosigkeit mit Suizidideen und auch suizidalen Handlungen (Rajs u. Fugelstadt 1992). So berichten 49 % der Patienten über Depressionen nach Bekanntwerden des positiven HIV-Tests, 5 % über kurzfristige suizidale Ideen und 2 % über einen Suizidversuch (Naber et al. 1989).

Weitgehend übereinstimmend wird beschrieben, daß ca. 30 % der HIV-Infizierten ein ausgeprägtes depressives Syndrom aufweisen (Atkinson et al. 1988; Dilley et al. 1985; Naber et al. 1989; Stieglitz et al. 1988). In einer eigenen Untersuchung an mittlerweile 217 Patienten, die von ihrer HIV-Positivität seit 18 ± 13 Monaten wußten, beurteilten sich 8 % „stark ausgeprägt depressiv" (SDS>55 Punkte) und 27 % „mäßig bis schwer depressiv" (SSD>48). Fremd beurteilt bzw. nach ICD-10 erfüllten 6 % die Kriterien einer „schweren", 7 % einer „mittelschweren" und 12 % einer „leichten depressiven Episode". Nur gelegentlich wurden, wahrscheinlich in Abhängigkeit von der untersuchten Population und den angewandten Kriterien, zur Häufigkeit depressiver Syndrome deutlich abweichende Zahlen wie 83 % (Perry u. Tross 1984) oder eine geringe Häufigkeit von 9 % (Diederich et al. 1988) angegeben. Selbst- und Fremdbeurteilung des depressiven Syndroms HIV-Infizierter korrelieren zwar in einer Untersuchung an 132 Patienten hochsignifikant (Naber et al. 1989), dennoch kann sich hinter einer scheinbaren Teilnahmslosigkeit bzw. einem sarkastischen „Galgenhumor" ein ausgeprägtes depressives Syndrom mit erheblicher Suizidgefährdung verbergen und die Beurteilung des Affektes erst nach längerer, eingehender Exploration ermöglichen.

Inwieweit das Ausmaß des depressiven Syndroms vom Stadium der Infektion abhängig ist, wird derzeit noch kontrovers diskutiert. Beobachtet wurde sowohl eine weitgehende Konstanz des depressiven Syndroms unabhängig von den klinischen Symptomen (Naber et al. 1989) wie auch eine erneute Zunahme mit dem Auftreten der ersten internistischen Symptome im Stadium des „AIDS-related-complex" (Atkinson et al. 1988). Nach einer weiteren Studie schließlich korrelierte die selbstbeurteilte Depression hochsignifikant mit subjektiven somatischen Symptomen und mit mangelnder sozialer Unterstützung (Ostrow et al. 1989).

Nach amerikanischen Angaben treten bei 18–39 % der HIV-Infizierten vielfältige Angstsyndrome auf, die unter anderem eine generalisierte Angst, Panikerkrankungen und Phobien beinhalten (Atkinson et al. 1988). Deutsche Untersuchungen allerdings berichten eine geringere Häufigkeit von ca. 3–10 % (Diederich et al. 1988; Naber et al. 1989; Stieglitz et al. 1988). Die Angst konzentriert sich überwiegend auf Themen, die vor allem den eigenen Körper und das Leiden an einer unheilbaren Krankheit betreffen, dazu kommen soziale Isolation sowie bei Homosexuellen und Drogenabhängigen gelegentlich Schuld- und Bestrafungsgefühle.

Neben der akuten Suizidalität bei Bekanntwerden der HIV-Infektion sind vor allem die an Sekundärinfektionen erkrankten AIDS-Patienten suizidgefährdet. Marzuk et al. (1988) zeigten, daß 1985 die relative Suizidhäufigkeit von HIV-positiven männlichen New Yorkern 36mal höher war als die von gleichaltrigen HIV-negativen Patienten. Diese Studie ist zwar mit gewissen methodischen Problemen behaftet, an der erhöhten Suizidalität bei HIV-Infizierten, insbesondere bei Frauen (Brown u. Rundell 1989), besteht aber auch nach zahlreichen Kasuistiken kein Zweifel (u. a. Diederich et al. 1988; Dilley et al. 1985; Halstead et al. 1988; Rundell et al. 1986).

Wenn auch Diederich et al. (1988) bei HIV-Infizierten eine „typische AIDS-Lethargie mit eigentümlicher Gleichgültigkeit, Trägheit, Mattigkeit, emotionaler Leere und mangelnder affektiver Betroffenheit" beschrieben und diese Auffälligkeit als organisch bedingt ansehen, so gilt doch für das depressive Syndrom wie auch für die meisten anderen psychopathologischen Auffälligkeiten von HIV-Infizierten, daß eine ätiologische Zuordnung bzw. eine Abgrenzung von reaktiver und organischer Komponente nur bei wenigen Patienten möglich ist.

8.3 Neuropsychologische Defizite

Vom depressiven Syndrom schwer abgrenzbar ist ein neurasthenisches Syndrom mit leichter Ermüdbarkeit, Apathie, Einschränkung von Konzentration und Gedächtnis. Diese unspezifischen Symptome können wiederum als Reaktion auf die lebensbedrohliche Infektion einerseits psychogen sein, können aber andererseits erste Zeichen des zerebralen Befalls, der subakuten HIV-Enzephalitis sein. Deutliche neuropsychologische Auffälligkeiten sind bei AIDS-Patienten festgestellt worden, die Angaben zu Häufigkeit und Intensität aber schwanken erheblich. So stellten Navia et al. (1986), die den psychopathologisch undifferenzierten Begriff des „AIDS-Demenz-Komplexes" prägten, mit nichtoperationalisierten Kriterien eine progressive Demenz in der Mehrzahl der AIDS-Patienten fest. Demgegenüber wurden bei neuropsychologischen Untersuchungen deutliche kognitive Defizite nur bei 19 % (Naber et al. 1989), 31 % (Ayers et al. 1987), 32 % (Tross et al. 1988) oder 47 % (Grant et al. 1987) bzw. bei einem von 16 Patienten (Bruhn et al. 1987) festgestellt.

Das Konzept des sog. „AIDS-Demenz-Komplexes", der eine angeblich „charakteristische Trias von kognitiven, motorischen und Verhaltensstörungen" bezeichnet (Navia et al. 1986), ist angesichts der keinesfalls häufigen ausgeprägten dementiellen Syndrome weitgehend irreführend. Außerdem sind motorische, kognitive und psychopathologische Symptome nur gering miteinander korreliert. Ein Patient kann z. B. ein paranoid-halluzinatorisches Syndrom aufweisen, ohne kognitive Defizite zu haben, und auch eine deutliche neurologische Symptomatik schließt einen unauffälligen psychopathologischen Befund keineswegs aus (u. a. Buhrich et al. 1988; Cauncey 1988; Diederich et al. 1988; Halstead et al. 1988; Halevie-Goldman et al. 1987; Jost 1989; Möller et al. 1988). Trotz seiner weiten Verbreitung in der neuropsychiatrischen Literatur sollte der Begriff des „AIDS-Demenz-Komplexes" daher vermieden werden.

Zur Frage, ob bereits in Frühstadien der Infektion, bei asymptomatischen Patienten oder bei Patienten im Stadium der Lymphadenopathie, kognitive Defizite bestehen, liegen mittlerweile 19 Untersuchungen vor. Während in 10 Studien HIV-Infizierte keine neuropsychologische Auffälligkeit (Stieglitz et al. 1988) bzw. keinen Unterschied im Vergleich zu einer HIV-negativen Kontrollgruppe aufwiesen (Clifford et al. 1990; Egan et al. 1990; Goethe et al. 1989; Handelsman et al. 1992; Janssen et al. 1989; McAllister et al. 1992; McArthur et al. 1989; Perdices u. Cooper 1990; Stern et al. 1991), zeigten 9 Arbeiten signifikante Defizite, insbesondere in den Bereichen Aufmerksamkeit, Gedächtnis, visuelle und auditorische Informationsverarbeitung, Psychomotorik und Problemlösung (Grant et al. 1987; Lunn et al. 1991; Naber et al. 1989; Poutianinen et al. 1988; Riedel et al. 1992; Rubinow et al. 1988; Saykin et al. 1988, Silberstein et al. 1987; Tross et al. 1988). Die Diskrepanz dieser Untersuchungen wird gemildert durch die Schlußfolgerungen der Studien, in denen Unterschiede zwischen HIV-Positiven und Kontrollgruppen gefunden wurden: Sie sind zwar signifikant, klinisch aber irrelevant. Andere methodische Gründe, die die Divergenz erklären könnten,

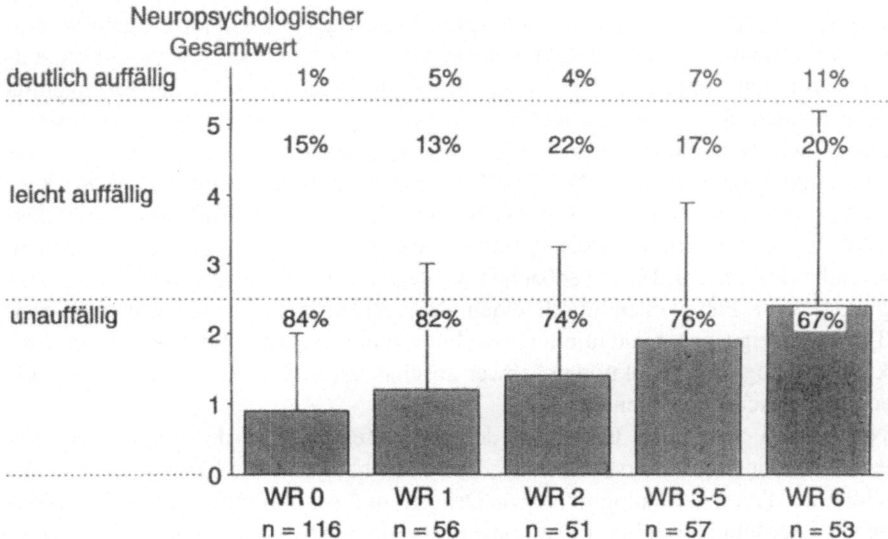

Abb. 1. Verschlechterung der neuropsychologischen Leistung HIV-infizierter in Abhängigkeit vom Walter-Reed-Stadium

sind Selektion von Patienten und Kontrollgruppen, „cut-off"-Kriterien, umauffällige von nicht auffälligen Ergebnissen zu differenzieren und die Zahl der Patienten, die in den meisten Studien weniger als 50 betrug und nur in drei Studien größer als 100 war. In einer dieser drei Studien wurde kein Unterschied gefunden (McArthur et al. 1989), aber in den Studien von Riedel et al. (1992) sowie in einer eigenen Studie (Naber et al. 1989), in der HIV-Positive und eine Kontrollgruppe von 100 HIV-Negativen neuropsychologisch untersucht wurden. In Frühstadien waren 71 % unauffällig, 19 % leicht und 10 % stark auffällig (innerhalb der nach Alter, Ausbildung und Drogenabhängigkeit kontrollierten Gruppe der HIV-Negativen waren 81 % unauffällig, 15 % leicht und 4 % stark auffällig). Die Kriterien einer Demenz mit deutlicher Einschränkung sozialer oder beruflicher Kompetenz erfüllten nur 3 HIV-positive Patienten, alle befanden sich in Spätstadien der Infektion. Auch die Erhöhung der Fallzahl auf mittlerweile 217 HIV-positive Patienten (107 in Früh-, 110 in Spätstadien) und eine Kontrollgruppe von 116 HIV-Negativen führte zu einer Bestätigung dieser Befunde. Diskrete Unterschiede sind bereits zwischen der Kontrollgruppe und den Patienten in Frühstadien nachweisbar, eine Behinderung im sozialen und beruflichen Alltag ist aber nur bei einer Untergruppe der Patienten in Spätstadien zu beobachten; 4 % erfüllten die Kriterien einer Demenz. Neben dem Anstieg des neuropsychologischen Defizits in Abhängigkeit vom Stadium der Erkrankung wird auch eine erhebliche Varianz dieses neuropsychologischen Defizits deutlich (s. Abb. 1). Eine multiple Regressionsanalyse zeigte, daß von den 13 unabhängigen Variablen Alter, Ausbildung, Dauer der Opiatabhängigkeit, Stadium, Depression (SDS), Depression (AMDP), Angst (STAI), Schweregrad neurologischer Symptomatik, CT-Befund, EEG, Zellzahl im Liquor, Eiweiß im Liquor und HMPAO-Spect 20 % der Varianz der neuropsychologischen Leistung durch Ausbildung, 25 % durch Ausbildung + Depression (SDS) und 29 % durch Ausbildung + Depression (SDS) + Dauer der Opiatabhängigkeit erklärt werden.

Die diskret reduzierte neuropsychologische Leistung, die nach derzeitigem Wissen bereits in Frühstadien der HIV-Infektion zu beobachten ist, darf keineswegs als eindeutiger Hinweis auf einen hirnorganischen Befall bzw. auf die subakute Enzephalitis gedeutet werden. So zeigten nur wenige Untersuchungen einen signifikanten Zusammenhang zwischen reduzierter kognitiver Leistung und organischen Variablen wie Liquorbefund (Goethe et al. 1989) oder Kernspintomogramm (Grant et al. 1988; Kieburth et al. 1990; Levin et al. 1990). Wenn auch signifikante Korrelationen zwischen dem Ausmaß der affektiven Störung und der neuropsychologischen Leistung nur in einer Studie (Naber et al. 1989) beobachtet wurden, so ist doch die deutliche Einschränkung kognitiver Fähigkeiten durch einen depressiven Affekt unumstritten (Lezak 1983). Die einzigartige existentielle Bedrohung durch die HIV-Infektion ist in ihrer Wirkung auf kognitive Funktionen schwer abschätzbar und kann in keiner Kontrollgruppe berücksichtigt werden.

Neben dem zerebralen Befall bei der HIV-Infektion und der Depression sind weitere „confounding factors" wie Ausbildung, neuropsychiatrische Anamnese (z. B. Schädel-Hirn-Trauma, Meningitis) sowie Drogen- und Alkoholmißbrauch bei der ätiologischen Zuordnung kognitiver Defizite auszuschließen bzw. abzuwägen (Egan et al. 1990; Ingraham et al. 1990; Schulz-Kindermann et al. 1992; Wilkins et al. 1990).

Verlaufsuntersuchungen, in denen etwaige Änderungen des Affekts und ihr Einfluß auf die neuropsychologische Leistung berücksichtigt werden können, sind bisher nur vereinzelt veröffentlicht worden. Eigene Ergebnisse einer Wiederholungsuntersuchung nach 6 Monaten erbrachten bei bisher 67 Patienten für die Gesamtgruppe keine Änderung psychopathologischer oder neuropsychologischer Variablen. Individuell aber zeigten 5 Patienten eine verbesserte, 16 eine verschlechterte und 46 eine unveränderte kognitive Leistungsfähigkeit. Die neuropsychologischen Veränderungen korrelierten signifikant mit der Veränderung der fremdbeurteilten Depression (r = .47, p < .001). Diese Ergebnisse stimmen überein mit 3 weiteren Untersuchungen, die bei einer erneuten Untersuchung asymptomatischer Patienten nach 7–8 Monaten keine kognitive Verschlechterung fanden (Helmstädter et al. 1989; McKegney et al. 1990; Selnes et al. 1990). In der Studie von Helmstädter et al. (1989) zeigten nur die Patienten mit einer immmunologisch-internistischen Verschlechterung eine Reduktion der neuropsychologischen Leistung. Ähnlich sind die Ergebnisse einer Studie an Patienten in den Spätstadien der Erkrankung, die zu 28 % innerhalb von 2 Jahren ein ausgeprägtes dementielles Syndrom zeigten (Day et al. 1992).

Weitere und über Jahre andauernde Langzeitstudien mit wiederholter Messung von Psychopathologie und neuropsychologischer Leistung sowie neurologischer Untersuchung (inkl. CT des Kopfes und Lumbalpunktion) sind dringend indiziert, damit verläßliche Angaben zu Häufigkeit, Ausmaß, Verlauf und Ätiologie von neuropsychologischen Einbußen bei HIV-Infizierten möglich sind.

8.4 Psychotische Symptome

1984 erschien die erste Kasuistik, in der ein an AIDS erkrankter Patient mit akustischen Halluzinationen und vielfältigen paranoiden Ideen beschrieben wurde (Nurnberg et al. 1984). Darüber hinaus war der Patient zwar orientiert, aber deutlich verlangsamt und zeigte erhebliche Gedächtnis- und Konzentrationsstörungen. Einige Wochen später verstarb der Patient, der neuropathologische Befund war weitgehend unauffällig. Seither sind zahlreiche weitere Kasuistiken erschienen, in denen Patienten mit psychotischen Symptomen beschrieben worden sind. Überwiegend waren diese Patienten in Spätstadien der Infektion und zeigten ein paranoid-halluzinatorisches Syndrom (Buhrich et al. 1988; Kermani et al. 1984; Maccario u. Scharre 1987; Mayer et al. 1991; Rundell et al. 1986; Soyka et al. 1991; Thomas et al. 1985: Thomas u. Szabadi 1987), delirante Syndrome (Kermani et al. 1984; Ochitill et al. 1984; Rundell et al. 1986) oder auch maniforme Syndrome (Dauncey 1988; Gabel et al. 1986; Peters et al. 1989; Schmidt u. Miller 1988). Es sind aber auch psychotische Symptome bei internistisch bzw. immunologisch noch weitgehend unauffälligen Patienten berichtet worden (Bekkett et al. 1987; Bernhard et al. 1989; Gawlitza u. Reuter 1987; Halevie-Goldman et al. 1987; Halstead et al. 1988, Jones et al. 1987; Möller et al. 1988). Zur Häufigkeit psychotischer Symptome bei AIDS-Patienten liegen unterschiedliche Angaben von 3–9 % vor (Diederich et al. 1989; Halstead et al. 1988; Perry 1990). Eigene Untersuchungen an 810 Patienten (422 in Früh-, 388 in Spätstadien) zeigten psychotische Symptome bei 9 Patienten, alle in Spätstadien der Infektion (4 mit einer paranoid-halluzinatorischen, 4 mit einem deliranten und einer mit einem manischen Syndrom). Drei dieser Patienten wurden aufgrund der psychotischen Symptome in die Psychiatrische Klinik überwiesen. Die Prävalenz liegt für alle HIV-positiven Patienten somit zwischen 0,7 und 1,1 %, für die Patienten in Spätstadien („AIDS-related-complex" oder Vollbild der AIDS-Krankheit) zwischen 1,6 und 2,3 %.

Wie bei fraglich organischen Psychosen zu erwarten wäre, wurden neben den o. a. Syndromen auch gelegentlich optische und olfaktorische Halluzinationen beobachtet (Jost 1989; Maccario u. Scharre 1987; Thomas u. Szabadi 1987). Bei den meisten Berichten wurde aber betont, daß die Symptome von denen einer endogenen Psychose bzw. einer akuten Schizophrenie kaum zu unterscheiden waren. Die Befunde technischer Zusatzuntersuchungen sind hinsichtlich der Differentialdiagnose oft nur von geringer Aussagekraft. So unterschieden sich in der Untersuchung von Diederich et al. (1989) die psychotischen Patienten von den nichtpsychotischen AIDS-Patienten nur durch geringgradig erhöhte Auffälligkeiten im CT und EEG, aber nicht im Liquorbefund.

Angesichts der weitgehend geringen Fallzahlen psychotischer Patienten innerhalb der Population HIV-Positiver scheint die Hypothese einleuchtend, daß ein beträchtlicher Teil der Psychosen nich direkt HIV-bedingt bzw. exogen, sondern endogener Genese ist (Vogel-Scibilia et al. 1988). So betonen auch Halstead et al. (1988), daß die von ihnen untersuchten 5 psychotischen Patienten, erkrankt innerhalb eines Zeitraums von einigen Jahren aus einer Gruppe von 2200 HIV-Positiven bzw. 170 AIDS-Patienten, bei der bekannten Inzidenz der Schizophrenie wohl kaum alle an einer exogenen Psychose litten. Differentialdiagnostisch ist bei Heroinabhängigen HIV-Infizierten auch an eine Drogen-induzierte bzw. an eine Entzugspsychose zu denken. Zusätzlich ist auch gelegentlich eine psychogene Psychose zu erwägen. So beschreiben Rundell et al. (1986) einen HIV-negativen Patienten, der nach Mitteilung eines falsch positiven HIV-Tests ausgeprägt paranoid war, dann aber nach Korrektur des Testbefunds ohne medikamentöse Therapie innerhalb einiger Tage wieder psychopathologisch weitgehend unauffällig wurde.

8.5 Häufigkeit klinisch relevanter psychiatrischer Auffälligkeiten

Nach der Entdeckung des Neurotropismus des HI-Virus wurde befürchtet, daß der
zerebrale Befall bzw. die daraus resultierenden psychiatrischen Auffälligkeiten bei
einer Vielzahl von HIV-Infizierten bzw. AIDS-Patienten zu einer stationären psychiatrischen Behandlung führen würde. Dazu bei trug auch die alarmierenden Mitteilung,
wonach bei mehr als 10 % internistisch unauffälliger HIV-positiver Patienten ausgeprägte neuropsychiatrische Auffälligkeiten die ersten Krankheitssymptome sind (Navia
u. Price 1987). Diese Befürchtungen haben sich nicht bestätigt, klinisch relevante
psychiatrische Auffälligkeiten sind angesichts der erheblichen psychosozialen Implikationen und der weiterhin extrem ungünstigen Prognose überraschend gering. So wurde
in der Medizinischen Poliklinik der Universität München eine psychiatrische Konsiliaruntersuchung nur bei 13 % der stationären HIV-positiven Patienten angefordert (bei
HIV-negativen: 2 %). Die Gründe waren überwiegend Abschätzung der Suizidalität
oder Fragen zur psychopharmakologischen Therapie (Erfurth et al. 1989). Bei keinem
der Patienten war die Übernahme in die Psychiatrische Klinik erforderlich. Ähnlich
sind die Erfahrungen in den USA (Dilley et al. 1985; Perry u. Tross 1984) und in den
Niederlanden (Herman et al. 1989; Sno et al. 1989).

8.6 HIV-Test bei psychiatrischen Patienten

Neben den bekannten Hauptbetroffenengruppen gelten auch die Patienten mit einer
psychiatrischen Grunderkrankung in Bezug auf die HIV-Infektion als besonders gefährdet. Nicht nur aufgrund des Drogenmißbrauchs, sondern auch aufgrund verminderter Urteilsfähigkeit, mangelnder Impulskontrolle oder gesteigerten sexuellem Verhalten
könnte die HIV-Seroprävalenz psychiatrischer Patienten erhöht sein. Die HIV-Seroprävalenz stationär-psychiatrischer Patienten wird in europäischen und amerikanischen
Studien mit 5,5 bis 8,9 % angegeben (Cournos et al. 1991; Sacks et al. 1992; Volavka
et al. 1991). Angesichts dieser Zahlen, der zunehmenden Therapiemöglichkeiten in
frühen Stadien der HIV-Infektion (Friedland 1990; Graham et al. 1992) und dem Schutz
Dritter vor der Infektion stellt sich die Frage, inwieweit die Durchführung eines HIV-
Tests in die psychiatrische Routinediagnostik eingebunden werden sollte.

In einer eigenen Untersuchung wurden die Krankengeschichten der Patienten ausgewertet, bei denen während des zeitweiligen stationären Aufenthaltes in den Jahren
1984–1991 ein HIV-Antikörpertest durchgeführt wurde (Perro et al. 1993). Von den
stationär aufgenommenen 13 249 Patienten war das bei 464 (entspricht 3,5 %) der Fall.
Bei 12 % wurde der HIV-Test auf ausdrücklichen Wunsch des Patienten durchgeführt,
bei 88 % aus folgenden ärztlichen Indikationen: Diagnostisch unklare Psychosen
(63 %), psychiatrische Ersterkrankung (38 %), Drogenkonsum (23 %) oder Risikoverhalten in der Krankheit (8 %). Der Test wurde jeweils mit Einverständnis und nach
vorheriger Aufklärung des Patienten durchgeführt.

25 Patienten (5,4 % derjenigen, bei denen der HIV-Test durchgeführt wurde) erwiesen sich als HIV-positiv. In 22 Fällen (88 % der HIV-Positiven) war die HIV-Infektion
bereits bei Aufnahme bekannt. 18 Patienten waren opiatabhängig, 10 Patienten gehörten zu einer der anderen bekannten Hauptbetroffenengruppen (Homosexualität n=3,
Hämophile n=1, Partner von HIV-Positiven n=6). Bei 3 Patienten wurde die HIV-Po-

sitivität erstmals während des stationären Aufenthaltes festgestellt, nur in einem Fall ist ein kausaler Zusammenhang zwischen der HIV-Infektion und der psychiatrischen Symptomatik möglich oder wahrscheinlich.

Da nur 3,5 % der Patienten einem HIV-Test unterzogen wurden, kann für die Gesamtpopulation stationärer psychiatrischer Patienten keine verbindliche Aussage gemacht werden. Weil aber in allen Studien psychiatrischer Patienten eine enge Assoziation von Risikoverhalten und HIV-Infektion gefunden wurde und in der vorliegenden Untersuchung alle Patienten mit bekanntem Risikoverhalten getestet wurden, kann vorsichtig interpretiert werden, daß der Anteil HIV-positiver Patienten zumindest 0,2 % beträgt, aber wahrscheinlich deutlich unter o. a. Seroprävalenzraten liegt, die in Kliniken mit hohem Anteil Opiatabhängiger gefunden wurden.

Eine Routineuntersuchung auf HIV-Antikörper bei stationär-psychiatrischen Patiente erscheint aufgrund vorliegender Daten als nicht gerechtfertigt. Bei Patienten aber, bei denen ein Risikoverhalten vorlag oder der dringende Verdacht einer HIV-Infektion besteht, und auch bei Patienten mit der Erstmanifestation einer psychischen Erkrankung sollte im Rahmen der organischen Abklärung nach vorheriger Aufklärung und Beratung ein HIV-Test durchgeführt werden.

8.7 Therapie

Die Therapie psychiatrischer Erkrankungen bei HIV-Infizierten oder bei AIDS-Patienten besteht bei überwiegend psychogenen Störungen naturgemäß primär aus einer stützenden Psychotherapie bzw. einer Vermittlung zu Selbsthilfegruppen oder ähnlichen Organisationen. Zusätzlich ist aber bei Patienten mit ängstlich-depressiven, auch suizidalen Syndromen, insbesondere im Zusammenhang mit der unmittelbaren Reaktion auf die Mitteilung der HIV-Positivität, die Gabe von Benzodiazepinen zumindest gelegentlich bzw. kurzfristig indiziert. Variablen wie Zugehörigkeit zu einer der Hauptbetroffenengruppen, Umgang mit der Erkrankung bzw. Bewältigungsmechanismus (aktiv-konfrontativ oder passiv-verdrängend und verleugnend), Stadium der Krankheit und soziale Situation beeinflussen weitgehend, welche Therapie geeignet ist bzw. vom Betroffenen erwünscht und akzeptiert wird (Holland u. Tross 1985; King 1989; Seidl u. Göbel 1987). Weitere gesicherte therapeutische Richtlinien sind den vorliegenden Untersuchungen nicht zu entnehmen, könnten aber vielleicht später aus den derzeit noch weitgehend spekulativen Zusammenhängen zwischen psychosozialen Variablen und Verlauf der HIV-Infektion resultieren.

Bei ausgeprägten depressiven Syndromen ist ein Versuch mit Antidepressiva angezeigt, auch wenn nach bisherigen spärlichen Erfahrungen nur vereinzelt deutliche Erfolge berichtet worden sind (Erfurth et al. 1989). Dabei ist wegen der bei fraglichem zerebralen Befall eventuell erhöhten Delirgefahr eine geringe Anfangs- und Erhaltungsdosis sowie nur eine langsame Steigerung der Dosis anzustreben. Bei deliranten, agitierten und paranoid-halluzinatorischen Patienten hat sich der Einsatz von Neuroleptika meistens bewährt, auch hier sollte die Dosis wegen der erhöhten Nebenwirkungsgefahr möglichst gering gehalten werden (Gawlitza u. Reuter 1988; Halstead et al. 1988; Möller et al. 1988; Peters et al. 1989). Überwiegend wurde ein rasches Abklingen der psychotischen Symptomatik beobachtet, lediglich bei einem Patienten wurde eine Chronifizierung eines paranoid-halluzinatorischen Syndroms berichtet (Bernhard et al.

1989). Leichte dementielle Syndrome bzw. neuropsychologische Defizite scheinen von
Azidothymidin zu profitieren (Schmitt et al. 1988).

8.8 Zusammenfassung

1. Entsprechend der psychosozialen Belastung und dem Befall durch das neurotrope
   Virus oder durch Sekundärinfektionen leiden 20–25 % der HIV-Infizierten – abhängig u. a. von Stadium der Infektion, Persönlichkeit bzw. Bewältigungsmechanismus, Zugehörigkeit zu Betroffenengruppe und zerebralem Befund – unter vielfältigen psychiatrischen Krankheiten.
2. Kognitive Defizite treten gelegentlich bereits in Frühstadien auf, sind dann aber nur
   selten von klinischer Relevanz. Häufigkeit und Ausmaß steigen im Verlauf der
   Erkrankung allmählich an. Der Begriff „AIDS-Demenz-Komplex" ist irreführend
   und psychopathologisch undifferenziert. Ein kausaler bzw. hirnorganischer Zusammenhang zwischen dem HI-Virus und neuropsychologischer Einbuße ist oft fraglich.
3. Deutliche depressive Syndrome, vereinzelt ausgeprägt bis zur Suizidalität, treten
   weitgehend unabhängig vom Infektionsstadium bei 8–28 % auf.
4. Psychosen sind in Frühstadien äußerst selten, in Spätstadien beträgt die Häufigkeit
   ca. 1–2 %. Die Differentialdiagnose beinhaltet neben der HIV-induzierten (organischen) Psychose auch Drogen-induzierte, schizophrene und psychogene Psychosen.
5. Der HIV-Test sollte bei psychiatrischen Patienten nur mit gezielter Indikation erfolgen, eine Routineuntersuchung ist derzeit nicht gerechtfertigt.
6. Die Syndrom-orientierte Therapie psychiatrischer Symptome soll die individuelle
   psychosoziale Situation sowie den somatischen bzw. hirnorganischen Befund berücksichtigen. Psycho- und medikamentöse Therapie sollensich dabei nicht ausschließen, sondern ergänzen.

Literatur

Atkinson JH, Grant I, Kennedy CJ, Richman DD, Spector SA, McCutchan JA (1988) Prevalence of
   psychiatric disorders emong men infectd with human immunodeficiency virus. A controlled study.
   Arch Gen Psychiatry 45:859–864
Ayers MR, Abrams DI, Newell TG, Friedrich F (1987) Performance of individuals with AIDS on the
   Luria-Nebraska neuropsychological battery. Int J Clin Neuropsychol 9:101–105
Beckett A, Summergard P, Manschreck T, Vitagiano H, Henderson M, Buttolph ML, Jenike M (1987)
   Symptomatic HIV infection of the CNS in a patient without clinical evidence of immune deficiency.
   Am J Psychiatry 144:1342–1344
Bernhard H, Frommberger U, Weber KC, Philipp M, Ramadori G, Meyer zum Büschenfelde KH
   (1989) Chronifizierter paranoid-halluzinatorische Psychose als Erstmanifestation einer HIV-Infek-
   tion? Dtsch Med Wochenschr 114:503–506
Brown GR, Rundell JR (1989) Suicidal tendencies in women with human immunodeficiency virus
   infection. Am J Psychiatry 146:556–557
Bruhn P (1987) AIDS and dementia: a quantitative neuropsychological study of unselected Danish
   patients. Acta Neurol Scand 76:443–447
Buhrich N, Cooper DA, Freed E (1988) HIV Infection associated with symptoms indistinguishable
   from functional psychosis. Br J Psychiatry 152:649–653
Chuang HT, Devins GM, Hunsley J, Gill MJ (1989) Psychosocial distress and well-being among gay
   and bisexual men with human immunodeficiency virus infection. Am J Psychiatry 146:876–880

Clifford DB, Jacoby RG, Miller JP, Seyfried WR, Glicksman M (1990) Neuropsychometric performance of asymptomatic HIV-infected subjects. AIDS 8:767–774

Cournos F, Empfield M, Horwarth E, McKinnon K, Meyer I, Schrage H, Currie C, Agosin B (1991) HIV seroprevalence among patients admitted to two psychiatric hospitals. Am J Psychiatry 148:1225–1230

Dauncey K (1988) Mania in the early stages of AIDS. Br J Psychiatry 152:716–717

Day JJ, Grant I, Atkinson JH (1992) Incidence of AIDS dementia in a two-year follow-up of AIDS and ARC patients on an initial phase II AZT placebo-controlled study: San Diego Cohort. J Neuropsychiat 4:15–20

Diederich N, Karenberg A, Peters UH (1988) Psychopathologische Bilder bei der HIV-Infektion: AIDS-Lethargie und AIDS-Demenz. Fortschr Neurol Psychiatr 56:173–185

Dilley JW, Ochitill HN, Perl M, Volberding PA (1985) Findings in psychiatric consultations with patients with acquired immune deficiency syndrome. Am J Psychiatry 142:82–86

Egan VG, Crawford JR, Brettle RP, Goodwin GM (1990) The Edinburgh cohort of HIV-positive drug users: current intellectual function is impaired, but not due to early AIDS dementia complex. AIDS 7:651–656

Enzensberger W, Fischer PA (1988) Primäre HIV-Komplikationen des Nervensystems. AIFO 2:603–614

Erfurth A, Naber D (1988) HIV-Infektion und Psychiatrie. AIFO 3:595–602

Erfurth A, Naber D, Goebel FD (1989) AIDS-Erkrankung und Psychopathologie – Beobachtungen aus dem psychiatrischen Konsilardienst in einer internistischen Klinik. Fortschr Neurol Psychiatr 57:469–473

Faulstich ME (1987) Psychiatric aspects of AIDS. Am J Psychiatry 144:551–556

Fenton TS (1987) AIDS-related psychiatric disorder. Br J Psychiatry 151:579–588

Friedland GH (1990) Early treatment for HIV: the time has come. N Engl J Med 322:1000–1002

Gabel RH, Barnard N, Norko M, O'Connell RA (1986) AIDS presenting as mania. Compr Psychiatry 27:251–254

Gawlitza MM, Reuter P (1988) Schizophreniforme Psychosen bei HIV-Infektion. AIFO 150:150–154

Gewirtz G, Horwarth E, Cournos F, Empfield M 81988) Patients at risk for HIV. Hosp Community Psychiatry 39:1311–1313

Goethe KE, Mitchell JE, Marshall DW, Brey RL, Cahill WT, Leger GD, Hoy LJ, Boswell RN (1989) Neuropsychological and neurological function of human immunodeficiency virus seropostive asymptomatic individuals. Arch Neurol 46:129–133

Graham NMH, Zeger SL, Park LP, Vermund SH, Detels R; Rinaldo CR, Phair JP (1992) The effects on survival of early treatment of human immunodeficiency virus infection. N Engl J Med 326:1037–1043

Grant I, Atkinson JH, Hesselink JR, Kennedy CJ, Richman DD, Spector SA, McCutchan JA (1987) Evidence for early central nervous system involvement in the acquired immunodeficiency syndrome (AIDS) and other human immunodeficiency Virus (HIV) infections. Ann Int Med 107:828–836

Halevie-Goldman BD, Potkin SG, Poyourow P (1987) AIDS-related complex presenting as psychosis. Am J Psychiatry 144:964

Halstead S, Riccio M, Harlow P, Oretti R, Thompson C (1988) Psychosis associated with HIV infection. Br J Psychiatry 153:618–623

Handelsman L, Aronson M, Maurer G (1992) Neuropsychological and neurological manifestations of HIV-1 dementia in drug users. J Neuropsychiatr 4:21–28

Helmstaedter C, Hartmann A, Niese C (1992) Stadienunabhängig und individuell verlaufende neurokognitive Defizite bei HIV. Eine follow-up-Studie an 62 HIV-positiven Hämophilen. Nervenarzt 63:88–94

Hellerstein DJ, Prager ME (1992) Assessing HIV risk in the general hospital psychiatric clinic. Gen Hosp Psychiatry 14:3–6

Hermann NS, Storosum JG, Swinkels JA (1989) HIV-infection: Psychiatric findings in the Netherlands. Br J Psychiatry 155:814–817

Holland JC, Tross S (1985) The psychosocial and neuropsychiatric sequelae of the acquired immunodeficiency syndrome and related disorders. Ann Int Med 103:760–764

Ingraham LJ, Bridge TP, Janssen R, Stover E, Mirsky AF (1990) Neuropsychological effects of early HIV-1 infection: Assessment and methodology. J Neuropsychiatry Clin Neuroscience 2:174–182

Janssen RS, Saykin AJ, Cannon L, Campbell J, Pinsky PF, Hessol NA, O'Malley PM, Lifson AR, Doll LS, Rutherford GW, Kaplan JE (1989) Neurological and neuropsychological manifestations of HIV-1 infection: Association with AIDS-related complex but not asymptomatic HIV-1 infection. Ann Neurol 5:592–600

Jones GH, Kelley CI, Davies JA (1987) HIV and onset of schizophrenia. Lancet 1:982
Jost K (1989) Psychische Störungen bei HIV-infizierten Erwachsenen. – Kasuistik. Nervenheilkunde
    8:243–246
Kermani E, Drob S, Alpert M (1984) Organic brain syndrome in three cases of acquired immune
    deficiency syndrome. Compr Psychiatry 25:294–297
Kieburtz KD, Ketonen L, Zettelmaier AE, Kido D, Caine ED, Simon JH (1990) Magnetic resonance
    imaging findings in HIV cognitive impairment. Arch Neurol 47:643–645
King MB (1989) Psychosocial status of 192 out-patients with HIV infection and AIDS. Br J Psychiatr
    154:237–242
Kovner R, Perecman E, Lazar W, Hainline B, Kaplan MH, Lesser M, Beresford R (1989) Relation of
    personality and attentional factors to cognitive deficits in human immunodeficiency virus-infected
    subjects. Arch Neurol 46:274–277
Lahrenz LJ, Connelly LC, Coyne L, Spare KE (1978) Alcohol problems in several midwestern
    homosecual communities. J Stud Alcohol 39:1959–1963
Lehman AF, Myers CP, Corty E (1989) Assessment and classification of patients with psychiatric and
    substance abuse syndromes. Hosp Community Psychiatry 40:1019–1025
Levin HS, Williams DH, Borucki MJ, Hillman GR, Williams JB, Guinto FC, Amparo EG, Crow WN;
    Pollard RB (1990) Magnetic resonance imaging and neuropsychological findings in human immu-
    nodeficiency virus infection. J Acq Imm Def Synddr 3:757–762
Lezak MD (1983) Neuropsychological assessment. Oxford University Press, New York
Lüer W, Poser S, Weber T, Jürgens S, Eichenlaub D, Pohle HD, Felgenhauer K (1988) Chronic HIV
    Encephalitis – I. Cerebrospinal Fluid Diagnosis. Klin Wochenschr 66:21–25
Lunn S, Skydsbjerg M, Schulsinger H, Parnas J, Pedersen C, Mathiesen L (1991) A preliminary report
    on the neuropsychologic seuqelae of human immunodeficiency virus. Arch Gen Psychiatry 48:139–
    142
Maccario M, Scharre DW (1987) HIV and acute onset of psychosis. Lancet II:342
Marzuk PM, Tierney H, Tardieff K (1988) Increased risk of suicide in persons with AIDS. JAMA
    259:1333–1337
Mayer C, Soyka M, Naber D (1991) Paranoid-halluzinatorische Psychose bei einem HIV-infizierten
    Patienten unter Ozontherapie. Nervenarzt 62:194–197
McAllister RH, Herns MV, Harrison MJG (1992) Neurological and neuropsychological performance
    in HIV seropositive men without symptoms. J Neurol Neurosurg Psychiatric 55:143–148
McArthur JC, Cohen BA, Selnes OA, Kumar AJ, Cooper K, McArthur JH, Soucy G, Cornblath DR,
    Chmiel JS, Wang MC, Starkey DL, Ginzburg H, Ostrow DG, Johnson RT, Phair JP, Polk BF (1989)
    Low prevalence of neurological and neuropsychological abnormalities in otherwise healthy HIV-1-
    infected individuals: results from the multicenter AIDS cohort study. Ann Neurol 26:601–611
McKegney FP, O'Dowd MA, Feiner C, Selwyn P, Drucker E, Friedland GH (1990) A prospective
    comparison of neuropsychologic function in HIV-seropositive and seronegative methadone-main-
    tained patients. AIDS 4:565–569
Möller AAI, Jäger H, Bremer D (1988) Paranoide Psychosen bei HIV-Infektion. Dtsch Med Wo-
    chenschr 113:1234–1235
Naber D, Perro C, Schick U, Sadri I, Schmauss M, Fröschl M, Matuschke A, Goebel FD, Hippius H
    (1989) Psychiatrische Symptome und neuropsychologische Auffälligkeiten bei HIV-Infizierten.
    Nervenarzt 60:80–86
Navia BA, Price WR (1987) The acquired immunodeficiency syndrome dementia as the presenting or
    sole manifestation of human immunodeficiency virus infection. Arch Neurol 44:65–69
Navia BA, Jordan BD, Price RW (1986) The AIDS dementia complex: I. clinical features. Ann Neurol
    19:517–524
Nurnberg HG, Prudic J, Fiori M, Freedman EP (1984) Psychopathology complicating acquired immune
    deficiency syndrome (AIDS). Am J Psychiatry 141:95–96
Ochitill HN, Perl M, Dilley J, Volberding P (1984) Case reports of psychiatric disturbance in patients
    with acquired immune-deficiency syndrome. Int J Psychiatry 14:259–263
Ostrow DG, Monjan A, Joseph J, van Raden M, Fox R, Kingsley L, Dudley J, Phair J (1989)
    HIV-Related symptoms and psychological functioning in a cohort of homosecual men. Am J
    Psychiatry 146:737–742
Perdices M, Cooper DA (1990) Neuropsychological investigation of patients with AIDS and ARC. J
    Acq Imm Def Syndr 3:555–564
Perro C, Naber D, Löhmer B, Hammel G (1993) HIV-Antikörpertest und Seroprävalenz bei stationären
    psychiatrischen Patienten. Nervenarzt 64:348–350

Perry SW (1990) Organic mental disorders caused by HIV: Update on early diagnosis and treatment. Am J Psychiatry 147:696–710

Perry SW, Tross S (1984) Psychiatric problems of AIDS inpatients at the New York Hospital: Preliminary report. Public Health Rep 99:200–205

Peters UH, Karenberg A, Diederich N (1989) „Symptomatische Manien" bei HIV-Infektion. Psychiatr Prax 16:91–96

Poutiainen E, Iivanainen M, Elovaara I, Valle SL, Lähdevirta J (1988) Cognitive changes as early signs of HIV-infection. Acta Neurol Scand 78:49–55

Poser S, Lüer W, Eichenlaub D, Pohle HD, Weber T, Jrügens S, Felgenhauer K (1988) Chronic HIV Encephalitis – II. Clinical Aspects. Klin Wochenschr 66:26–31

Rajs J, Fugelstad A (1992) Suicide related to human immunodeficiency virus infection in Stockholm. Acta Psychiatr Scand 84:234–239

Riedel RR, Helmstaedter C, Bülau P (1992) Early signs of cognitive deficits among human immuno-deficiency virus-positive hemophiliacs. Acta Psychiatr Scand 85:321–326

Rubinow DR, Berrettini CH, Brouwers P, Lane HC (1988) Neuropsychiatric consequences of AIDS. Ann Neurol 23:24–26

Rundell JR, Wise MG, Ursano RJ (1986) Three cases of AIDS-related psychiatric disorders. Am J Psychiatry 143:777–778

Rundell JR, Paolucci SL, Beatty DC, Boswell RN (1988) Psychiatric illness at all stages of human immunodeficiency virus infection. Am J Psychiatry 145:652–653

Sacks M, Silberstein C, Weiler P, Perry S (1990) HIV-related risk factors in acute psychiatric inpatients. Hosp Community Psychiatry 41:449–451

Sacks M, Dermatis H, Looser-Ott S, Burton W, Perry S (1992) Undetected HIV-Infection among actually ill psychiatric inpatients. Am J Psychiatry 149:544–545

Saykin AJ, Janssen RS, Sprehn GC, Kaplan JE, Spira TJ, Weller P (1988) Neuropsychological dysfunction in HIV infection: characterization in a lymphadenopathy cohort. Int J Clin Neuropsy-chol 10:81–95

Schmidt U, Miller D (1988) Two cases of hypomania in AIDS. Br J Psychiatry 151:839–842

Schmitt FA, Bigley JW, McKinnis R, Logue PE, Evans RW, Drucker JL (1988) Neuropsychological outcome of zidovudine (AZT) treatment of patients with AIDS and AIDS-related complex. N Engl J Med 319:1573–1578

Schulz-Kindermann F, Riedel R, Naber D, Schick U, Helmstaedter C, Perro C, Brackmann H, Liebeck H, Goebel FD (1992) Analyse der psycho-metrischen Testauffälligkeiten bei unterschiedlichen HIV-Betroffenengruppen der Stadien WR 1–6. AIFO 7:585–590

Seidl O, Goebel FD (1987) Psychosomatische Reaktionen von Homosexuellen und Drogenabhängigen auf die Mitteilung eines positiven HIV-Testergebnisses. AIFO 4:181–187

Selnes OA, Miller E, McArthur J (1990) HIV-1 infection: No evidence of cognitive decline during the asymptomatic stages. Neurology 40:204–Y208

Seth R, Granville-Grossman K, Goldmeier D, Lynch S (1991) Psychiatric illness in patients with HIV infection and AIDS referred to the liaison psychiatrist. Br J Psychiatry 159:347–350

Silberstein CH, McKegney FP, O'Dowd MA, Selwyn PA, Schoenbaum E, Drucker E, Feiner C, Cox CP, Friedland G (1987) A prospective longitudinal study of neuropsychological and psychosocial factors in asymptomatic individuals at risk for HTLV-III/LAV infection in a methadone program: preliminary findings. Int J Neuroscience 32:669–676

Sno HN, Storosum JG, Swinkels JA (1989) HIV infection: psychiatric findings in the Netherlands. Br J Psychiatry 155:814–817

Soyka M, Mayer C, Naber D (1991) Akute Halluzinose bei HIV-Enzephalopathie. Nervenheilkunde 10:31–33

Stern Y, Marder K, Bell K, Chen J, Dooneief G, Goldstein S, Mindry D, Richards M, Sano M, William J, Gorman J, Ehrhardt A, Mayeux R (1991) Multidisciplinary baseline assessment of homosexual men with and without human immunodeficiency virus infection. Arch Gen Psychiatry 48:131–138

Stieglitz RD, Albrecht J, Lundt A, Pittlik V, Hedde HP (1988) Psychopathometrie bei HIV-infizierten Patienten. Nervenarzt 59:330–336

Thomas CS, Szabadi E (1987) Paranoid psychosis as the first presentation of a fulminating lethal case of AIDS. Br J Psychiatry 151:693–695

Thomas CS, Toone BK, Komy AE, Harwin B, Farthing CP (1985) HTLV-III and psychiatric distur-bance. Lancet II:395–396

Tross S, Price RW, Navia B, Thaler HT, Gold J, Hirsch DA, Sidtis JJ (1988) Neuropsychological characterization of the AIDS dementia complex: a preliminary report. AIDS 2:81‡88

Vogel-Scibilia SE, Mulsant BH, Keshavan MS (1988) HIV-infection presenting as psychosis: a critique. Acta Psychiatr Scand 78:652–656
Volavka J, Convit A, Czobor P, Douyon R, O'Donnell J, Ventura F (1991) HIV Seroprevalence and risk behavior in psychiatric inpatients. Psychiatry Res 39:109–114
Wilkins JW, Robertson KR, van der Horst C, Robertson WT, Fryer JG, Hall CD (1990) The importance of confounding factors in the evaluation of neuropsychological changes in patients infected with human immunodeficiency virus. J Acq Imm Def Syndr 3:938–942

Diskussion zu Vortrag 8

Prof. Dr. Hartwig

Haben Sie bei Ihren Patienten EEG-Veränderungen beobachtet, und wenn ja, gab es dabei psychopathologische Korrelationen? Enzensberger hat ja in seinen Untersuchungen EEG-Veränderungen gefunden, wie etwa eine Verminderung der Alpha-Frequenz, zumindest im Spätstadium.

Eine zweite Frage: Wir sehen in der psychiatrischen Abteilung der städtischen Klinik in Frankfurt-Höchst relativ viele HIV-positive und auch AIDS-kranke psychiatrische Patienten. Bei einigen dieser als HIV-positiv eingewiesenen Patienten stellte sich aber bei der Nachuntersuchung heraus, daß sie HIV-negativ waren. Psychopathologisch und psychodynamisch sind diese Fälle hochinteressant. Sind Ihnen solche Patienten auch begegnet?

Priv.-Doz. Dr. D. Naber

Zur zweiten Frage: Das sog. Malingering- oder auch Münchhausen-Syndrom, bei dem eine Erkrankung vorgetäuscht wird, ist in der Literatur des öfteren beschrieben worden. Im Fall der HIV-Infektion ist die Verifizierung oder Falsifizierung sehr einfach. Wir haben bisher keinen Patienten gesehen, der behauptet hat, HIV-positiv zu sein und in Wirklichkeit HIV-negativ war.

Zur ersten Frage: Die von Enzensberger festgestellten EEG-Veränderungen decken sich fast mit unseren Befunden. Wir haben aber keine signifikante Korrelation zwischen den EEG-Veränderungen und der Psychopathologie finden können. Auch sonstige Variablen, wie Zellzahl im Liquor oder Atrophie im CT zeigten keine oder nur gering signifikante Zusammenhänge. Wir haben nochmals differenziert zwischen Frühstadien und Spätstadien. Dabei ergaben sich schon klarere Korrelationen. In den Frühstadien beziehen sich die neuropsychologischen Defizite hauptsächlich auf den affektiven Status, während in den Spätstadien Korrelationen zu den neurologisch-somatischen Variablen stärker hervortreten. Auch aufgrund der Langzeituntersuchungen interpretieren wir es so, daß neuropsychologische Defizite in den Frühstadien eher psychogener Natur sind, wogegen in den Spätstadien die somatogene Komponente von größerer Bedeutung ist.

Dr. Haas

Haben Nootropika oder Kalziumantagonisten wie Nimotop einen protektiven Wert?

Priv.-Doz. Dr. D. Naber

Dazu haben wir keine spezielle Erfahrungen. Wir haben immer wieder einige Patienten, die das nehmen oder die danach fragen. Wenn der Patient davon überzeugt ist, daß es ihm hilft, dann werde ich nicht versuchen, es ihm auszureden. Ich würde diese Mittel jedoch nicht empfehlen, weil ihre Wirksamkeit in dieser Indikation meiner Ansicht nach bisher nicht überzeugend belegt ist.

Am ehesten wirksam ist anscheinend das AZT. Das Problem bei diesem Präparat ist aber, daß die Patienten dadurch, daß sie es regelmäßig einnehmen müssen, immer wieder daran erinnert werden, daß sie krank sind, daß sie HIV-infiziert sind. Für viele Patienten ist diese Belastung so groß, daß sie das AZT, obgleich sie es gut vertragen, nach einigen Wochen nicht mehr einnehmen.

Prof. Dr. E.-H. Egberts

Haben Sie bei der EEG-Untersuchung auch evozierte Potentiale gemessen? Dieser Parameter ist manchmal ein empfindlicheres Werkzeug, um eine Enzephalopathie auch leichteren Grades festzustellen.

Priv.-Doz. Dr. D. Naber

Evozierte Potentiale wurden lediglich bei einem Teil der Patienten gemessen, wobei sich Auffälligkeiten, wie auch in der Literatur beschrieben, schon etwas früher zeigten. Darüber hinaus zeigte sich bei diesen Patienten im Vergleich zur HIV-negativen Kontrollgruppe schon im Frühstadium eine mittels Posturographie bestimmte diskrete Standunsicherheit. Die klinische Relevanz dieser Auffälligkeiten ist jedoch fraglich, insbesondere auch ihre prognotische Bedeutung.

N. N.

Ich teile nicht ganz Ihren Optimismus bezüglich der psychiatrischen Versorgung der AIDS-Demenz-Patienten. Wir hatten erst kürzlich noch 2 Patienten mit schweren internistischen Begleiterkrankungen, einer mit einer offenen Tuberkulose, der andere mit einer atypischen Pneumonie. Beide Patienten boten das Bild einer ausgeprägten Demenz und bereiteten erhebliche Probleme auf der Station, auch wegen der notwendigen internistischen Versorgung. Ich glaube, daß wir solche stationären Langzeitpatienten in Zukunft vermehrt sehen werden.

Priv.-Doz. Dr. D. Naber

Diese Problempatienten werden sehr wahrscheinlich zunehmen, da gebe ich Ihnen recht. Wir selbst hatten allerdings bisher nur einen solchen AIDS-Patienten im Spätstadium.

Dr. Reischies

Sie finden eine Korrelation zwischen Depression und Veränderungen der neuropsychologischen Befunde im Verlauf. Könnte es sein, daß die Patienten zeitweilig an Infektionen leiden, die auch behandelt werden? Wie können Sie ausschließen, daß es sich um Veränderungen einer Enzephalopathie handelt?

Priv.-Doz. Dr. D. Naber

Diese Patienten befanden sich alle in den Frühstadien der AIDS-Erkrankung und hatten noch keine Sekundärinfektionen. Keiner dieser Patienten wurde mit AZT behandelt. Ich vermute daher, daß ein psychogener Kausalzusammenhang besteht, auch wenn ich ihn natürlich nicht beweisen kann. Aber ich glaube schon, daß der parallele Verlauf von neuropsychologischer und affektiver Symptomatik auf eine psychogene Komponente hinweist.

9 Der Normaldruck-Wasserkopf

W. A. DAUCH

Prävalenz und Inzidenz des Normaldruck-Wasserkopfes (NPH) sind trotz 25jähriger klinischer Forschung noch immer nicht sicher bekannt. Es handelt sich jedoch um eine Erkrankung des höheren Lebensalters, von der Männer häufiger betroffen sind als Frauen. Ein NPH kann sich nach spontaner oder traumatischer Subarachnoidalblutung, nach einer Meningitis oder nach einer Hirnoperation entwickeln. In seiner idiopathischen Form beginnt er kaum merklich und zeigt langsame Progredienz, zum Teil unterbrochen durch flukturierende und plateauartige Phasen. In der klinischen Symptomatik ist die Trias Demenz, Inkontinenz (in der Regel Harninkontinenz) und Gangstörung kennzeichnend, wobei letztere heute als Leitsymptom gewertet wird. Die Pathogenese ist weitgehend unbekannt. Die Therapie der Wahl besteht in einer liquorableitenden Operation, bei der ein kurzer Ventrikelkatheter in einen der Seitenwinkel implantiert und über ein Regulationselement mit einem peripheren Katheter verbunden wird. Während die Erfolgsrate des Eingriffes beim Vorliegen einer Gangstörung ohne oder mit nur geringer Demenz relativ hoch ist, sinkt sie bei stärkerer Ausprägung der Demenz bis auf knapp 30 %. Angesichts der gleichzeitig hohen Komplikationsrate ist hier eine sehr sorgfältige Indikationsstellung erforderlich.

9.1 Einleitung

Nach der sehr sorgfältigen Erstbeschreibung des Krankheitsbildes des Normaldruckwasserkopfes („normal pressure hydrocephalus", NPH) durch eine Bostoner Arbeitsgruppe mit R. D. Adams, C. M. Fischer, S. Hakim, R. G. Ojemann und W. H. Sweet und einer anschließenden, nunmehr fast ein Vierteljahrhundert währenden klinischen Forschung erscheint es heute als gesichert, daß eine Krankheit existiert, die folgende Merkmale aufweist:

A) klinisch ein Syndrom bestehend aus Gangstörung, Demenz und Urininkontinenz,
B) morphologisch eine Erweiterung der inneren Liquorräume des Gehirns,
C) funktionell einen nicht erhöhten Schädelinnendruck,
D) aber dennoch eine Störung der Liquordynamik, und schließlich
E) therapeutisch gute Erfolge durch eine liquorableitende Operation.

Ungesichert sind dagegen sowohl die Vorstellungen zur Pathogenese als auch zur nosologischen Abgrenzung gegenüber den verschiedenen Formen der Hirnatrophie. Diese ist von besonderer Bedeutung, weil auf zahlreiche Patienten die oben genannten Merkmale A–C zutreffen, ohne daß jedoch eine liquorableitende Operation indiziert ist

Tropon-Symposium, Bd. VIII
Organische Psychosyndrome
Hrsg. R. Schüttler

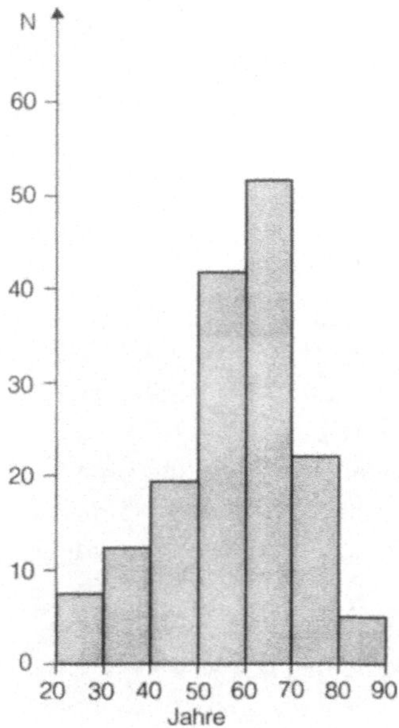

Abb. 1. Altersverteilung des NPH, Zusammenfassung von 4 Publikationen (N=164)

(etwa beim Morbus Alzheimer, der wichtigsten Differentialdiagnose des NPH). Damit wird das Merkmal der gestörten Liquordynamik zum kritischen Element der Definition. Die Geschichte der Erforschung des NPH ist in weiten Bereichen geprägt von der Suche nach diagnostischen Methoden, die hierzu eine zuverlässige Aussage liefern.

9.2 Epidemiologie

Prävalenz und Inzidenz des NPH sind nicht bekannt. Aus der Tatsache, daß aus verschiedenen Kliniken Serien mit jeweils mehr als 50 Patienten publiziert wurden, läßt sich schließen, daß es sich nicht um eine ausgesprochene Rarität handelt, zumal vermutet werden kann, daß nicht alle Erkrankungsfälle bekannt werden.

Das männliche Geschlecht überwiegt im Verhältnis 2:1. Der NPH ist eine Erkrankung des höheren Lebensalters, der Altersgipfel liegt im 7. Lebensjahrzehnt. Allerdings hat etwa 1/4 der Patienten bei Erkrankungsbeginn das 50. Lebensjahr noch nicht erreicht (Abb. 1). Über eine ähnliche Erkrankung im Kindes- und Jugendalter wird von pädiatrischer Seite berichtet.

9.3 Ätiologie

Ein NPH kann sich entwickeln nach spontaner oder traumatischer Subarachnoidalblutung, nach einer Meningitis oder nach einer Hirnoperation, etwa nach Resektion eines Tumors der hinteren Schädelgrube. Seltene Ursachen sind eine Meningiosis carcinomatosa oder eine therapeutische Schädelbestrahlung. Dies alles sind Konditionen, bei denen mit einer Arachnopathie zu rechnen ist. Man spricht in solchen Fällen vom

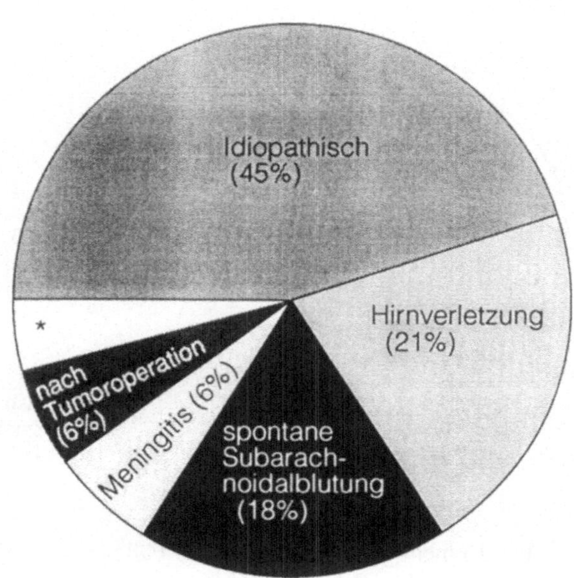

Abb. 2. Ätiologie des NPH, Zusammenfassung von 21 Publikationen (N=683)

‚sekundären NPH' in Gegenüberstellung zur idiopathischen Form, bei der eine der genannten Ursachen nicht zu eruieren ist. Darüber hinaus existiert eine Reihe pathologischer Bedingungen, von denen diskutiert wird, ob sie ätiologische Bedeutung für die Entstehung eines NPH besitzen oder lediglich unabhängig davon koexistieren: Morbus Paget, rheumatoide Arthritis, arterielle Hypertonie und zerebrovaskuläre Insuffizienz. Die Häufigkeitsverteilung der verschiedenen ätiologischen Formen zeigt Abb. 2

9.4 Klinische Symptomatik

In der Erstbeschreibung der Erkrankung wurde die klinische Trias aus Demenz, Gangstörung und Urininkontinenz als obligates Kriterium zur Diagnosestellung des NPH gewertet. Heute rücken die motorischen Störungen zunehmend ins Zentrum des Interesses, weil ihr Vorhandensein bzw. Nichtvorhandensein wesentlichen Einfluß auf die Behandlungsergebnisse hat.

Diese motorischen Störungen manifestieren sich am augenfälligsten im Gangbild, dessen Erscheinungsform am ehesten als Gangdyspraxie zu bezeichnen ist: Der Gang erscheint langsam, kleinschrittig, breitbasig, unsicher, schlurfend, bei kinematographischen Analysen zeigen sich eine verkürzte Schrittlänge, verminderte Schritthöhe, geringere Schrittfrequenz und verminderte Beckenrotation. Elektromyographisch findet sich gelegentlich eine Antagonistenmitinnervation sowie Zeichen des Tremors. Eine Muskeltonuserhöhung mit Steigerung der Muskeldehnungsreflexe gehört ebenfalls zum klinischen Bild, nicht jedoch Paresen und Koordinationsstörungen. Tonussteigerung und Tremor können auch die oberen Extremitäten mit erfassen und zur Störung des Schreibens führen. Im fortgeschrittenen Stadium wird auch das Stehen und Sitzen erschwert, die Patienten werden bettlägerig. Die Ähnlichkeit zur Symptomatik des Morbus Parkinson ist oft beträchtlich, so daß differentialdiagnostische Probleme auftreten können.

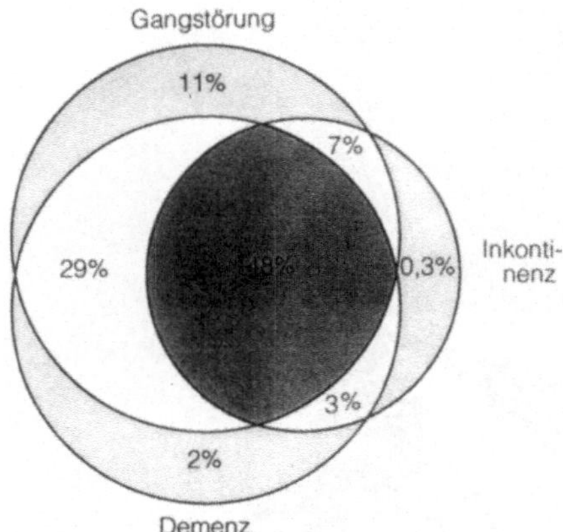

Abb. 3. Kombination klinischer Symptome beim NPH, Zusammenfassung von 8 Publikationen (N=291)

Die Demenz scheint in typischen Fällen eher gering ausgeprägt zu sein und zeigt ein unspezifisches Bild. Im Vordergrund stehen Störungen der Aufmerksamkeit, des Gedächtnisses und der Konzentration sowie Minderung von Antrieb und Interesse sowie Rechenstörungen. Darüber hinaus wird von einzelnen Autoren ein breites Spektrum psychiatrischer Symptome berichtet, von denen nicht sicher ist, ob es sich um seltene Erscheinungsformen des NPH handelt oder um Symptome unabhängig hiervon koexistierender psychischer Erkrankungen. Beim Fortschreiten der Erkrankung soll die stärker werdende Apathie sich bis zum Bild des akinetischen Mutismus steigern.

Die Inkontinenz ist ein Spätsymptom und betrifft fast ausschließlich die Miktion und nur in seltenen Fällen auch die Defäkation.

Vereinzelt wurden weitere neurologische Symptome bei NPH-Patienten beschrieben: Aphasie, Dysarthrie, zerebrale Krampfanfälle, zerebelläre Ataxie, Nystagmus, Saug- und Greifreflexe. Auch hier gilt, daß ein Zusammenhang mit der NPH-Erkrankung nicht sicher ist.

Nicht zum Krankheitsbild des NPH gehören Kopfschmerzen, Stauungspapillen, Gesichtsfeldausfälle, Augenmuskelparesen und Sensibilitätsstörungen.

Nur etwa die Hälfte der bis heute in der Weltliteratur beschriebenen Patienten zeigte die klassische Symptomtrias (Abb. 3). Während früher die Demenz als Leitsymptom angesehen wurde, mehren sich heute die Indizien, daß der Gangstörung sehr viel eher diese Rolle angemessen ist.

9.5 Apparative Untersuchung

Das EEG ist in etwa 80 % der Fälle pathologisch verändert, im Vordergrund stehen Verlangsamung des Wellenverlaufes, die sowohl diffus als auch fokal, sowohl kontinuierlich als auch intermittierend auftreten können.

Die Pneumenzephalographie war zur Zeit der Erstbeschreibung des NPH und in den folgenden Jahren das einzig verfügbare bildgebende Untersuchungsverfahren zur Darstellung der Liquorräume. Die zahlreichen seinerzeit entwickelten Kriterien zur Differenzierung zwischen NPH und Hirnatrophie haben heute nur noch historische Bedeutung. Aussagefähigstes Kriterium war das Ausmaß der Luftansammlung in den Subarachnoidalräumen über den Großhirnhemisphären.

Abgelöst wurde dieses Verfahren Anfang der 70er Jahre zunächst durch die nuklearmedizinische Liquorraumszintigraphie. Als typisch für den NPH gilt hierbei das Eindringen des Nukleides in die Seitenventrikel und sein Verbleib dort für 24 bzw. 48 h nach Injektionen bei fehlender Markierung der Subarachnoidalräume über den Großhirnhemisphären.

Die Computertomographie zeigt die Erweiterung der inneren Liquorräume bei fehlender oder geringer kortikaler Atrophie. Die relative horizontale Ventrikelweite (‚Evans ratio‘) soll über 0,31 liegen. Allerdings gehen bei der Computertomographie die dynamischen Aspekte der Pneumenzephalographie verloren, so daß man die Untersuchung um die Eingabe von Röntgenkontrastmittel in die Liquorräume erweitert hat. Auch hier soll sich, wie bei der Liquorraumszintigraphie, eine Stase des Markers im Ventrikel zeigen. Im periventrikulären Bereich, besonders der Vorderhörner, zeigt sich gelegentlich beim NPH eine Zone verminderter Dichte („periventricular lucency", PVL), deren Entstehung durch das transependymale Eindringen von Liquor ins Hirngewebe erklärt wird.

Magnetresonanztomographie-Studien zeigen eine der PVL analoge periventrikuläre Hyperintensität sowie eine Signalauslöschung im Bereich des Aquädukt („flow void"), deren Ausmaß von den liquordynamischen Verhältnissen abhängt.

Die globale zerebrale Durchblutung ist beim NPH vermindert, ebenso wie beim Morbus Alzheimer und bei der zerebrovaskulären Insuffizienz. Dies gilt auch für den zerebralen Sauerstoffverbrauch und die zerebrale Glukoseutilisation, wie jüngste Positronen-Emissionstomographie-Studien zeigen. Änderungen des zerebralen Blutvolumens sind nicht sicher nachgewiesen.

9.6 Liquordynamik

Während der mittlere intrakranielle Druck (ICP) beim NPH definitionsgemäß normal ist, zeigen sich bei fortlaufender Registrierung rhythmische Druckschwankungen, die offenbar relativ typisch für diese Erkrankung sind. Es handelt sich in der Mehrzahl um relativ steile und kurz dauernde B-Wellen, wo hingegen länger dauernde (A-)Wellen eher selten sind.

Die Messung des intrakraniellen Druckes kann ergänzt werden durch die Anfertigung eines Druck-Volumen-Diagrammes: Im Gleichgewichtszustand ist die Höhe des intrakraniellen Druckes abhängig von der Liquorproduktionsrate, vom Druck im venösen Schenkel des zerebralen Gefäßsystems und vom Liquorausflußwiderstand R(out). Verändert man nun den Gleichgewichtszustand des Systems, indem man beispielsweise eine liquorähnliche Flüssigkeit mit gleichbleibender Geschwindigkeit lumbal infundiert (etwa 1 ml pro min), so steigt der intrakranielle Druck. Der Druckanstieg ist bei diesem Verfahren der Infusionsgeschwindigkeit proportional, der Proportionalitätsfaktor entspricht dem Ausflußwiderstand R(out). Beim Menschen beträgt dieser Liquorausflußwiderstand normalerweise etwa 7 mm Hg/ml/min., beim NPH ist er regelmäßig erhöht.

Die von einigen Autoren gewählte Methode der Bolusinjektion von Flüssigkeit in den Liquorraum führt zu Ergebnissen, die wesentlich schwieriger auszuwerten sind als die bei einer kontinuierlichen Flüssigkeitsinfusion erzielten Ergebnisse, da sich bei einer Bolusinjektion die Compliance des intrakraniellen Raumes verändert.

Abbildung 4 zeigt als Beispiel aus unserer Klinik den Verlauf des intrakraniellen Druckes während einer lumbalen Flüssigkeitsinfusion. Der Patient zeigte nach einer Subarachnoidalblutung einen normalen intrakraniellen Druck, jedoch eine deutliche Erhöhung des Liquorausflußwiderstandes auf 26 mm Hg/min.

9.7 Spontaner Krankheitsverlauf

Die Krankheit beginnt in ihrer idiopathischen Form kaum merklich und zeigt langsame Progredienz, z.T. unterbrochen durch fluktuierende und plateauartige Phasen. Die Krankheitsdauer bis zur Diagnosestellung liegt in der Regel zwischen 1 Monat und 10 Jahren. Die Erkrankung kann fortschreiten bis zum akinetischen Mutismus, kasuistisch wird jedoch auch über gleichbleibende Befunde berichtet und vereinzelt sogar über spontane Besserungen. Die medikamentöse Behandlung mit Acetazolamid, mit der die Liquorproduktion gemindert werden kann, ist beim NPH unwirksam.

9.8 Operative Therapie

Die Therapie der Wahl beim NPH besteht in einer liquorableitenden Operation: Ein kurzer Ventrikelkatheter wird in einen der Seitenventrikel implantiert und über ein Regulationselement mit einem peripheren Katheter verbunden, der den Liquor entweder in die Vena cava oder ins Peritoneum ableitet. Es ist nicht bekannt, ob das Behandlungsergebnis von der Art des angewendeten Shuntsystems beeinflußt wird.

Die Komplikationsrate dieser Operation ist nicht unerheblich, wobei die Angaben der verschiedenen Autoren stark voneinander abweichen (Tabelle 1). Insgesamt treten bei etwa 20–40 % der Patienten Komplikationen auf. Die 30-Tage-Mortalität wird zwischen 0 und 7 % angegeben.

Dagegen sind die diagnostischen Verfahren komplikationsarm: Bei der Bestimmung des Liquorausflußwiderstandes kann es zu Parästhesien im Bereich der unteren Extremitäten sowie zu Kopfschmerzen kommen. Die Rate der aseptischen Meningitiden wird für diese liquordynamische Messung ebenso wie für die Liquorraumszintigraphie mit etwa 2–3 % angegeben. Über letale Komplikationen wurde bisher nicht berichtet.

Tabelle 1. Komplikationen nach liquorableitenden Operationen bei NPH. Zusammenfassung von 14 Publikationen (N=655)

Komplikation	mittlere Häufigkeit	Bereich
Subduralhämatom, Subduralhygrom	8,4 %	0–28 %
Shuntfehlfunktion	7,3 %	0–20 %
Shuntinfektion	5,8 %	0–18 %
Krampfanfälle	2,0 %	0–11 %
neurologische Ausfälle	?	0– 9 %
Intrazerebrales Hämatom	?	0– 6 %

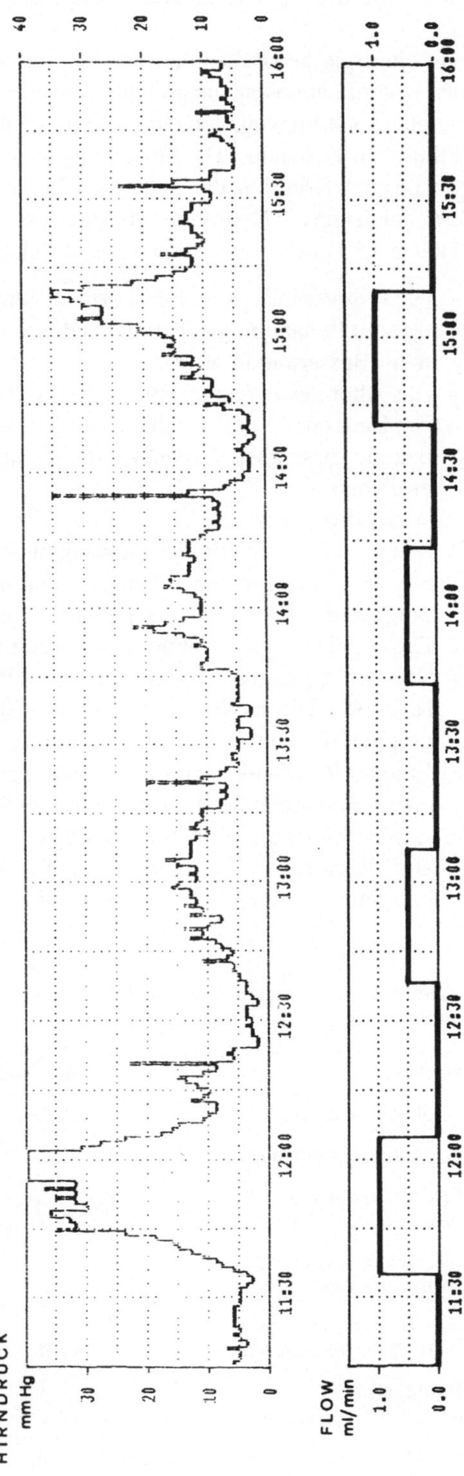

Abb. 4. Bestimmung des Liquorausflußwiderstandes bei einem 53jährigen Patienten nach aneurysmatischer Subarachnoidalblutung. Die obere Kurve zeigt den über einen Ventrikelkatheter gemessenen intrakraniellen Druck, die untere den zeitlichen Verlauf der wiederholt durchgeführten lumbalen Infusion. Der Liquorausflußwiderstand ist mit 26 mmHg/ml/min hoch pathologisch bei einem „normalen" Ruhedruck um 5 mmHg

9.9 Indikationsstellung und Behandlungsergebnisse

Die chirurgischen Behandlungsergebnisse beim NPH waren angesichts der oben genannten Komplikationsrate lange Jahre hindurch unbefriedigend. Etwa 60 % dieser Patienten zeigten nach Implantation eines Shuntes eine merkliche und anhaltende Besserung ihres klinischen Zustandes. Die Forschung der letzten Jahre konzentrierte sich daher auf die Suche nach Kriterien, die eine möglichst sichere Identifikation solcher Patienten gestatten, bei denen die Operation erfolgversprechend ist. Faßt man die gesamte Literatur der letzten 25 Jahre zusammen, so ergibt sich dabei folgendes Bild:

- Die symptomatischen NPH-Formen – ungeachtet ihrer Ätiologie – zeigen wesentlich bessere Behandlungsergebnisse (Besserung in 70–80 %) als die idiopathischen Formen (Besserung in 50–60 %).
- Das Alter des Patienten spielt keine wesentliche Rolle.
- Die Dauer der Amnese scheint erst dann bedeutsam zu werden, wenn sie über 2 Jahre dauert. In solchen Fällen ist durch ein Operation nur selten eine Besserung zu erreichen.
- Wesentlich aussagekräftiger ist die klinische Symptomatik: Die Erfolgsrate ist hoch beim Vorliegen einer Gangstörung ohne oder mit nur gering ausgeprägter Demenz. Sie wird geringer, wenn Gangstörung und Demenz annähernd gleich stark ausgeprägt sind und sinkt auf knapp 30 %, wenn die Demenz ganz im Vordergrund steht. Das Vorliegen einer Inkontinenz beeinflußt die Prognose nicht.
- Von den apparativen Untersuchungsmethoden ist das EEG ohne prognostische Aussagekraft. Die nuklearmedizinische Liquorraumszintigraphie, die Computertomographie, die kontinuierliche intrakranielle Druckmessung und die Bestimmung des Liquorausflußwiderstandes sind aussagekräftige Methoden (Tabelle 2), sie zeigen eine relativ hohe Sensitivität zwischen 84 und 99 % bei jedoch nicht ganz befriedigender Spezifität (37–62 %). Höchste Aussagekraft hat die Bestimmung des Liquorausflußwiderstandes, die als invasive Untersuchungsmethode jedoch an das Ende des diagnostischen Prozesses zu stellen ist.

Tabelle 2. Sensitivität und Spezifität von Merkmalen mit gesichertem Zusammenhang mit dem Operationserfolg

Merkmal	Sensivität	Spezifität	richtige Prädiktion*
Ätiologie: bekannt	26 %	83 %	54 %
Gangstörung: vorhanden	95 %	24 %	65 %
Liquorraumszintigraphie: ventr. Stase > 24 h	84 %	27 %	65 %
CT: Keine wesentliche kortikale Atrophie	72 %	58 %	68 5
ICP: B-Wellen häufig (> 10 % der Meßdauer)	97 %	59 %	78 5
R (out) erhöht (> 12,5 mm Hg/ml/min)	98,5 %	62 %	86 %

* richtig positive + richtig negative, bezogen auf die Gesamtzahl der Untersuchungen

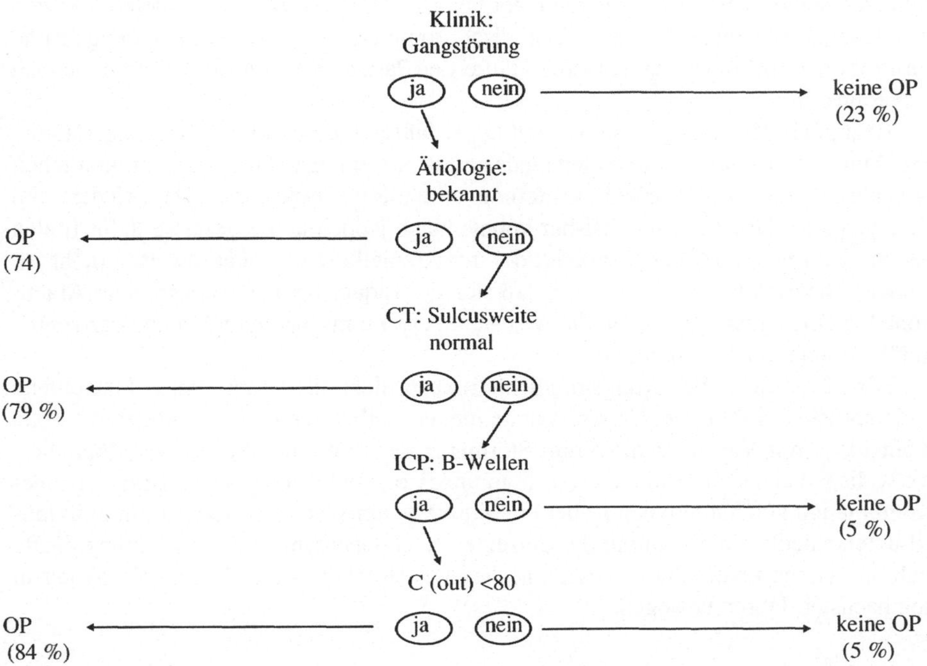

Abb. 5. Vorschlage für einen Entscheidungsbaum zur Operationsindikation beim NPH. Die Prozentzahlen in Klammern geben die Wahrscheinlichkeit eines guten Operationserfolges bei der jeweiligen Befundkonstellation an

Abbildung 5 zeigt unseren Vorschlag zum diagnostischen Vorgehen beim Verdacht auf Vorliegen eines Normaldruckwasserkopfes nach dem heutigen Kenntnisstand.

Antriebsminderung, Gedächtnisstörung sowie Motorik sprechen am besten auf die operative Behandlung an. Die Ventrikel werden nur etwa bei der Hälfte der operierten Patienten enger, ungeachtet des Ausmaßes der klinischen Besserung. Auch der Rückgang der PVL korreliert nur sehr lose zum postoperativen klinischen Verlauf. Die Befunde zur postoperativen Änderung der zerebralen Durchblutung und der zerebralen Sauerstoffutilisation sind noch kontrovers. Insgesamt darf nach Berücksichtigung der oben genannten Kriterien für die Indikationsstellung zur chirurgischen Therapie mit einer merklichen Besserung der Symptomatik bei etwa 80 % der Patienten gerechnet werden.

9.10 Pathogenese

Während sich die Richtlinien zur Behandlung dieser Erkrankung in den letzten Jahren konsolidiert haben, ist bezüglich der Theorienbildung zur Pathogenese kein eigentlicher Fortschritt zu verzeichnen.

Unstrittig ist, daß die Erkrankung einhergeht mit einer Erhöhung des Liquorausflußwiderstandes, die in der Mehrzahl der Fälle an den liquorresorbierenden Strukturen der Arachnoidea lokalisiert ist. Ätiologisch kommen Blutungen, Entzündungen und Infiltrationen in Frage. Für etwa die Hälfte der Patienten bleibt die Ätiologie jedoch bisher unklar.

Bezüglich der Pathogenese bestand lange Jahre hindurch die Vorstellung, daß die Erhöhung des Liquorausflußwiderstandes zunächst zur Erhöhung des intrakraniellen Druckes, damit zur Ventrikelerweiterung und infolgedessen sekundär wieder zum Rückgang des Druckes führt. Bisher konnten sich jedoch keine Beweise dafür finden lassen, daß im Verlauf der Krankheit der intrakranielle Druck phasenweise erhöht ist. Andere Theorien weisen darauf hin, daß sich der Liquor beim Vorliegen einer Arachnopathie einen alternativen Ausflußweg sucht, etwa transependymal in den periventrikulären Interzellulärraum hinein.

Aber auch diese Erklärungsmöglichkeit kann nicht alle beobachteten Phänomene widerspruchsfrei erklären. Neuere Vorstellungen schließlich berücksichtigen die hohe Koinzidenz mit Vaskulopathien und Störungen der zerebralen Perfusion. Möglicherweise liegt bei vielen Patienten ein komplexes pathophysiologisches Bild vor einer Kombination von hämodynamischer und liquordynamischer Insuffizienz mit individuell unterschiedlicher Wichtung der einzelnen Komponenten. In diese Richtung dürfte sich die wissenschaftliche Erforschung dieser nach wie vor rätselhaften Krankheit in den nächsten Jahren bewegen.

Literatur beim Verfasser

Diskussion zu Vortrag 9

N. N.
Wo hinein mündet der Shunt?

Priv.-Doz. Dr. W. Dauch
Beim Erwachsenen meistens via Vena facialis in die obere Hohlvene, das ist das
gebräuchlichste Verfahren. Man kann den Shunt auch ins Peritoneum einlegen. Man
hat vieles ausprobiert, von der Pleurahöhle bis zur Blase. Jedes Verfahren hat Vor- und
Nachteile, aber keines ist ganz ideal. Beim Erwachsenen bevorzugen wir die Venen,
weil der Weg kürzer ist.

N. N.
Was ist der Grund für die Blasenstörung?

Priv.-Doz. Dr. W. Dauch
Man kann diese Frage im Grunde noch erweitern: Woher rührt die psychische Störung
und woher rührt die Gangstörung? Das führt in den Bereich der Pathogenese, zu der ich
bewußt nichts gesagt habe. Es gibt dazu mehrere Theorien, aber keine vermag wirklich
zu überzeugen. Die phänomenologische Ähnlichkeit der Gangstörung mit der beim
Morbus Parkinson hat zu der Überlegung geführt, daß die Basalganglien betroffen sein
könnten. Die Blasenstörung wird eher auf kortikale Prozesse zurückgeführt. Was bisher
fehlt, ist ein Tertium comparationis.

N. N.
Ist die Gangstörung nicht eher ataktisch bedingt? Wir hatten jedenfalls oft diesen
Eindruck?

Priv.-Doz. Dr. W. Dauch
Für eine zerebelläre Beteiligung spricht die Symptomatik bei Patienten, bei denen die
Bewegungsstörung auch die oberen Extremitäten erfaßt. Zumindest vermittelt das
Schriftbild dieser Patienten diesen Eindruck. Die klassischen Zeigeversuche fallen
dagegen im allgemeinen ganz gut aus.

N. N.
Leiden die Patienten unter Schwindel?

Priv.-Doz. Dr. W. Dauch
Nein, sie gehen sehr unsicher, aber sie klagen nicht über Schwindelgefühl.

N. N.
Inwieweit hängt die Prognose nach der Operation auch von der Dauer der Erkrankung
bis zur Diagnosestellung ab? An einen Hydrozephalus denkt der niedergelassene Nicht-
fachkollege ja kaum. Die Patienten kommen vielmehr mit anderen Diagnosen, wie etwa
Morbus Alzheimer oder Morbus Parkinson. Ich glaube, ein wesentlicher Grund für den
oft enttäuschenden Operationserfolg ist die Tatsache, daß die richtige Diagnose im
allgemeinen zu spät gestellt wird. Ist der Einfluß der Erkrankungsdauer auf den Operationserfolg untersucht worden?

Priv.-Doz. Dr. W. Dauch
Dieser Gesichtspunkt wird fast regelmäßig mituntersucht. Das Problem ist nur, daß die
Zeitraster ganz unterschiedlich sind. Man hat den Eindruck, daß die Ergebnisse bei sehr
langen Anamnesen, ab etwa 2 Jahre, schlechter werden. Autoren, die engere Zeitraster
verwendet haben, sehen zwischen einem halben Jahr und einem Jahr relativ geringe
Unterschiede. Dazu kommt, daß der Beginn oft ausgesprochen schleichend ist und
daher vom Patienten wie auch von den Angehörigen nur sehr vage datiert wird.

Prof. Dr. K. Maurer
Hat das Intervall zwischen Erkrankungsbeginn und der Operation eine prognostische
Bedeutung?

Priv.-Doz. Dr. W. Dauch
Diese Frage ist derzeit nicht befriedigend zu beantworten, weil die Pathogenese noch
nicht völlig geklärt ist. Eine Theorie geht davon aus, daß der Normaldruckhydrozepha-
lus ein Residualzustand nach einem passageren Hochdruckhydrozephalus ist. Aber die
klassischen Symptome des Hochdruckhydrozephalus, wie Kopfschmerzen, Übelkeit
und Stauungspapille, findet man bei diesen Patienten nie, auch nicht bei Längsschnitt-
untersuchungen. Die Vorstellung, daß es sich um einen ganz normalen Hydrozephalus
handelt, der aus irgendeinem Grunde in ein neues Gleichgewicht eingetreten ist, läßt
sich daher wahrscheinlich nicht halten. Man kann sich beispielsweise auch vorstellen,
daß die B-Wellen, diese periodisch auftretenden Druckerhöhungen, infolge ihrer pulsatilen Kraft zu Schädigungen führen. B-Wellen sind allerdings physiologisch, es gibt sie
auch bei Gesunden, wenn sie auch bei diesen Patienten typischerweise häufiger auftreten.
    Eine andere pathogenetische Vorstellung ist, daß der Liquorabfluß gestört ist und
sich in der Folge ein alternativer Liquorabflußweg durch das Ependym hindurch in die
Venen etabliert. Die Liquorresorptionsstörung und der transependymale Liquorfluß
lassen sich sogar nachweisen. Nur die Vorstellung einer vermehrten Flüssigkeitseinla-
gerung im periventrikulären Bereich paßt nicht in dieses Bild, denn dann müßten die
Ventrikel infolge der Drucksteigerung eigentlich enger werden. Auch die Beobachtung,
daß bei etwa einem Drittel bis der Hälfte der Patienten die Symptome verschwinden
obwohl das CT-Bild völlig identisch bleibt, ist damit schwer in Übereinstimmung zu
bringen.

Prof. Dr. E.-H. Egberts
Wenn die Änderung der Ventrikelgröße nicht mit der klinischen Besserung korreliert,
woher wissen Sie dann, daß der Shunt funktioniert?

Priv.-Doz. Dr. W. Dauch

Ich weiß nicht, ob der Shunt funktioniert. Ich weiß nur, daß es dem Patienten besser geht.

Prof. Dr. E.-H. Egberts

Aber das dauert ja mehrere Monate. Gibt es denn keinen Parameter, der eine postoperative Erfolgskontrolle innerhalb eines kürzeren Zeitraums erlaubt?

Priv.-Doz. Dr. W. Dauch

Leider nicht.

N. N.

Einen günstigen Einfluß auf den Operationserfolg soll die präoperative Entnahme von 20–30 ml Liquor haben.

Priv.-Doz. Dr. W. Dauch

Dieses von skandinavischen Autoren propagierte Verfahren scheint nicht zu halten, was es ursprünglich versprach. Es ist auch nicht ohne weiteres vorstellbar, wie bei einer Krankheit, die sich über Monate hinweg entwickelt hat, die akute Entnahme von 20 ml Liquor eine merkliche Besserung der Psychopathologie bewirken soll. Der Mensch produziert am Tag ungefähr 300 ml Liquor, 20 ml fallen dabei kaum ins Gewicht.

N. N.

Die periventrikuläre Verminderung der Hirndurchblutung könnte nach einigen Untersuchungen ein recht sensibler Indikator sein.

Priv.-Doz. Dr. W. Dauch

Hirndurchblutungsstörungen sind bei vielen dieser Patienten zu finden. Die regionale Hirndurchblutung ist bei den einzelnen Krankheiten unterschiedlich verteilt. Es gibt beispielsweise Patienten mit umschriebenen fokalen Durchblutungsstörungen und solche mit eher zentrenzephaler Durchblutungsminderung. Möglicherweise bietet dieser Befund einen guten Ansatz. Die Messung der Hirndurchblutung ist allerdings noch nicht sehr weit verbreitet.

10 Infektionskrankheiten des Gehirns

K. Bechter

Diagnostizierte Infektionskrankheiten des Gehirns als Ursache psychiatrischer Krankheiten spielen in der heutigen psychiatrischen Praxis eine relativ kleine Rolle, haben aber vor allem durch HIV eine neue Aktualität erhalten. Bezüglich hypothetischer Virusinfektionen als Ursachen ätiologisch unklarer psychiatrischer Störungen, vor allem der idiopathischen Psychosen, besteht noch weitgehende Unsicherheit. Ausformulierte ätiopathogenetische Virushypothesen liegen bislang nur zur Schizophrenie vor. Die apparativen Nachweismöglichkeiten persistierender Virusinfektionen und ihrer hypothetischen subtilen Folgen beim Menschen sind aber noch zu begrenzt bzw. aus ethischen Gründen nicht anwendbar. Bei Krankheiten unklarer Ätiologie müssen zunächst auch bislang unbekannte pathogenetische Mechanismen erwogen werden. Auch ein pathogenetisches Zusammenwirken von Virusinfektion und genetischer Prädisposition ist in einigen Fällen nicht mehr auszuschließen.

10.1 Einleitung

Welche Rolle spielen Infektionskrankheiten des Gehirns in der heutigen Psychiatrie überhaupt? Die große Infektionskrankheit der Psychiatrie, die Syphilis, ist besonders mit ihrer Spielart der progressiven Paralyse zu einer seltenen Krankheit geworden (Ritter u. Prange 1992). Als Spezialisten in Diagnostik und Therapie von ZNS-Infektionen erweisen sich die Neurologen (Holzgraefe et al. 1988; Huffmann u. Braune 1991; Hopf et al. 1992). Das entsprechende Kapitel in der jüngsten Ausgabe der „Psychiatrie der Gegenwart" ist von einem Neurologen verfaßt (Huffmann 1988). – Um aktuelle Hinweise aus der klinisch-psychiatrischen Praxis zu erhalten, haben wir für das heutige Thema einen kleinen Fragebogen an die psychiatrischen Lehrstuhlinhaber bzw. Leiter von Forschungseinrichtungen und Direktoren der bayerischen Bezirkskrankenhäuser verschickt und nach der Häufigkeit von Liquoruntersuchungen, als entscheidendem diagnostischen Parameter entzündlicher ZNS-Krankheiten, bei erstmals psychiatrisch erkrankten nichtgeriatrischen Patienten gefragt. Wir wollten außerdem wissen, wo Patienten mit identifizierten ZNS-Infektionen weiterbehandelt werden. Die Kürze des Fragebogens erlaubte keine differenzierten Fragen, dürfte aber zur hohen Rücklaufrate von 80 % aus den Universitäten und von 100 % aus den Bezirkskrankenhäusern geholfen haben. Die Auswertung der Antworten (s. Tabelle 1) zeigt, daß schon der Verdacht auf Infektionskrankheiten des Gehirns im Alltag psychiatrischer Kliniken eine untergeordnete Rolle spielt. Allerdings zeigen sich auch krass unterschiedliche Punktionsfrequenzen, nach mündlicher Auskunft z.T. innerhalb von Kliniken. Auf-

Tropon-Symposium, Bd. VIII
Organische Psychosyndrome
Hrsg. R. Schüttler
© Springer-Verlag Berlin Heidelberg 1993

grund der Datenlage ist nach unserer Ansicht schwer beurteilbar wie häufig bei neurologisch unauffälligen psychiatrischen Patienten ein entzündlicher Liquor gefunden wird, zumal die vorgeschaltete labortechnische und apparative Diagnostik nach Art, Ausführlichkeit und Ergebnissen berücksichtigt werden muß. Aus den Antworten und aus eigener Erfahrung ergibt sich eher, daß auch bei differenzierter Liquordiagnostik bei erstmals erkrankten psychiatrischen Patienten nur selten vorher klinisch nicht vermutete ZNS-Infektionen gefunden werden. Die Behandlung von Patienten mit identifizierten ZNS-Infektionen erfolgt in der Regel in nichtpsychiatrischen Abteilungen, es sei denn aus Gründen besonderer psychopathologischer Auffälligkeiten. Dies läßt sich aus entsprechenden Zusatzbemerkungen zum Fragebogen schließen.

Betrachten wir das enorm breite Erregerspektrum von ZNS-Infektionen, so man es systematisch auflistet (Schmidt 1987), steht dies in krassem Gegensatz zur kleinen Anzahl für die Psychiatrie relevanter Erreger in einem mehr pragmatisch aufgebauten US-amerikanischen Lehrbuch (Kennedy u. Johnson 1987).

Eine kürzlich veröffentlichte als repräsentativ zu wertende Erhebung des niedersächsischen Sozialministeriums gibt eine Gesamtzahl von 252 ZNS-Infektionen bei Erwachsenen und von 426 bei Kindern im Jahr 1987 an; davon hatten 15 % der Erwachsenen bzw. 6 % der Kinder (auch) eine Enzephalitis, je zur Hälfte verursacht durch bakterielle und virale Erreger. Bei Erwachsenen waren die häufigsten Meningitiserreger Borrelien und Pneumokokken, der häufigste Enzephalitiserreger das Herpes-simplex-Virus, bei den Kindern waren für Meningitiden die Mumpsviren, für Enzephalitiden Masern- und Herpes-simplex-Viren vorherrschend (Windorfer et al. 1992).

Ergänzt durch eine aktuelle Literaturrecherche läßt sich wohl sagen, daß heute am ehesten die HIV-Enzephalitis, seltener Borreliose und Syphilis als ursächliche ZNS-Infektionen von psychiatrischen Krankheiten diagnostiziert werden. Unser Thema ließe sich demnach sehr rasch abhandeln. Betrachten wir aber auch die psychiatrischen Publikationen zu hypothetischen Virusinfektionen des Gehirns, stellen wir ein zunehmendes Interesse der psychiatrischen Grundlagenforschung fest. Diese hypothetischen Virusinfektionen des Gehirns sollen deshalb in unserem Vortrag auch den größten Raum einnehmen.

Tabelle 1. Häufigkeit von Liquoruntersuchungen bei ersterkrankten (nichtgeriatrischen) psychiatrischen Patienten und bevorzugter Fachbereich zur Behandlung identifizierter Infektionskrankheiten des ZNS in psychiatrischen Kliniken der Bundesrepublik Deutschland.

	Liquoruntersuchungen			Weiterbehandlung [a]		
	< 10 %	< 50 %	ca. 100 %	Psychiatrie	Neurologie	andere Abteilung
Universitätskliniken und Forschungseinrichtungen	20	5	2	13	28	2
Bezirkskrankenhäuser	17	4	0	11	14	1
Gesamt	37	9	2	24	42	3

Tabelle 2. Sensitivität der Methoden in der Liquordiagnostik entzündlicher ZNS-Erkrankungen (von oben nach unten abnehmende Sensitivität, Methoden rechts noch in Erprobung). (Mod. nach Holzgraefe et al. 1988)

– erregerspezifische Antikörper. quantitativ und qualitativ	– PCR-Technik (Mölling 1989; Scheid 1991)
– oligoklonale Banden	– aktivierte B-Lymphozyten (Beuche et al. 1988)
– IgG (-M, -A) -erhöhung unter Berücksichtigung der Blut-Liquorschrankenfunktion (Quotientenschema nach Reiber u. Felgenhauer 1987)	– in situ-Hybridisierung von Liquorzellen (Bamborschke et al. 1991)

10.2 Diagnostik entzündlicher ZNS-Erkrankungen

Zuvor wollen wir uns noch einige Gedanken über die klinische Diagnostik und ihre Grenzen bei entzündlichen Gehirnerkrankungen machen: Hauptsäule ist weiterhin die Liquordiagnostik. Von einer entzündlichen ZNS-Erkrankung ist auszugehen wenn die Gesamtzellzahl im Liquor über 30/µl liegt oder/und aktivierte B-Lymphozyten oder/und eine humorale Immunreaktion im ZNS nachgewiesen werden können (Reiber 1988). Die Liquoreiweißdiagnostik wurde in den letzten Jahren verbessert durch gleichzeitige Bestimmung der Proteine in Serum und Liquor nach dem Quotientenschema von Reiber u. Felgenhauer (1987). Unter Bezugnahme auf die jeweiligen Albuminkonzentrationen, Albumin wird passiv in den Liquor filtriert, kann die Funktion der Blut-Liquor-Schranke definiert werden und dadurch die sonst breite Streuung der Normalwerte wesentlich verengt werden, so daß autochthon im Liquorraum gebildete Proteine sensitiver erkannt werden. Die Sensitivität der Diagnostik entzündlicher ZNS-Erkrankungen wurde weiter verbessert durch die Nachweismöglichkeit oligoklonaler Banden, aktivierter B-Lymphozyten und ferner der erregerspezifischen Antikörper unter Bezug auf Gesamt-IgG in Serum und Liquor, was derzeit in Fällen geringfügiger Enzephalitis die empfindlichste Methode zu sein scheint (Lüer et al. 1988). Neuere Methoden wie die In-situ-Hybridisierung an Liquorzellen und PCR-Nachweis von Antigenen können noch empfindlicher sein, sind aber im Moment noch in Erprobung (S. Tabelle 2). In Einzelfällen selbst schwerer akuter Enlephalitiden mit massiven neurologischen Ausfällen, z. B. kürzlich berichtet für eine post mortem diagnostizierte Herpes-simplex-Enxephalitis, ist es aber offenbar auch bei sensitiver Methodik möglich, einen völlig unauffälligen Liquor bei wiederholten Untersuchungen anzutreffen (Körber u. Huffmann 1991). Bildgebende Verfahren sind außer in Einzelfällen weniger sensitiv und immer unspezifisch (Kennedy u. Johnson 1987; Haupt 1991). Bioptische Verfahren sind aus ethischen Gründen nur gelegentlich anwendbar.

Tabelle 3. Einige grundlegende Befunde, die zur Frage psychiatrischer Krankheiten durch heute unbekannte hypothethische Virusinfektionen zu beachten sind

– Persistierende Virusinfektionen des ZNS sind häufig und haben möglicherweise bisher unbekannte komplexe Folgen	– Johnson (1982), Ter Meulen et al. (1984)
– Die komplexe Pathogenese von Virusinfektionen kann sehr variable Verläufe bedingen und kann stark durch genetische Faktoren beeinflußt werden	– Notkins u. Oldstone (1984)
– Enger, noch vielfach unklarer Zusammenhang zwischen ZNS und Immunsystem (Neuroimmunomodulation)	– De Lisi (1986), Spector (1990)
– Bei gut bekannten ZNS-Infektionen viele offene Fragen der Pathogenese, z B. akute Herpes simplex-Infektion (Neuinfektion oder Reaktivierung?)	– Roizman (1985), Deatley et al. (1991)
– Bei experimentellen Enzephalitiden können Verhaltensstörungen vorwiegend durch begleitende Neurotransmitterstörungen bedingt sein	– z. B. Lycke u. Roos (1974), Lipkin et al. (1988b)
– Nonzytopathische persistierende Virusinfektionen können Neurotransmitterstörungen und damit korrelierende Verhaltensstörungen verursachen	– Oldstone (1987), Lipkin et al. (1988a)
– Körperlicher oder psychischer Streß kann experimentell die Neuroinvasivität und Virulenz zuvor harmloser Viren dramatisch ändern	– Ben-Nathan et al. (1989)
– Variabilität der klinischen (auch neurologischen) Symptomatik bei den Retrovirusinfektionen durch Kofaktoren	– Blattner (1990)

10.3 Hypothetische Virusinfektionen des Gehirns als Ursache psychiatrischer Krankheiten

10.3.1 Allgemeine Voraussetzung

Wenden wir uns jetzt hypothetischen Infektionen des Gehirns als Ursache ätiologisch ungeklärter psychiatrischer Krankheiten zu. Zunächst sollten wir uns hierzu einige grundlegende virologische Befunde vergegenwärtigen, denn es handelt sich vorwiegend um Virushypothesen: s. Tabelle 3.

10.3.2 Untersuchungsergebnisse bei idiopathischen Psychosen

Gehen wir weiter zu Befunden, die bei ätiologisch ungeklärten psychiatrischen Krankheiten, vor allem bei schizophrenen aber auch bei affektiven Psychosen erhoben wurden und auf eine mögliche Virusätiologie hindeuten oder so interpretiert wurden (s. Tabelle 4). Zu vielen Punkten gibt es allerdings kontroverse Diskussionen, Einzelheiten können aus Zeitgründen hier aber nicht diskutiert werden.

Tabelle 4. Hinweise auf eine mögliche Virusätiologie idiopathischer Psychosen (besonders der Schizophrenie)

– Schizophrenie und affektive Psychosen bei akuten oder chronischen Encephalitiden unterschiedlicher Ätiologie	Viele Autoren z. B. Rorie (1901), Menninger (1926), Huber (1987), Engler u. Vetter (1991), Kohler et al. (1988 ab), Peters et al. (1989), Oepen et al. (1987), Neumärker et al. (1989), Naber (1990)
– Abnormalitäten der Hirnstruktur Schizophrener (Ventrikelerweiterung, Substanzmangel und Zellstörungen in bestimmten Hirnregionen. Kontroverse: Degeneration vs. Entwicklungsstörung)	Huber (1957), Jakob u. Beckmann (1986), Weinberger (1987), Bogerts (1991), Roberts (1991)
– Saisonale und geographische Häufung von Ersterkrankungen an Schizophrenie	Hare (1987), Stevens (1988), Torrey (1988), Leach u. Scherer (1992), Beckmann u. Franzek (1992)
– Erhöhte Inzidenz schizophrener Geburten nach Influenzaepidemien	Mednick et al. (1988), O'Callaghan et al. (1991)
– Erhöhte Inzidenz von Schizophrenien in der zweiten Generation afrokaribischer Einwanderer in England (Influenza A, Polioviren)	Harrison (1990), Eagles (1992)
– Abnahme der Schizophrenieinzidenz in England seit den 60er Jahren	Der et al. (1990), Eagles (1992)
– Veränderte Immunparameter bei Schizophrenie und affektiven Psychosen (incl. spezifische Virusantikörper in Liquor; Problem: Signifikanz und Replikation)	Libikova (1983), De Lisi (1986), King u. Cooper (1989), Kaschka u. Aschauer (1990)
– Erhöhte Prävalenz von Gliosen bei Schizophrenen	Stevens (1992), Falkai et al. (1991)
– Virusähnliche Partikel in bzw. zytopathische Effekte durch Liquor von Schizophrenen	Tyrell et al. (1979), Taylor et al. (1987), Libikova (1983), Torrey (1988), Ernst et al. (1991), Vasiljeva et al. (1991)
– Nachweis von Virus DNA durch in situ-Hybridisierung im Gehirn akut Schizophrener (Problem: Koinzidenz vs. Kausalität)	Moises et al. (1988), Rajcani et al. (1991)

10.3.3 Ätiopathogenetische Hypothesen einer möglichen Verursachung idiopathischer Psychosen (vor allem von Schizophrenien) durch Viren

Schizophrene und affektive Psychosen sind nach Ansicht vieler Forscher vermutlich ätiologisch und klinisch heterogen (Weinberger 1986; Torrey u. Kaufmann 1986; Huber 1990, 1992). Auch die Epidemiologie von schizophrenen und affektiven Psychosen wäre gut mit ätiologischer Heterogenität vereinbar (Häfner 1989; Angst u. Scharfetter 1990; Roberts u. Claridge 1991). Viren könnten aufgrund ihrer oben skizzierten Eigenschaften bei diesen Krankheiten eine ätiologische Rolle spielen. Ausformulierte ätiopathogenetische Virushypothesen liegen vor allem zur Schizophrenie vor (s. Tabelle 5). Die Berücksichtigung erhobener Befunde ist dabei recht unterschiedlich. Manche Hypothesen erscheinen spekulativ oder einseitig, mögen aber für die Forschung trotzdem im Rahmen der möglichen Heterogenität der Krankheitsbilder fruchtbar sein.

Tabelle 5. Ätiopathogenetische Hypothesen der Verursachung psychiatrischer Krankheiten (v.a. Schizophrenie) durch hypothetische Virusinfektionen

– Klinische Chrakteristika der Schizophrenie passend zu Slow-Virus-Erkrankungen	Gajdusek (1978)
– Retrovirus-Hypothese der Schizophrnie	Crow (1984, 1986, 1991)
– Gestörte neuronale Migration in den Hippocampus nach intrauteriner Schädigung durch neuraminidasehaltige Viren	Conrad u. Scheibel (1987)
– Strukturanalogien von Viren zu Zellrezeptoren und daraus folgende Interferenzen; Autoimmunreaktion getriggert durch verschiedene Viren	Pandey et al. (1981), Plotz (1983), Knight (1985), Pert et al. (1988)
– 2-Stufen-Modell einer Schizophreniegenese: 1. Gestörte neuronale Migration, genetisch oder/und viral bedingt 2. Ventrikelerweiterung durch Hämorrhagie, Anorexie oder traumatische Kindheit	Cannon u. Mednik (1990)
– Unspezifische (durch versch. Viren) fokale α-Interferon-Aktivierung (entweder durch lokale Virusreplikation oder durch genetisch bedingte Hyperreaktivität)	Waltrip et al. (1990)
– Zeitlich spezifische Interferenz eines Virusinfekts mit Gehirnmaturation im zweiten Schwangerschaftstrimenon (maximal 15% der Schizophrenien)	Roberts (1991)
– Abnorme Reinnervation (ätiologisch und zeitlich heterogen) als Ursache der Schizophrenie	Stevens (1992)
– Phänokopien durch blande Enzephalitis bestimmter Hirnregionen (besonders temporal und limbisches System bei Schizophrenie), ätiologisch und klinisch heterogen	Libikova (1983), Kurstak (1991)

Tabelle 6. Prinzipien jeder Virushypothese psychiatrischer Krankheiten nach Libikova 1983 und Kurstak 1991)

1. Es gibt Interaktionen zwischen beteiligtem Virus und anderen Faktoren (HLA-Typ, endokrine und enzymatische Faktoren, neuropathologische Anomalien).

2. Jeder dieser zusätzlichen Faktoren kann zuvor oder erst durch die Virusinfektion verändert werden.

3. Nicht nur ein Virus, sondern verschiedene Viren mit entsprechenden biologischen und epidemiologischen Charakteristika sind bei der Verursachung von Schizophrenie und anderen psychiatrischen Krankheiten involviert.

4. Möglicherweise sind mehrere Viren gleichzeitig bei einem Individuum beteiligt und möglicherweise sind unbekannte unkonventionelle Viren beteiligt

Ausgehend von der Komplexität und Variabilität der Pathogenese von Viruskrankheiten hat Libikova einige Prinzipien jeder Virushypothese psychiatrischer Krankheiten genannt, die immer noch aktuell erscheinen: s. Tabelle 6. Wir möchten hierzu ergänzen: bei Auftreten ausschließlich psychiatrischer Symptomatik könnte die Identifizierung von Fällen außerordentlich erschwert sein durch die mögliche Variabilität der Syndrome von leicht identifizierbaren Kasus bis hin zu Übergängen weitgehend unspezifischer auch als Persönlichkeitsstörungen imponierender Fälle. Ein ähnlich breites diagnostisches Spektrum wird nämlich auch in genetisch mit Schizophrenie oder affektiven Psychosen belasteten Familien gefunden (Mullan u. Murray 1989; Maier u. Propping 1991).

10.4 Die Borna Krankheit (BD), hypothetische Virusinfektion des Menschen mit psychiatrischer Relevanz

Um vom Allgemeinen ins Spezielle zu kommen, wollen wir uns jetzt mit Ergebnissen und Hypothesen zur Frage der Verursachung psychiatrischer Krankheiten durch das Virus der Borna-Krankheit (BDV) befassen. BDV wurde aufgrund seines strengen Neurotropismus von verschiedenen Forschern als interessanter Kandidat in der Schizophrenieforschung beschrieben (Crow 1984; Torrey 1988). Ferner wurde die Verursachung affektiver Psychosen und anderer depressiver Erkrankungen durch BDV vermutet (Rott et al. 1985; Amsterdam et al. 1985), aber auch eine diagnostisch breiter gestreute ursächliche oder pathogenetische Mitbeteiligung an psychiatrischen Krankheiten (Bechter et al. 1987; Bechter u. Herzog 1990).

10.4.1 Allgemeines und Überblick über Untersuchungen beim Menschen

Die natürliche Borna -Krankheit verursacht eine sporadisch auftretende Enzephalitis bei Equiden und Schafen in Zentraleuropa. Das verursachende BDV konnte bisher nicht ausreichend charakterisiert werden, es handelt sich aber offenbar um ein RNA-Virus (Vande Woude et al. 1990). BDV ist streng neurotrop und besitzt eine außerordentliche Variabilität. Es wurden sehr unterschiedliche Verläufe beschrieben, bei Primaten z. B. ausschließliches Auftreten von Verhaltensstöungen (Sprankel et al. 1978). Solche durch experimentelle BD verursachten Verhaltensstörungen konnten sowohl mit dem Auftreten der Entzündungsherde im ZNS als auch mit begleitenden Neurotransmitterstörungen korreliert werden (Lipkin et al. 1988b). Bei neugeborenen immuninkompetenten oder adulten immunsupprimierten Tieren entwickelt sich keine entzündliche Reaktion, aber es kommt zu einer massiven Virusreplikation im ZNS, die zu keinen oder allenfalls geringen Neuronenverlusten führt (Narayan et al. 1983). Immunkompetente Tiere entwickeln eine typische entzündliche Reaktion vom fleckförmigen Typ (Seifried u. Spatz 1930), welche nach neueren Befunden einer T-Zell-vermittelten immunpathologischen Reaktion vom verzögerten Typ entspricht (Rott et al. 1991), bei der CD4+-Zellen eine herausragende Rolle spielen (Richt u. Stitz 1992; Deschl et al. 1990). Sowohl die Virusreplikation als auch die entzündlichen Läsionen finden sich bevorzugt im limbischen System (Seifried u. Spatz 1930; Heinig 1969; Rott et al. 1991). Bei ersten Untersuchungen am Menschen wurden bei psychiatrischen

Patienten mit affektiven Psychosen und anderen depressiven Erkrankungen bei 1–4,5 % der Patienten BDV-Serumantikörper gefunden, keine oder nur bis zu 1 % bei Kontrollpersonen (Rott et al. 1985; Amsterdam et al. 1985). Wir fanden in einer ersten Untersuchung in unserer Klinik bei 6,8 % unselektierter psychiatrischer Patienten BDV-Serumantikörper, hingegen nur in 3,1 % bei unselektierten chirurgischen Patienten (Bechter et al. 1987). Eine andere Forschergruppe fand gleiche Prävalenzraten von BDV-Serumantikörpern bei psychiatrischen Patienten und Kontrollen, hingegen eine etwa 4 fach erhöhte Prävalenzrate bei HIV-Infizierten und Drogenabhängigen (Bode et al. 1988). – Dieselbe Forschergruppe fand in einer kürzlich veröffentlichten Studie (Bode et al. 1992) bei etwa 2,3 % der Normalpopulation BDV-Serumantikörper, hingegen bei Patienten mit multipler Sklerose in 13,2 %, bei HIV-Infizierten in 14 % und bei etwa 7 % von Afrikanern mit chronischen Infektionen wie Malaria und bei 19 % afrikanischer Kinder mit solchen Krankheiten. Die Hypothesen, ob und ggf. welche Bedeutung BDV-Serumantikörper beim Menschen haben, waren ein möglicher Beitrag zur Verursachung psychiatrischer Krankheiten und eine Reaktivierung im Rahmen chronischer Krankheiten. Diese Untersuchungen wurden aber an gesammelten Serumproben unterschiedlichster geographischer Herkunft durchgeführt und lassen damit kaum ätiologische Schlußfolgerungen zu.

10.4.2 Neue eigene Untersuchungen

Wir haben jetzt eine Replikationsstudie bezüglich der Serumprävalenzraten an unserer Klinik durchgeführt (Bechter et al. 1992c): Es handelt sich um rund 2.400 unselektierte psychiatrische, 1.800 unselektierte neurologische Patienten und 670 chirurgische Kontrollen. Die Untersuchungen wurden über einen Zeitraum von 2 Jahren konsekutiv und parallel durchgeführt um mögliche saisonale Schwankungen der Seroprävalenz von BDV-Antikörpern wie auch mögliche Empfindlichkeitsschwankungen in der Methodik als Störfaktoren für den Zwischengruppenvergleich auszuschließen. Ferner stammten die Patienten alle aus unserer Klinik. Die regionalen Herkunftsgebiete der Patienten fallen dadurch recht gut zusammen, allerdings hat das Einzugsgebiet der psychiatrischen Klientel die größte Flächenausdehnung. Die früher festgestellte Prävalenzrate von BDV-Serumantikörpern von rund 6 % bei unselektierten, in diesem Fall ausschließlich neuaufgenommenen psychiatrischen Patienten und von 3,5% bei den chirurgischen Kontrollen ließ sich praktisch gleichbleibend replizieren. Für die unselektierten neurologischen Patienten fanden wir eine BDV-Serumprävalenzrate von 4,9 %, also intermediär. Analysieren wir die Seroprävalenzraten weiter nach Geburtsjahrgängen, so ergibt sich in den Dezennien bis 1940, oder einfacher dargestellt in 2 Gruppen der Geburtsjahrgänge bis 1940 und nach 1940, folgendes: geringe Unterschiede der Prävalenzraten zwischen den Patientengruppen der Jahrgänge bis 1940, hingegen signifikante Unterschiede zwischen den jungen Altersgruppen mit der höchsten Seroprävalenzrate bei den psychiatrischen und einer intermediären bei den neurologischen Patienten. Die unterschiedlichen Prävalenzraten zwischen den Gesamtgruppen sind also fast ausschließlich durch Gruppenunterschiede der jüngeren Patienten bis zum 50. Lebensjahr bedingt. Bei den BDV-seropositiven psychiatrischen Patienten dieser jüngeren Altersgruppen fanden sich diagnostisch vor allem schizophrene und affektive Psychosen und einige Persönlichkeitsstörungen. Die Ätiologie und Pathogenese dieser

Krankheiten ist heute aber in vielfältiger Weise unklar, so daß eine Abgrenzung und Wertung eines möglichen kausalen Zusammenhangs zwischen BDV-Serumantikörpern und psychiatrischer Krankheit schwer fällt. Dies erschien uns leichter zu differenzieren bei den neurologischen Fällen.

In einem zweiten Schritt analysierten wir deshalb die Diagnosenverteilung bei den neurologischen Patienten. Unsere Hypothese war, daß eine mögliche kausale Bedeutung von BDV für neurologische Störungen sich darin zeigen müßte, daß in der Gruppe BDV-seropositiver Patienten im Vergleich zu einer BDV-seronegativen neurologischen Kontrollgruppe (paarweise vergleichbar nach Alter und Geschlecht) gehäuft unklare neurologische Syndrome zu finden sein müßten, die ihrerseits mit einer BDV-(Meningo)enzephalitis vereinbar sein müßten. Da dies aus den Krankenakten nicht ohne weiteres festzustellen war, beurteilten drei erfahrene Untersucher die Diagnosen der ersten 65 sukzessiv gesammelten BDV-seropositiven neurologischen Patienten und vergleichbarer Kontrollfälle unabhängig voneinander anhand der neurologischen Akten. Im Ergebnis fanden sich signifikant gehäuft unklare neurologische Diagnosen in der Gruppe der BDV-seropositiven Patienten und zwar ganz überwiegend in der jungen Altersgruppe der nach 1940 Geborenen, d. h. rund 50% der Diagnosen überhaupt in dieser jüngeren Altersgruppe BDV-seropositiver neurologischer Patienten. Die weitere Einzelfallanalyse dieser unklaren Fälle, wobei hierzu auch ätiologisch ungeklärte akute Meningoenzephalitiden zählten, ergab bei etwa der Hälfte, daß das neurologische Syndrom gut mit dem hypothetischen Bild einer BDV-Enzephalitis des Menschen in Übereinstimmung zu bringen wäre. Bei den BDV-seropositiven unklaren Fällen fanden sich ferner gehäuft Fälle mit psychiatrischer Symptomatik, was eine logische Brücke zur hypothetischen Verursachung rein psychiatrischer Erkrankungen darstellen könnte.

Darüberhinaus konnten wir bei zwei dieser unklaren Fälle mit einer akuten lymphozytären Meningoenzephalitis durch Inokulation von Liquor auf Zellkulturen und in Kaninchen Ergebnisse erzielen, die das Vorhandensein von BDV oder einem verwandten Agens im Liquor dieser Patienten wahrscheinlich machten, ebenso wie im Liquor einer BDV-seropositiven Patientin mit akutem Rezidiv einer schizophrenen Psychose (Rott et al. 1991). Dies unterstützt wesentlich die Hypothese einer möglichen Verursachung neurologischer aber auch psychiatrischer Störungen durch BDV beim Menschen.

Wir gingen dann auch der Frage einer horizontalen Übertragbarkeit nach. Wir befragten BDV-seropositive Patienten regelmäßig nach Haustieren, bei denen die Borna-Krankheit vorkommt (Pferde und Schafe), und konnten bisher in 3 Fällen in Frage kommende Tiere untersuchen. In allen Fällen konnten wir auch bei einem Teil der Haustiere BDV-Serumantikörper nachweisen (Bechter et al. 1992a und unveröffentlichte Ergebnisse), welche teilweise Verhaltensstörungen zeigten wie sie für eine latente Borna-Krankheit beschrieben sind (Lange et al. 1987).

Zu erwarten wäre ferner die Übertragbarkeit bei Kontaktpersonen. Wir überprüften deshalb in den Krankenakten die Anamnesen von 200 BDV-seropositiven psychiatrischen Patienten auf familiäre neurologische oder/und psychiatrische Krankheiten, welche im Zeitraum eines Jahres koinzident auftraten. Wir konnten bei 4 BDV-seropositiven Patienten solche gleichzeitig oder rasch hintereinander auftretende Ersterkrankungen in den Familien finden und zwei dieser Familien vollständig untersuchen (Bechter et al. 1992b). In der einen Familie erkrankte die Mutter an einer akuten Meningoenzephalitis, für die kein bekanntes Virus nachgewiesen werden konnte, der

Sohn wenige Monate später an einer schizophrenen Psychose. Beide wiesen BDV-Serumantikörper bei unserer aktuellen Untersuchung auf, der gesunde Vater hingegen nicht. – In der zweiten Familie war die Mutter an einer affektiven Psychose erkrankt, Tochter und Sohn jeweils an schizophrener Psychose. Bei Mutter und Tochter konnten wir BDV-Serumantikörper finden, nicht hingegen beim Sohn und beim gesunden Vater. – Obwohl diese Untersuchungen von der epidemiologischen Methodik her keine eindeutigen Schlußfolgerungen zulassen, legen sie doch die Möglichkeit einer horizontalen Übertragbarkeit von BDV beim Menschen nahe.

Zur Frage der Borna-Krankheit beim Menschen können wir somit zusammenfassen: es gibt immer mehr Hinweise dafür, daß BDV oder eine Variante beim Menschen neurologische und psychiatrische Störungen verursacht (Rott et al. 1991; Bechter et al, 1992c). Wahrscheinlich spielen zudem genetische Faktoren für die Ausprägung eines hypothetischen durch BDV verursachten humanen Krankheitsbildes eine Rolle, da wesentliche Einflüsse genetischer Faktoren für die Ausprägung der Symptomatik bei experimentell mit BDV infizierten Tieren gezeigt wurden (Herzog et al. 1991).

10.5 Zusammenfassung und Schlußfolgerung

Bezüglich unseres Themas der Infektionskrankheiten des Gehirns können wir zusammenfassend sagen: Diagnostizierte Infektionskrankheiten des Gehirns als Ursache psychiatrischer Krankheiten spielen in der heutigen psychiatrischen Praxis eine relativ kleine Rolle, haben aber vor allem durch HIV neue Aktualität. Bezüglich hypothetischer Virusinfektionen als Ursache ätiologisch unklarer psychiatrischer Störungen, vor allem der idiopathischen Psychosen, sind viele Möglichkeiten offen. Die apparativtechnischen Möglichkeiten zum Nachweis persistierender Virusinfektionen und ihrer hypothetischen subtilen Folgen beim Menschen sind aber noch viel zu begrenzt bzw. aus ethischen Gründen nicht anwendbar. Diagnostisch-kategoriale Abgrenzungen wiederum können nur mithelfen „Fälle" zu identifizieren, denn aufgrund der möglichen Variabilität psychiatrischer Symptomatik durch einzelne ätiologische Faktoren können solche Abgrenzungen auch leicht in die Irre führen (Tsuang et al. 1990). Ferner müssen heute unbekannte pathogenetische Mechanismen in Betracht gezogen werden. Die Erkenntnisse bei den Prionkrankheiten (Creutzfeldt-Jakob-Krankheit, GerstmannSträussler-Syndrom, Kuru) die nach heutiger Erkenntnis wahrscheinlich durch ein Protein verursacht werden, welches sowohl durch Mutation im Körper entstehen als auch infektiös acquiriert werden kann, stellen eine der jüngsten Lektionen in zuvor kaum vorstellbaren ätiopathogenetischen Mechanismen dar (Prusiner et al. 1987; Harrison u. Roberts 1991). Eine ähnlich komplexe, bisher erst teilweise verstandene Retrovirusätiopathogenese zeichnet sich bei der tropischen spastischen Parese bzw. HTLVI-assoziierten Myelopathie (HAM/TSP) ab, bei welchen 1985 erstmals eine Antikörperassoziation beschrieben wurde und offenbar Kofaktoren in der Pathogenese wichtig sind (Rodgers-Johnson 1990). Wir sollten nicht vergessen, daß bei solchen Erkrankungen mit neurologisch-motorischen Störungen kaum Probleme bei der klinischen Diagnostik bestehen. Die Forschung hat es somit viel leichter als bei hypothetischen Virusinfektionen mit ausschließlich psychiatrischer Symptomatik. Falls es beispielsweise beim Menschen auch Störungen der Neurotransmitterfunktion von Neuronen durch persistierende nonzytopathische Virusinfektionen gibt, wie experimentell in vitro und in vivo gezeigt (Oldstone 1987), könnte man zwanglos an die Verursachung von oder eine pathogenetische Mitbeteiligung an psychiatrischen Krankheiten denken. Ein Zusammenwirken mit genetischen Prädispositionen bietet sich aufgrund oben genannter virologischer und tierexperimenteller Ergebnisse geradezu an. Unsere derzeitige Methodik ist aber zweifellos um Dimensionen davon entfernt, solche möglicherweise existierenden Störungen nachzuweisen. Die Virushypothese idiopathischer Psychosen sollte also nicht ad acta gelagt werden, sondern hat gute Gründe weiter verfolgt zu werden.

Danksagung

Die eigenen Untersuchungen zur Frage der Borna-Krankheit beim Menschen wurden in Zusammenarbeit mit Herrn Prof. Dr. R. Rott und Frau Dr. S. Herzog, Institut für Virologie der Universität Gießen, durchgeführt und gefördert mit Mitteln des BMFT (Förder-Nr. 01 KI 8825). Mein Dank geht ebenso an Herrn Prof. Dr. R. Schüttler für die jederzeit gewährte Unterstützung und zahlreiche Anregungen.

Literatur

Amsterdam JD, Winokur A, Dyson W, Herzog S, Gonzales F, Rott R, Koprowski H (1985) Borna disease virus: A possible etiologic factor in human affective disorders? Arch Gen Psychiatry 42:1093–1096

Angst J, Scharfetter C (1990) Schizoaffektive Psychosen – ein nosologisches Ärgernis. In: Lungershausen E, Kaschka WP, Witkowski RJ (Hrsg) Affektive Psychosen. Schattauer, Stuttgart, S 23–31

Bamborschke S, Huber M, Wullen T, Porr A, Heiß W-D (1991) Frühdiagnose der Herpes-simplex-Encephalitis durch Nachweis der Virus-DNA in Liquorzellen mit insitu-Hybridisierung. In: Huffmann G, Braune HJ (Hrsg) Infektionskrankheiten des Nervensystems. Einhorn, Reinbek, S 42-50

Bechter K, Herzog S (1990) Über Beziehungen der Borna'schen Krankheit zu endogenen Psychosen. In: Kaschka WP, Aschauer HN (Hrsg) Psychoimmunologie. Thieme, Stuttgart New York, S 133–141

Bechter K, Herzog S, Fleischer B, Schüttler R, Rott R (1987) Kernspintomographische Befunde bei psychiatrischen Patienten mit und ohne Serum-Antikörper gegen das Virus der Borna'schen Krankheit. Nervenarzt 58:617–624

Bechter K, Herzog S, Schüttler R (1992a) Case of neurological and behavioral abnormalities: Due to Borna disease virus encephalitis? Psychiatry Res 42:193–196

Bechter K, Herzog S, Schüttler R (1992b) Borna disease virus: Possible causal agent in psychiatric and neurological disorders in two families. Psychiatry Res 42:291–294

Bechter K, Herzog S, Schüttler R (1992c) Possible significance of Borna disease for humans. Neurology, Psychiatry and Brain Res 1:23–29

Beckmann H, Franzek E (1992) Deficit of birthrates in winter and spring months in distinct subgroups of mainly genetically determined schizophrenia. Psychopathol 25:57–64

Ben-Nathan D, Lustig S, Feuerstein G (1989) The influence of cold or isolation stress on neuroinvasiveness and virulence of an attenuated variant of West Nile Virus. Arch Virol 109:1–10

Beuche W, Thomas RS, Rieckmann P (1988) Aktivierte B-Lymphozyten des Liquor cerebrospinalis. In: Holzgraefe M, Reiber H, Felgenhauer K (Hrsg) Labordiagnostik von Erkrankungen des Nervensystems. perimed, Erlangen, S 57–63

Blattner WA (1990) Human retrovirology: HTLV. Raven, New York

Bode L, Riegel S, Ludwig H, Amsterdam JD, Lange W, Koprowski H (1988) Borna disease virus – specific antibodies in patients with HIV-infection and with mental disorders. Lancet 2:689

Bode L, Riegel S, Lange W, Ludwig H (1992) Human infections with Borna disease virus: seroprevalence in patients with chronic diseases and healthy individuals. J Med Virol 36:309–315

Bogerts B, Mednick SA, Cannon TD, Barr CE (1991) Fetal neural development and adult schizophrenia. Cambridge University Press, pp 153–173

Cannon TD, Mednick SA (1990) Genetic and perinatal determinants of structural brain deficits in schizophrenia. Arch Gen Psychiatry 46:883–889

Conrad AJ, Scheibel AB (1987) Schizophrenia and the hippocampus: The embryological hypothesis extended. Schiz Bull 4:577–587

Crow TJ (1984) A re-evaluation of the viral hypothesis. Br J Psychiatry 145:243–253

Crow TJ (1986) The continuum of psychosis and its implication for the structure of the gene. Br J Psychiatry 149:419–429

Crow TJ (1991) The virogene hypothesis. Current status. In: Kurstak E (ed) Psychiatry and biological factors. Plenum, New York, pp 9–21

Deatly AM, Haase TA, Ball MJ (1991) Herpes, simplex virus type 1. Transcription during latent infectious of mouse and man: Implications for dementia. In: Kurstak E (ed) Psychiatry and biological factors. Plenum, New York, pp 277–286

De Lisi LE (1986) Neuroimmunology: clinical studies of schizophrenia and other psychiatric disorders. In: Nasrallah HA, Weinberger DR (eds) The neurology of schizophrenia, vol 1. Elsevier, Amsterdam, pp 377–396

Der G, Gupta S, Murray RM (1990) Is schizophrenia disappearing? Lancet 335:513–516

Deschl U, Stitz L, Herzog S, Frese K, Rott R (1990) Determination of immune cells and expression of major histocompatibility complex class II antigen in encephalitic lesions of experimental Borna disease. Acta Neuropathol 81:41–50

Eagles JM (1992) Are polioviruses a cause of schizophrenia. Br J Psychiatry 160:598–600

Engler F, Vetter P (1991) Affektive and schizophrene Syndrome bei multipler Sklerose. Literaturübersicht und Kasuistik. Schweizer Arch Neurol Psychiatrie 4:367–378

Ernst K, Schröter P, Putzke HP (1991) Virusinfektion bei schizophrener Katatonie? In: Neumärker KJ, Seidel J, Janz D, Kölmel HW (Hrsg) Grenzgebiete zwischen Psychiatrie und Neurologie. Springer, Berlin Heidelberg New York, S 201–210

Falkai P, Bogerts B, David S, Greve B (1991) Postmortem brain morphology in schizophrenia: studies from the new Düsseldorf brain collection. In: Racagni G, Brunello V, Fukuda T (eds) Biological psychiatry, vol 1. Excerpta Medica, Amsterdam London New York, pp 507–510

Gajdusek DC (1978) The possible role of slow virus infection in chronic schizophrenic dementia. In: Bergsma D, Goldstein A (eds) Neurochemical and immunological components in schizophrenia, vol 5. National Foundation, Liss, New York 14; pp 81–87

Häfner H (1989) Ist Schizophrenie eine Krankheit? Epidemiologische Daten und spekulative Folgerungen. Nervenarzt 60:191–199

Hare EH (1987) Epidemiology of schizophrenia and affective psychoses. Br Med Bull 43:514–530

Harrison G (1990) Searching for the causes of schizophrenia: The role of migrant studies. Schiz Bull 16/4:663–671

Harrison PJ, Roberts GW (1991) „Life, Jim, but not as we know it?" Transmissible dementias and the Prion protein. Br J Psychiatry 158:457–470

Haupt WF (1991) Infektionskrankheiten des Nervensystems – Bildgebende Verfahren. In: Huffmann G, Braune HJ (Hrsg) Infektionskrankheiten des Nervensystems. Einhorn, Reinbek, S 354–363

Heinig A (1969) Die Borna'sche Krankheit der Pferde und Schafe. In: Rohrer H (Hrsg) Handbuch der Viruskrankheiten, Bd 4. VEB Fischer, Jena, S 83–148

Herzog S, Frese K, Rott R (1991) Studies on the genetic control of resistance of black hooded rats to Borna disease. J Gen Virol 72:535–540

Holzgraefe M, Reiber H, Felgenhauer K (1988) Labordiagnostik von Erkrankungen des Nervensystems. perimed, Erlangen

Hopf H, Poeck K, Schliack H (1992) Neurologie in Praxis und Klinik, Bd I. Thieme, Stuttgart New York

Huber G (1957) Pneumencephalographische und psychopathologische Bilder bei endogenen Psychosen. Springer, Berlin Göttingen Heidelberg

Huber G (1987) Psychiatrie. Schattauer, Stuttgart New York

Huber G (1990) Idiopathische Psychosen. Schattauer, Stuttgart New York

Huber G (1992) The phenomenological approach to major psychoses in Europe during the past several decades. Neurol Psychiatry, Brain Res 1:49–53

Huffmann G (1988) Infektions- und andere entzündliche Erkrankungen des Zentralnervensystems. In: Kisker KP, Lauter H, Meyer JE, Müller C, Strömgren E (Hrsg) Psychiatrie der Gegenwart, 3. Aufl. Organische Psychosen. Springer, Berlin Heidelberg New York, S 157–195

Huffmann G, Braune HJ (1991) Infektionskrankheiten des Nervensystems. Einhorn, Reinbek
Jakob H, Beckmann H (1986) Prenatal developmental disturbances in the limbic allocortex in schizophrenia. J Neural Transm 65:303–326
Johnson RT (1982) Viral infections of the nervous system. Raven, New York
Kaschka WP, Aschauer HN (Hrsg) (1990) Psychoimmunologie. Thieme, Stuttgart New York
Kennedy PGE, Johnson RT (1987) Infections of the nervous system. Butterworths, London
King DJ, Cooper SJ (1989) Viruses, immunity and mental disorder. Br J Psychiatry 154:1–7
Knight J (1985) Possible autoimmune mechanisms in schizophrenia. Integr Psychiatry 3:134–143
Körber R, Huffmann G (1991) Gibt es Encephalitiden ohne entzündliche Liquorveränderungen? In: Huffmann G, Braune HJ (Hrsg) Infektionskrankheiten des Nervensystems. Einhorn, Reinbek, S 262–266
Kohler J, Heilmeyer H, Volk B (1988a) Multiple sclerosis presenting as chronic atypical psychosis. J Neurol Neurosurg Psychiatr 51:281–284
Kohler J, Kern U, Kasper B, Rehse-Küpper B, Thoden U (1988b) Chronic central nervous system involvement in Lyme borreliosis. Neurology 38:863–867
Kurstak E (1991) Introduction. In: Kurstak E (ed) Psychiatry and biological factors. Plenum, New York, pp 1–5
Lange H, Herzog S, Herbst W, Schliesser T (1987) Seroepidemiologische Untersuchungen zur Borna'schen Krankheit (Ansteckende Gehirn-Rückenmarksentzündung) der Pferde. Tierärztl. Umschau 42/12:938–946
Leach A, Scherer S (1992) The epidemiology of schizophrenia. Curr Opinion Psychiatry 5:20–24
Libikova H (1983) Schizophrenia and viruses: Principles of etiologic studies. In: Morozov PV (ed) Advances in biological psychiatry, vol. 12, Karger, Basel, pp 20–51
Lipkin W, Battenberg ELF, Bloom FE, Oldstone MBA (1988a) Viral infection of neurons can depress neurotransmitter mRNA levels without histologic injury. Brain Res 451:333–339
Lipkin W, Carbone KM, Wilson MC, Duchala CS, Narayan O, Oldstone MBA (1988b) Neurotransmitter abnormalities in Borna disease. Brain Res 475:366–370
Lüer W, Poser S, Weber T, Jürgens S, Eichenlaub D, Pohle HD, Felgenhauer K (1988) Chronic HIV encephalitis-I. Cerebrospinal fluid diagnosis. Klin Wochenschr 66:21–25
Lycke E, Roos BE (1974) Influence of changes in brain monoamine metabolism on behavior of herpes simplex-infected mice. J Neuro Sci 22:277–289
Maier W, Propping P (1991) Die familiäre Häufung psychischer Störungen und die Konsequenzen für die psychiatrische Diagnostik. Nervenarzt 62:398–407
Mednick SA, Machon RA, Huttunen MO, Bornet D (1988) Adult schizophrenia following prenatal exposure to an influenza epidemic. Arch Gen Psychiatry 45:189–192
Menninger KA (1926) Influenza and Schizophrenia. An analysis of post-influenzal „dementia praecox" as of 1918 and five years later. Am J Psychiatry 5:469–529
Mölling K (1989) PCR: Genanalyse ohne Gentechnik. Dtsch Ärztebl 86/37/14:27–30
Moises HW, Rüger R, Reynolds GP, Fleckenstein P (1988) Human cytomegalovirus DNA in the temporal cortex of a schizophrenic patient. Eur Arch Pschiatr Neurol Sci 238:110–113
Mullan MJ, Murray RM (1989) The Impact of molecular genetics on our understanding of the psychoses. Br J Psychiatry 154:591–595
Naber D (1990) Psychiatrische Auffälligkeiten im Verlauf der HIV-Infektion. In: Kaschka WP, Aschauer HN (Hrsg) Psychoimmunologie. Thieme, Stuttgart New York, S 179–186
Narayan O, Herzog S, Frese K, Scheefers H, Rott R (1983) Pathogenesis of Borna disease in rats: Immunemediated viral opthalmoencephalopathy causing blindness and behavioral abnormalities. J Infect Dis 148:305–315
Neumärker KJ, Dudeck U, Plaza P (1989) Borrelien-Encephalitis und Katatonie im Jugendalter. Nervenarzt 60:115–119
Notkins AL, Oldstone MBA (1984) Concepts in viral pathogenesis. Springer, New York
O'Callaghan E, Sham P, Takei N, Glover G, Murray RR (1991) Schizophrenia after prenatal exposure to 1957 A2 influenza epidemic. Lancet 337:1248–50
Oepen G, Deschl G, Hermle L, Kohler J (1987) Schizophrene Psychose bei der Borrelien-Encephalitis. Psycho 13:363–364
Oldstone MBA (1987) Molecular anatomy of viral disease. Neurology 37:453–460
Pandey R, Gupta A, Chaturvedi V (1981) Autoimmune model of schizophrenia with special reference to antibrain antibodies. Biol Psychiatry 16:1123
Peters UH, Karenberg A, Diederich N (1989) „Symptomatische Manien" bei HIV-Infektion. Psychiatr Prax 16:91–96

Pert CB, Knight JG, Laing P, Markwell MAK (1988) Scenarios for a viral etiology of schizophrenia. Schiz Bull 2:243–247

Plotz P (1983) Autoantibodies are anti-idiotype antibodies to autoviral antibodies. Lancet 2:824

Prusinger SB, Gabizon R, McKinley MP (1987) On the biology of prions. Acta Neuropathol 72:299–314

Rajcani J, Muranyiova M, Kudelova M, Pogady J, Mucha V, Babal P (1991) Herpes simplex virus type 1 DNA in human brain tissue. In: Kurstak E (ed) Psychiatry and biological factors. Plenum, New York London, pp53–66

Reiber H (1988) Untersuchungen des Liquors zur Diagnose neurologischer Erkrankungen. In: Holzgraefe M, Reiber H, Felgenhauer K (Hrsg) Labordiagnostik von Erkrankungen des Nervensystems. perimed, Erlangen, S 35–50

Reiber H, Felgenhauer K (1987) Protein transfer at the blood cerebrospinal fluid barrier and the quantitation of the humoral immune response within the central nervous system. Clin Chim Acta 163:319–328

Richt AJ, Stitz L (1992) Borna disease virus-infected astrocytes function in vitro as antigen – presenting and target cells for virus – specific CD4-bearing lymphocytes. Arch Virol 124:95–109

Ritter G, Prange HW (1992) Neurosyphilis. In: Hopf HCH, Poeck K, Schliack H (hrsg) Neurologie in Praxis und Klinik, 2. Aufl, Bd I. Thieme, Stuttgart New York, S 8.96–8.111

Roberts D, Claridge G (1991) A genetic model compatible with a dimensional view of schizophrenia. Br J Psychiatry 158:451–456

Roberts GW (1991) Schizophrenia: A neuropathological Perspective: Br J Psychiatry 158:8–17

Rodgers-Johnson PEB, Ono S, Gibbs CJ jr, Gajdusek DC (1990) Tropical spastic paraparesis and HTLV-I-associated myelopathy – Clinical and laboratory diagnosis. In: Blattner WA (ed) Human retrovirology: HTLV. Raven, New York, pp 205–211

Roizman B (1985) The Herpesviruses. Plenum, New York

Rorie GA (1901) Post-influenzal insanity in the Cumberland and Westmoreland asylum with statistics of sixty-eight cases. J Ment Sci 47:317–326

Rott R, Herzog S, Fleischer B, Winokur A, Amsterdam J, Dyson W, Koprowski H (1985) Detection of serum-antibodies to Borna disease virus in patients with psychiatric disorders. Science 228:755–756

Rott R, Herzog S, Bechter K, Frese K (1991) Borna disease, a possible hazard for man? Arch Virol 118:143–149

Scheid A (1991) Serologie der speziellen Virusinfektionen. In: Huffmann G, Braune HJ (Hrsg) Infektionskrankheiten des Nervensystems. Einhorn, Reinbek, S 246–260

Schmidt RM (1987) Der Liquor cerebrospinalis. Untersuchungsmethoden und Diagnostik. Fischer, Stuttgart.

Seifried O, Spatz H (1930) Die Ausbreitung der encephalitischen Reaktion bei der Borna'schen Krankheit der Pferde und deren Beziehungen zu der Encephalitis epidemica, der Heine-Medinschen Krankheit und der Lyssa des Menschen. Eine vergleichend-pathologische Studie. Zentralbl. Neurol 124:317–382

Spector NH (1990) Neuroimmunomodulation. In: Kaschka WP, Aschauer HN (Hrsg) Psychoimmunologie. Thieme, Stuttgart New York, S 2–9

Sprankel H, Richarz K, Ludwig H, Rott R (1978) Behavior alterations in tree shrews (tupaia glis, Diard 1820) induced by Borna disease virus. Med Microbiol Immunol 165:1–18

Stevens JR (1988) Schizophrenia and multiple sclerosis. Schiz Bull 14/2:231–241

Stevens JR (1992) Abnormal reinnervation as a basis for schizophrenia: a hypothesis. Arch Gen Psychiatry 49:238–243

Taylor GR, Carter GI, Crow TJ (1987) Cytotoxic csf from neurological and neuropsychiatric patients. In: Kurstak E, Lipowski ZJ, Morozov PV (eds) Viruses, immunity and mental disorders. Plenum, New York, pp 161–171

Ter Meulen V, Carter MJ, Wege H, Watanabe R (1984) Mechanisms and consequences of virus persistence in the human nervous system. Am N J Acad Sci 436:86–97

Torrey EF (1988) Stalking the schizovirus. Schiz Bull 14/2:223–229

Torrey EF, Kaufmann CH A (1986) Schizophrenia and neuroviruses.. In: Nasrallah HA, Weinberger DR (eds) The neurology of schizophrenia, vol. 1. Elsevier, Amsterdam, pp 361–376

Tsuang TM, Lyons MJ, Faraone SV (1990) Heterogeneity of schizophrenia. Conceptual models and analytic strategies. Br J Psychiatry 156:17–26

Tyrell DAJ, Crow TJ, Parry RP, Johnstone EC, Ferrier JN (1979) Possible virus in schizophrenia and some neurological disorders. Lancet 1:839–841

Vande Woude S, Richt JA, Zink MC, Rott R, Narayan O, Clements JE (1990) A Borna virus cDNA encoding a protein recognized by antibodies in humans with behavioral diseases. Science 250:1278–1281

Vasiljeva OA, Semke VJ, Vetlugina TP, Zhankov A, Garayer MM, Karas IU, Lovinovich GV, Naidyonova NN, Nevidimova TI (1991) Viral persistence and immune impairment in Schizophrenia. In: Kurstak E (ed) Psychiatry and biological factors. Plenum, New York London, pp 127–141

Waltrip RW, Carrigan DR, Carpenter WT (1990) Immunopathology and viral reactivation: a general theory of schizophrenia. J Nerv Ment Dis 178:729–738

Weinberger DR (1986) The pathogenesis of schizophrenia: a neurodevelopmental theory. In: Nasrallah HA, Weinberger DR (eds) The neurology of schizophrenia, vol. 1. Elsevier, Amsterdam, pp 397–406

Weinberger DR (1987) Implications of normal brain development for the pathogenesis of schizophrenia. Arch Gen Psychiatry 44:660–669

Windorfer A, Rohde U, Winkelboth V (1992) Häufigkeit von Meningitiden und Encephalitiden bei Kindern und Erwachsenen. Erhebung in Niedersachsen für das Jahr 1987. Dtsch Ärztebl 89/17:950–955

Diskussion zu Vortrag 10

Dr. Blum

Mich würde der Vergleich zur Herdenzephalitis und zur Lyssa interessieren, sowohl klinisch als auch neuropathologisch.

Dr. K. Bechter

Lyssa und Borna-Krankheit wurden von Seifried und Spatz (1930) zusammen mit der Von-Economo-Krankheit und der Heine-Medin-Krankheit, also der Kinderlähmung, histopathologisch zur Gruppe der Poliomyeloenzephalitiden zusammengefaßt. Diese Erkrankungen befallen bevorzugt die graue Substanz, kaum die weiße, und verursachen eine entzündliche Reaktion vom fleckförmigen Typ. Pathogenetisch bestehen zwischen diesen Erkrankungn erhebliche Unterschiede. Der strenge Neurotropismus ist eine Besonderheit bei der Borna-Krankheit, es ist mir bisher kein anderes Virus bekannt, das so streng neurotrop ist. Vieles ist noch unklar, man weiß jedoch, daß getriggerte CD4+– und CD8-Zellen in der Auslösung der Krankheit eine wichtige Rolle spielen.

Priv.-Doz. Dr. K. Heininger

Eine Fülle neurologischer Krankheitsbilder steht möglicherweise mit Virusinfektionen in Zusammenhang. Dazu gibt es verschiedene Tiermodelle. Bei diesen Tiermodellen hängt es offenbar stark vom Zeitpunkt der Infektion ab, ob eine akute virale Entzündung entsteht oder aber eine attenuierte Erkrankung mit einer Viruspersistenz ohne offene Entzündungszeichen, also eine Art Slow-virus-Erkrankung. Haben Sie irgendwelche Hinweise darauf, wann bei Ihren Patienten diese Entzündungen entstanden sind?

Dr. K. Bechter

Es ist natürlich eine ganz zentrale Frage, wann die Antikörper entstanden sind. Wir können darauf aus verständlichen Gründen kaum eine Antwort geben, wir können lediglich versuchen, Analogien zu finden. Beim Tier ist es sehr von der Spezies abhängig, ob das Virus überhaupt angeht und wie die Krankheit verläuft. Wir haben bisher erst 3 Fälle, bei denen wir Tiere untersuchen konnten. In allen drei Fällen haben wir Antikörper bei den Tieren gefunden. Mehr können wir im Moment nicht sagen.

Priv.-Doz. Dr. D. Naber

Wir punktieren etwa 80 % der ersterkrankten Psychotiker und können höchstens bei 1–2 % eine Enzphalitis nachweisen. Bei etwa 30 % sind aber Zellzahl im Liquor und Proteingehalt diskret erhöht. Diese Variablen haben aber nichts mit klinischen Variablen zu tun. Es scheint deswegen fraglich, ob diese Phänomene in einem Kausalzusammenhang mit der Schizophrenie stehen.

Dr. K. Bechter

Eine Enzephalitis auf dem Boden einer Infektion kann Syndrome von pseudoneurotisch bis zu schwerst organisch hervorrufen. Bei ätiologischer Betrachtung dürfen wir nicht davon ausgehen, daß es für eine Psychose nur eine Ursache geben kann. So ist es nicht. Die Causa ist vielleicht völlig heterogen. Wie sollte man das klinisch differenzieren?

N. N.

Wenn sich die Gruppe mit psychiatrischen Auffälligkeiten weder durch den Verlauf noch durch die Psychopathologie von der Kontrollgruppe unterscheidet, kann man aber doch nur relativ zurückhaltend sein mit der Hypothese, daß diese beiden Dinge direkt etwas miteinander zu tun haben.

Priv.-Doz. Dr. J. Haan

Man sollte sich davon frei machen, daß immer eine Korrelation erkennbar sein muß. Solche Korrelationen fehlen ja akut bei klassischen organischen Krankheiten, wie zum Beispiel bei MS-Patienten: Einige zeigen trotz massiver autochthoner IgG-Produktion kaum klinische Symptome, bei anderen ist es genau umgekehrt.

Eine Frage noch an Herrn Bechter: Wie erklären Sie sich die fehlende Signifikanz bei der älteren Gruppe?

Dr. K. Bechter

Mit allem Vorbehalt wegen der kleinen Patientenzahl erscheint mir folgende Erklärung logisch: Bis zum zweiten Weltkrieg gab es in der Gegend um Günzburg zahlreiche landwirtschaftliche Betriebe. Nach dem Krieg kam Industrie auf, die Zahl der Höfe ging rapide zurück, und es gab sehr viel weniger Pferde. Das könnte meiner Ansicht nach die insgesamt höhere Seroprävalenzrate bei den älteren Patienten erklären.

Eine andere, ganz einfache Erklärung wäre die rein epidemiologisch bedingte Zunahme des Durchseuchungsgrades mit zunehmendem Alter bei insgesamt relativ geringem Durchseuchungsgrad, vergleichbar den Verhältnissen z. B. bei Hepatitis A [Frösner GG (1983) Epiedmiology of hepatitis A. In: Deinhardt F, Deinhardt J (eds) Viral hepatitis: Laboratory and clinical science. Dekker, New York Basel, pp 201–214]

Die gleich hohe Prävalenz bei den älteren psychiatrischen bzw. neurologischen Patienten im Vergleich zu den älteren chirurgischen Kontrollpatienten läßt sich damit erklären, daß BDV-Seropositivität bei den *älteren* Patienten ein Zufallsbefund ist. Bei den Älteren finden sich überwiegend Demenzen und Schlaganfälle und ein paar andere Diagnosen, die auch nicht zu einer Borna-Enzephalitis passen. Ich weiß nicht, ob diese Vermutung zutrifft, aber so könnte ich es mir vorstellen.

N. N.

Bei einem Teil der Patienten mit multipler Sklerose und auch bei einem kleinen Teil der schizophrenen Patienten ist die Antikörperbildung im Liquor erhöht. Häufig sind die Antikörper gegen verschiedene Viren erhöht, etwa gegen Masern-, Mumps- oder Herpesviren. Mann vermutet deshalb, daß es sich um eine polyklonale, unspezifische Aktivierung handelt, die nicht direkt mit dem Virus zusammenhängt. Wäre das bei Ihren Befunden auch denkbar? Haben Sie auch andere Virusantikörper untersucht?

Dr. K. Bechter

Nur sporadisch, das ist natürlich auch eine Kostenfrage. Es gibt viele Prävalenzstudien über normale Viren, die aber praktisch nichts erbracht haben. BDV-Serumantikörper, also Borna-Antikörper, sind sehr spezifisch mit der indirekten Immunfluoreszenz nachzuweisen. Wir haben alles getan, um falsch-positive Ergebnisse auszuschließen, möglicherweise haben wir aber einige falsch-negative Resultate. Ein weiteres Problem ist, daß die meisten Serumantikörpertiter sehr niedrig sind, zum Teil liegen sie gerade an der Nachweisgrenze. Bei sorgfältiger Arbeit lassen sich aber – und das ist zunächst wichtig – falsch-positive Resultate ziemlich sicher ausschließen.

11 Zerebrovaskuläre Erkrankungen

K. FOERSTER

Zerebrovaskuläre Erkrankungen sind die zweithäufigste Ursache hirnorganischer Symptomatiken. Wegen des Fehlens pathognomischer Symptome stehen unspezifische psychopathologische Veränderungen im Vordergrund der Diagnostik. Ätiologisch können die recht seltenen, entzündlich bedingten Gefäßprozesse von den häufigeren, arteriosklerotisch bedingten unterschieden werden. Letztere können unter zwei Bedingungen zu psychoorganischen Veränderungen führen: als Folge einer Makroangiopathie im Rahmen eines ausgedehnten Infarktes im Versorgungsgebiet einer Arterie oder als Folge einer Mikroangiopathie im Rahmen der Binswangerschen Erkrankung. Während bei der Makroangiopathie meist die neurologische Symptomatik beherrschend ist, wird die Mikroangiopathie gekennzeichnet durch einen langsam progredienten intellektuellen Abbau. Eine Behandlung zerebrovaskulärer Erkrankungen ist zwar prinzipiell möglich, eine Genesung in der Regel jedoch nicht zu erwarten. Die wichtigste Therapiemaßnahme ist die Behandlung vorliegender Gefäßrisikofaktoren, insbesondere der Hypertonie.

Zerebrovaskuläre Erkrankungen als Ursache eines hirnorganischen Psychosyndroms sind ein Beispiel für den Wechsel, für das Auf und Ab wissenschaftlicher Moden. Vor Jahrzehnten galt die „Zerebralsklerose" als *die* Ursache einer hirnorganischen Beeinträchtigung im höheren Lebensalter. Dies änderte sich, als die Bedeutung der Alzheimer-Erkrankung für eine entsprechende psychopathologische Symptomatik deutlich wurde. Jetzt herrscht wohl Übereinstimmung darüber, daß zerebrovaskuläre Erkrankungen an zweiter Stelle der Ursachen einer hirnorganischen Symptomatik stehen. Aufgrund autoptischer Untersuchungen ist von folgendem Kenntnisstand auszugehen: In einer Größenordnung von 25–31 % steht die Alzheimer-Erkrankung an erster Stelle der Erkrankungen, die eine schwer ausgeprägte hirnorganische Symptomatik verursachen. An zweiter Stelle finden sich in einer Größenordnung von 20–25 % vaskuläre Erkrankungen und an dritter Stelle stehen Mischformen in etwa 10 % (Brun u. Gustafson 1988). Diese Zahlen gelten für die USA und Europa, während in Japan vaskuläre Erkrankungen im Vordergrund stehen (Shinfuku et al. 1984).

Damit sind zerebrovaskulärer Erkrankungen als Ursache eines organischen Psychosyndroms ein nach wie vor aktuelles Thema. Die Bedeutung dieser Erkrankungen liegt auch darin, daß die rechtzeitige Diagnose eines vaskulär bedingten organischen Psychosyndroms dazu führen kann, daß dieses entsprechend behandelt wird und nicht unbedingt fortschreiten muß. Insofern stellt das organische Psychosyndrom auf der Grundlage zerebrovaskulärer Erkrankungen jetzt und in Zukunft eine diagnostische wie therapeutische Herausforderung für den Psychiater und Nervenarzt dar.

Tropon-Symposium, Bd. VIII
Organische Psychosyndrome
Hrsg. R. Schüttler
© Springer-Verlag Berlin Heidelberg 1993

Bekanntlich gibt es keine psychopathologischen Symptome oder Syndrome, die für eine zerebrovaskuläre Erkrankung als Ursache eines hirnorganischen Psychosyndroms pathognomisch sind. Gehen wir von der *klinischen Praxis* aus, so stehen unspezifische psychopathologische Veränderungen wie Nachlassen des Gedächtnisses und die Einbuße an intellektuellen Fähigkeiten und Konzentration im Vordergrund der Klagen des Patienten und der Befunderhebung durch den Arzt. Meist erfahren wir von den Patienten, daß die Symptome allmählich zugenommen haben, gelegentlich wird aber auch über einen plötzlichen Beginn mit einem wellenförmigen Verlauf mit zeitweisen Besserungen berichtet. Läßt diese Schilderung prinzipiell an eine vaskuläre Genese denken, so kann diese Vermutung einer zerebrovaskulären Ätiologie gestützt werden, wenn Gefäßrisikofaktoren bekannt sind und in der Anamnese neurologische, möglicherweise flüchtig auftretende, Herdsymptome geschildert werden. Die apparativen Untersuchungen wie kraniale Computertomographie, Elektroenzephalographie und Dopplersonographie der zuführenden Arterien mögen pathologische Befunde zeigen oder auch nicht; eine zwingende Korrelation im Einzelfall ist über die statistischen Zusammenhänge hinaus nicht gegeben. Hilfreich kann die neuropsychologische Befunderhebung sein, wobei eine entsprechende psycho-diagnostische Untersuchung Antwort auf die Frage geben sollte, in welcher Leistung bzw. in welchen Leistungen ein Patient beeinträchtigt ist. Die Feststellung umschriebener Leistungseinbußen erscheint sinnvoller als die globale Diagnose einer hirnorganischen Beeinträchtigung (Sturm u. Hartje 1982).

Zu bedenken ist immer, daß sich eine zerebrovaskuläre Erkrankung nicht „abstrakt" ereignet, sondern daß diese Erkrankung einem konkreten Menschen widerfährt, der eine konkrete Lebensgeschichte und vielfältige frühere Erfahrungen hat. Mit anderen Worten: Neben der vermuteten organischen Ätiologie der psychopathologischen Veränderungen ist auch immer die Persönlichkeit des betroffenen Menschen und die jeweilige konkrete Lebenssituation zu berücksichtigen, dies vor allem auch deshalb, weil sich hier therapeutische Ansatzpunkte ergeben können.

Unter *ätiologischen Gesichtspunkten* können zwei unterschiedlich große Krankheitsgruppen differenziert werden:

- Die Erkrankungen, die auf eine Arteriosklerose der intra- und/oder extracerebralen Gefäße zurückgehen, stellen die zahlenmäßig größte Gruppe dar;
- die Erkrankungen, die im Rahmen einer entzündlichen Genese auftreten, bilden die zahlenmäßig weitaus kleinere Gruppe.

Die *arteriosklerotisch bedingten Gefäßerkrankungen* sind die größere und wichtigere Gruppe. Bezüglich der Nomenklatur besteht nach wie vor eine erhebliche Unschärfe. Waren es früher die ungenauen Bezeichnungen zerebrale Durchblutungsstörungen, zerebrovaskuläre Insuffizienz oder die schauderhafte Bezeichnung Zerebralsklerose (Foerster 1982), so sind die Bezeichnungen heute andere, aber letztlich nicht viel genauer: chronische vaskuläre Enzephalopathie, vaskuläre Demenz, lakunäre Demenz, Multiinfarktdemenz, progressive subkortikale vaskuläre Enzephalopathie (Binswanger-Krankheit). In diesem Zusammenhang wurde kritisch darauf hingewiesen, daß es in den letzten Jahren in der Literatur zu einer „Binswanger-Epidemie" gekommen ist (Hashinski 1990). Am besten begründet erscheint derzeit die Überlegung, daß vaskuläre Prozesse im Rahmen einer Arteriosklerose unter zwei Bedingungen zu psychoorganischen Veränderungen führen können: Als Folge einer *Makroangiopathie* im Rahmen eines ausgedehnten Infarktes im Versorgungsgebiet einer Arterie, d. h. eines Territorialinfarktes oder als Folge einer *Mikroangiopathie* im Rahmen der Binswangerschen Erkrankung, wobei sich beide Ursachen auch überschneiden können (Bennett et al. 1990; Forette u. Boller 1991; Hashinski 1990; Poeck 1989).

Bei der *Makroangiopathie* im Rahmen eines Territorialinfarktes steht in der Regel die neurologische bzw. neuropsychologische Symptomatik im Vordergrund, so daß diese Patienten meist nicht primär vom Psychiater gesehen werden. Allerdings ist auch bei diesen Patienten Kritik- und Urteilsvermögen ebenso beeinträchtigt wie die Umstellungsfähigkeit und das psychomotorische Tempo. Jedoch wird hierauf wohl meistens erst sekundär nach der Akutbehandlung der neurologischen Symptomatik geachtet.

In diesem Zusammenhang zu erwähnen sind Patienten mit neurologisch asymptomatischen *Karotisstenosen.* Bei diesen können sich ebenfalls unspezifische neuropsychologische und/oder psychopathologische Einschränkungen finden, die als Hinweis auf zusätzliche intrazerebrale vaskulären Läsionen gedeutet wurden (Benke et al. 1991).

Seit langem wird eine Diskussion darüber geführt, ob die psychopathologischen Veränderungen nun auf eine Minderperfusion zurückgehen oder auf embolische Ereignisse, etwa von ausgeprägten Karotisstenosen und/oder kardialen Erkrankungen herrühren. Aufgrund des derzeitigen Kenntnisstandes ist hier wohl eine Entscheidung immer nur im Einzelfall möglich, die dann ggfs. auch entsprechende therapeutische Konsequenzen haben wird, etwa durch die Verordnung von Thrombozyten-Aggregationshemmern (zur Therapie s. unten).

Im Gegensatz zu diesen Erkrankungen, die vorwiegend den Neurologen beschäftigen, dürfte die *Mikroangiopathie* im Rahmen der Binswanger-Erkrankung sehr häufig Ursache für psychopathologische Veränderungen sein. Diese Erkrankung, auch als subkortikale arteriosklerotische Enzephalopathie oder als progressive subkortikale vaskuläre Enzephalopathie bezeichnet, ist durch neuropathologische Veränderungen gekennzeichnet, wobei noch diskutiert wird, ob es sich hierbei tatsächlich um eine Krankheitseinheit oder um ein neuropathologisches Syndrom handelt (Wetterling 1992).

Die neuropathologischen Veränderungen bestehen makroskopisch aus einer unterschiedlich ausgeprägten kortikalen Hirnatrophie, aus lakunären Infarkten und aus einer diffusen Auflockerung der weißen Substanz. Mikroskopisch finden sich atheromatöse Veränderungen in den Arterien des Circulus Willisii, eine perivaskuläre Demyelinisierung und eine mikrozystischen Auflockerung der weißen Substanz (Babikian u. Propper 1987). Aufgrund dieser neuropathologischen Veränderungen wurde dafür plädiert, die Diagnose subkortikale arteriosklerotische Enzephalopathie nur auf die neuropathologisch gesicherten Fälle zu beschränken (Wetterling 1992).

Die klinische Symptomatik ist entsprechend der neuropathologischen Veränderungen sehr vielfältig. Sie ist in der Regel gekennzeichnet durch einen langsam progredienten intellektuellen Abbau bis zum Endstadium einer Demenz, wobei Teilremissionen ebenso möglich sind wie ein schubförmiger Verlauf. Weitere, ebenfalls unspezifische psychopathologische Symptome wie depressive Bilder, Apathie und Verwirrtheitszustände sind ebenso zu beachten wie neurologische Herdsymptome, die sowohl apoplektiform als auch langsam progredient in Erscheinung treten können (Babikian u. Propper 1987; Poeck 1989). Dementsprechend sind die auffälligsten psychopathologischen Symptome die Störung der Merkfähigkeit, das Nachlassen von Aufmerksamkeit und

Konzentration sowie eine erschwerte Umstellungsfähigkeit. Daneben bestehen meist affektive Veränderungen im Sinne einer Affektlabilität.

Häufig ist es schwierig, die in der Vergangenheit manchmal nur flüchtig aufgetretenen neurologischen Symptome von den Patienten zu erfahren; ausdrücklich zu erfragen sind etwa Dysarthrie, Ungeschicklichkeit der Hand, eine Behinderung des Schluckaktes.

Es ist zu fragen, auf welche pathologischen Veränderungen die geschilderten kognitiven Störungen sowie die Veränderungen der Befindlichkeit der Patienten zu beziehen sind. Vermutlich gehen diese Störungen nicht auf die Lakunen zurück, da diese motorische und sensible Symptome zur Folge haben, die aus ihrer Lokalisation abzuleiten sind. Nach Poeck (1989) beruhen die psychopathologischen Veränderungen vielmehr auf der Demyelinisierung. Dadurch sind Assoziations- und Kommissurenfasern in ihrer Funktion beeinträchtigt, wodurch kortikale Areale nicht mehr miteinander verschaltet sind. Damit wären die Veränderungen bei diesen Patienten als Diskonnektion kortikaler und subkortikaler Areale zu verstehen, wodurch es zu einer Verminderung der Kapazität zur Informationsverarbeitung kommt. Diese theoretisch plausible Auffassung ist bislang allerdings nicht an einer größeren Zahl von Patienten und einer Kontrollgruppe belegt worden.

Aufgrund der bislang unterschiedlichen Diagnosekriterien (Poeck 1989) ist die Häufigkeit der subkortikalen vaskulären Enzephalopathie unklar. Im Rahmen einer derzeit laufenden eruropäischen Hypertonie-Studie wird auch die Inzidenz vaskulär bedingter psychoorganischer Syndrome erfaßt (Forette u. Boller 1991). Dies deshalb, weil als Risikofaktor bisher nur die Hypertonie bekannt ist. Dabei ist es vorstellbar, daß bei einer langandauernden Hypertonie auch immer wieder hypotone Zustände auftreten, die möglicherweise ebenfalls Bedeutung für die Entwicklung einer subkortikalen Enzephalopathie haben können. Kriterien für die klinische Diagnose dieser Erkrankung wurden von Bennett et al. (1990) vorgeschlagen, wobei diese allerdings nur für das voll ausgeprägte Bild mit einem Demenzsyndrom gelten.

Neben diesen beiden Hauptgruppen arteriosklerotisch verursachter psychoorganischer Syndrome im Rahmen einer Makroangiopathie oder einer Mikroangiopathie ist bei einer entsprechenden psychopathologischen Symptomatik auch an das Vorliegen einer *vertebrobasilären Insuffizienz* zu denken. Zwar stehen hierbei in der Regel die neurologischen Symptome wie Drehschwindel, Doppelbilder, Parästhesien und Sensibilitätsstörungen, oft ausgelöst durch Kopfdrehung, im Vordergrund, manchmal können aber auch episodische Desorientiertheit und zunehmende Vergeßlichkeit das klinische Bild prägen (Foerster 1982).

Am Rande sei auf die ätiologische Möglichkeit einer *hypertensiven Enzephalopathie* hingewiesen. Bei schwerer Hypertonie können Symptome auftreten wie Kopfweh, Verwirrtheit, Benommenheit und Konzentrationsstörungen mit Apathie. Krisenhafte Verschlimmerungen sind dabei meist mit zusätzlichen Blutdrucksteigerungen verbunden. In der Regel stehen die akuten Krankheitszeichen im Vordergrund, es kann aber auch zu einer allmählich zunehmenden Einschränkung der intellektuellen Leistungsfähigkeit kommen (Mumenthaler 1990).

Die zweite, zahlenmäßig deutlich kleinere, aber sowohl differential-diagnostisch wie therapeutisch wichtige Gruppe sind die *entzündlich bedingten Gefäßprozesse*. Die wichtigsten zugrunde liegenden Erkrankungen sind die folgenden:

– Beim *systemischer Lupus erythematodes* sind die zentralnervösen Erscheinungen auf dem Boden einer Gefäßbeteiligung neben der Myopathie und der peripheren Polyneuropathie die wichtigste Komplikation. Die psychopathologischen Veränderungen können den sonstigen Manifestationen des Lupus erythematodes bis zu 10 Jahre vorausgehen. Dabei sind organische Psychosyndrome in etwa 25 % der Fälle anzutreffen (MacNeill et al. 1976). Gelegentlich finden sich auch paranoid-halluzinatorische Bilder, die an eine symptomatische Schizophrenie denken lassen (Foerster et al. 1976).

– Das Vorliegen einer *Arteriitis temporalis* sollte in Erwägung gezogen werden, wenn ältere Patienten mit einem Verwirrtheitszustand eine Vorgeschichte mit Kopfschmerzen, Fieber und erhöhter Blutsenkung zeigen (Brun u. Gustafson 1988).

– Ferner ist zu denken an eine *Periarteritis nodosa* oder eine primär *chronische Polyarthritis* mit vaskulitischen Veränderungen.

– Selten einmal kann es im Rahmen einer *Thrombangitis obliterans* zu psychoorganischen Veränderungen kommen.

Differentialdiagnostische Probleme *zum* psychoorganischen Syndrom auf der Basis zerebrovaskulärer Erkrankungen können sich bei zwei Erkrankungen ergeben:

Eine transiente globale Amnesie kann sich hinter dem vermeintlichen psychoorganischen Syndrom ebenso verbergen wie ein depressives Syndrom.

Vor allem unter therapeutischen Aspekten wichtig ist das Erkennen *depressiver Syndrome* bzw. die Vermischung depressiver und hirnorganischer Bilder. Für die Diagnose des hirnorganischen Psychosyndroms kann sprechen: das ideenarme Denken im Gegensatz zum gehemmten Denken des Depressiven, eine auffällige affektive Ablenkbarkeit, kleinliche Reaktionen auf Nebensächlichkeiten sowie die Eintönigkeit der Symptomatik. Allerdings ist zu bedenken, daß depressive Syndrome eine häufige Komplikation zerebrovaskulärer Erkrankungen sein können, wobei die psychopathologische Unterscheidung zwischen primären und sekundären depressiven Syndromen unmöglich erscheint (Cummings 1988). Am Rande sei darauf hingewiesen, daß es im Rahmen zerebrovaskulärer Erkrankungen sekundär auch manische Zustände geben kann (Drake et al. 1990).

Die *transiente globale Amnesie* (Fisher u. Adams 1958, 1964) ist gekennzeichnet durch eine plötzlich einsetzende Unfähigkeit, Wahrnehmungen zu speichern und ausreichend über Gedächtnisinhalte, meist jüngeren Datums, zu verfügen. Klinisch imponiert entsprechend eine schwere Merkfähigkeitsstörung und eine Amnesie. Die Patienten sind zeitlich, gelegentlich auch örtlich desorientiert, ängstlich und ratlos. Neurologische Symptome fehlen. Die Dauer ist sehr unterschiedlich, sie reicht von einigen Stunden bis zu Tagen. Ätiologisch wird eine vorübergehende Hypoxie im Hippocampusgebiet angenommen. Durch den akuten Beginn der Erkrankung und die kurze Dauer ist die Abgrenzung von chronisch verlaufenden organischen Psychosyndromen möglich.

Unter *therapeutischen Gesichtspunkten* nehmen die vaskulär bedingten Krankheitsbilder eine Mittelstellung ein zwischen prinzipiell behandelbaren und unbehandelbaren psychoorganischen Erkrankungen. Grundsätzlich ist die Behandlung zwar möglich, dennoch werden Stillstand der Erkrankung und Linderung ihrer Folgen meist schon Therapieerfolg bedeuten.

Die wichtigste therapeutische Maßnahme bei allen zerebrovaskulären Erkrankungen ist die Behandlung ggfs. vorliegender Gefäßrisikofaktoren. Dies gilt vor allem für die adäquate Einstellung der Hypertonie, wobei zu berücksichtigen ist, daß nächtliche hypotone Zustände unbedingt zu vermeiden sind. In diesem Zusammenhang ist auch an die Nebenwirkungen von Medikamenten zu denken, etwa die Überdosierung von Antihypertonika oder die zusätzliche Verordnung von Tranquilizern. Immer ist zu klären, ob ein exsikkotischer Zustand vorliegt. Gleichermaßen ist zu prüfen, ob Diabetes mellitus, Adipositas, Hyperlipidämie oder Nikotinabusus vorliegen. Extrazerebrale Ursachen wie Stenosen im Karotisbereich oder kardiale Erkrankungen sind entsprechend zu behandeln. Mit Hilfe von Thrombozyten-Aggregationshemmern kann eine Störung der Fließeigenschaften des Blutes günstig beeinflußt werden.

Bei primär entzündlichen Gefäßerkrankungen kann die in diesen Fällen indizierte Kortikosteroidtherapie zur Restitution der psychopathologischen Veränderungen führen.

Zusätzlich ist an den Einsatz von unspezifischen Stoffwechselaktivatoren, den sog. Nootropika und von unspezifischen Zellprotektoren, den Kalziumantagonisten, zu denken. Allerdings ist die Verordnung dieser Präparate umstritten, obwohl eine Reihe von klinischen und experimentellen Studien günstige Wirkungen auf pathobiochemische Vorgänge gezeigt haben (Hoyer et al. 1992). Der Einsatz von sog. Anticholinesterasen, also von Präparaten, die einem Ausgleich des bei degenerativen Erkrankungen vermuteten cholinergen Defizites dienen sollen, wird primär beim M. Alzheimer in Frage kommen, aber auch bei Mischformen zwischen zerebrovaskulären und degenerativen Erkrankungen diskutiert. Diese Präparate werden in naher Zukunft verfügbar sein, während die theoretisch denkbare Möglichkeit der Verhinderung des Entstehens pathogener Proteine wohl noch Zukunftsmusik ist. Allerdings ist nach wie vor zu bedenken, daß mit all diesen Präparaten keine Heilung, allenfalls eine Verlangsamung des Krankheitsverlaufes erreicht werden kann.

Insofern haben bei der Behandlung des organischen Psychosyndroms auf zerebrovaskulärer Grundlage sog. „unspezifische" Therapiemaßnahmen ihren wichtigen Platz. Damit gemeint sind Trainingsmaßnahmen, etwa i. S. einer „Memory-Clinic", im Rahmen einer Tagesklinik für Ältere oder einer Tagesstätte, in der das Setting auf die verminderten Möglichkeiten der Patienten Rücksicht nimmt. Auch ist immer daran zu denken, ob eine Betreuung der Patienten im Rahmen des neuen Betreuungsgesetzes erforderlich ist (Foerster 1991).

Insgesamt ist zu bedenken, daß der chronische Verlauf eines hirnorganischen Psychosyndroms auf der Basis zerebrovaskulärer, arteriosklerotisch bedingter Erkrankungen unserem kausal-therapeutischen Ehrgeiz nach wie vor Grenzen setzt. In sehr vielen Fällen wird es nicht um Heilung, sondern eher um Linderung gehen. Aber vielleicht ruft uns diese Tatsache die alte Wahrheit wieder ins Gedächtnis, daß nicht nur heilen, sondern auch lindern eine unserer wichtigsten ärztlichen Aufgaben ist (Foerster 1982).

Literatur

Babikian V, Propper AH (1987) Binswangers disease. A review. Stroke 17:1090–1097
Behnke T, Neussl D, Aichner F (1991) Neuropsychological deficits in asymptomatic carotid artery stenosis. Act Neurol Scand 83:378–381
Bennett DA, Wilson RS, Gilley DW, Fox JH (1990) Clinical diagnoses of Binswangers disease. J Neurol Neurosurg Psychiatry 53:961–965

Brun A, Gustafson L (1988) Zerebrovaskuläre Erkrankungen. In: Kisker KP et al. (Hrsg) Organische Psychosen. Psychiatrie der Gegenwart, Bd 6. Springer, Berlin Heidelberg New York Tokyo, S 253–295

Cummings JL (1988) Depression in vascular dementia. Hillside J Clin Psychiatr 10:209–231

Drake ME, Pakalnis A, Phillips B (1990) Secundary mania after ventral pontine infarction. J Neurol Psychiatry Clin Neuroscience 2:322–325

Fisher CM, Adams RD (1958) Transient global amnesia. Trans Am Neurol Ass 83:143–146

Fisher CM, Adams RD (1964) Transient global amnesia. Arch Neurol Scand 40 (Suppl. 9):7–83

Foerster K (1982) Psychopathologie zerebrovaskulärer Erkrankungen. Therapiewoche 32:4410–4417

Foerster K (1991) Das neue Betreuungsgesetz – Gedanken aus psychiatrischer Sicht. Medizinrecht 4:180–184

Foerster K, Foerster G, Glatzel J (1976) Symptomatische Schizophrenie bei Lupus erythematodes diseminatus. Nervenarzt 47:265–267

Forette F, Boller F (1991) Hypertension and risk of dementia in the elderly. Am J Med 90:14s–19s

Hachinski VC (1990) The decline and resurgence of vascular dementia. Can Med Ass J 142:107–111

Hoyer S, Pöhlmann K, Bügel M (1992) Äthiopathogenese vaskulärer und degenerativer Demenzen – aktueller Kenntnisstand. Act Histochem (Suppl.) XLII:71–76

NacNeill A, Grennan DM, Ward D, Dick WC (1976) Psychiatric problems in systemic lupus erythematosus. Br J Psychiatry 128:442–445

Mumenthaler M (1990) Neurologie, 9. Aufl. Thieme, Stuttgart New York

Poeck K (1989) Chronische vaskuläre Encephalopathie. Dtsch Med Wochenschr 114:1582–1587

Shinfuku N, Sugita T, Shingai N (1984) Presenile and senile dementia in Japan. Asian Med J 27:393–399

Sturm W, Hartje W (1982) Aufgaben und Untersuchungsverfahren der allgemeinen Psychodiagnostik bei Hirnschädigungen. In: Poeck K (Hrsg) Klinische Neuropsychologie. Thieme, Stuttgart New York, S. 51–65

Wetterling T (1992) Subcortikale arteriosklerotische Enzephalopathie (Morbus Binswanger). Nervenheilkunde 11:289–293

Diskussion zu Vortrag 11

Dr. M. Soyka
Wann sind eigentlich welche diagnostischen Maßnahmen sinnvoll? Wann würden Sie beispielsweise eine Angiographie zur Vaskulitisdiagnostik empfehlen?

Prof. Dr. K. Foerster
Wir würden wohl kaum die Indikation für eine Angiographie stellen. Die Patienten erhalten im allgemeinen eine CT-Untersuchung, gegebenenfalls wird auch eine NMR-Untersuchung durchgeführt. Die Angiographie spielt bei uns praktisch keine Rolle.

Prof. Dr. G. Huffmann
Auch wir führen praktisch keine Angiographien mehr durch, lediglich in der Karotisdiagnostik, wobei das ja auch therapeutische Konsequenzen hat. Liquoruntersuchungen machen wir dagegen sehr häufig, auch CT und NMR sind bei uns gängig. In der Vaskulitisdiagnostik ist die Muskelbiopsie noch sehr wichtig, rund 30 % der Vaskulitiden werden darüber diagnostiziert.

Prof. Dr. J. Haan
Wenn die Laborkonstellation den berechtigten Verdacht auf eine Vaskulitis nahelegt, dann hat meines Erachtens auch die zerebrale Angiographie durchaus noch ihren Wert, denn es gibt ja isolierte zerebrale Angiitiden, die in der Peripherie nicht zu finden sind. Die Indikation zur Angiographie stellt sich aber zugegebenermaßen nur selten.

12 Postoperative Psychosyndrome

J. HAAN

Obwohl während der ersten postoperativen Tage akute psychopathologische Störungen keine Seltenheit sind, liegen dazu bislang kaum Ergebnisse prospektiver Untersuchungen vor. In einer Untersuchung an 92 Patienten wurden als präoperativ faßbare Risikofaktoren hohes Alter, kombinierte vaskuläre Risikofaktoren sowie Herzinsuffizienz ermittelt. Zerebrale ischämische Schäden und akute Psychosyndrome korrelierten mit erniedrigtem arteriellen Sauerstoffdruck intraoperativ und am ersten postoperativen Tag. Über 40 % des untersuchten Kollektivs boten postoperativ Auffälligkeiten im Sinne eines Psychosyndroms, teilweise kombiniert mit fokal neurologischen Defiziten. Die Bedeutung postoperativer Psychosyndrome wurde durch die gegenüber unauffälligen Patienten deutlich erhöhte Mortalitätsrate (26 % vs. 4 %) augenfällig. Trotz gewisser Korrelationen sind die in dieser Studie überprüften präoperativen Prädiktoren jedoch noch zu unspezifisch, um auf ihrer Grundlage Prognosen vorzunehmen.

12.1 Einleitung

Die akuten psychopathologischen Störungen innerhalb der ersten postoperativen Tage sind bekannt. Zur Inzidenz dieser postoperativen Psychosyndrome nach allgemeinchirurgischen Eingriffen gibt es jedoch kaum prospektiv durchgeführte Untersuchungen (Knox 1961), obschon sie bereits von Dupuytren im 19. Jahrhundert als „delirium nervosum" beschrieben wurden (zit. nach Muncie 1934). Solche liegen überwiegend für das Patientengut mit Herzoperationen vor (Dubin et al. 1979; Huse-Kleinstoll et al. 1976; Kornfeld et al. 1965; Sadler 1981; Slogoff et al. 1982).

Unter dem Begriff des „exogenen Reaktionstypus" hat Bonnhöffer 1910 diese unspezifischen psychopathologischen Störungen als „Antwort" des Gehirns auf unterschiedliche exogene Faktoren definiert. Das Achsensymptom ist eine graduell unterschiedliche Bewußtseinsstörung bis zum Koma. Leichte Formen ohne wesentliche Einschränkungen des Bewußtseins wurden dann von Wieck (1956) als Durchgangssyndrom bezeichnet. Als mögliche ursächliche Faktoren werden diskutiert: psychoreaktive Mechanismen, Persönlichkeitsmerkmale, Hypotonie, Hypovolämie und Schock, Anämie, Hypoxie, Elektrolyt- und Stoffwechselentgleisungen, Medikamente und Alkohol (Ewert 1986; Lehmann et al. 1968; Lennartz et al. 1976)

Tropon-Symposium, Bd. VIII
Organische Psychosyndrome
Hrsg. R. Schüttler
© Springer-Verlag Berlin Heidelberg 1993

12.2 Patientengut und Methodik

Ziel der Untersuchung war, die Häufigkeit postoperativer psychopathologischer Störungen und deren Ursachen zu bestimmen[1]. In die Untersuchung aufgenommen wurden alle Patienten, welche für die postoperative Aufnahme auf der Intensivstation vorgesehen waren, wobei sich die Indikation hierfür anhand eines Punktwertes von über 10 im anästhesiologischen Risikoscore (Peter et al. 1980) bzw. durch die Art der Operation ergab. Neben den üblichen OP-Vorbereitungen wurden die Patienten alle präoperativ neurologisch untersucht und psychiatrisch exploriert. Die postoperative Versorgung erfolgte chirurgischerseits, neurologisch-psychiatrisch Kontrollen erfolgten in den Tagen 1, 3 und 7 sowie, falls erforderlich, mittels weiterer Zwischenuntersuchungen. Bewußtseinsstörungen, Störungen der Orientierung und motorische Unruhe wurden als auffällig im Sinne eines postoperativen Psychosyndroms gewertet, eine reaktiv einfühlbare, emotionale Reaktion auf Krankheit, Operation und Intensivstation wurde nicht gewertet. Bei allen auffällig gewordenen Patienten wurde postoperativ zusätzlich ein kraniales CT (CCT) durchgeführt. In die Untersuchung konnten in einem Zeitraum von 7 Monaten 92 Patienten, bei denen die vorgegebenen Untersuchungen planmäßig durchgeführt werden konnten, aufgenommen werden (19–87 Jahre, Median 64 Jahre, 42 Frauen, 47 Männer). Die Art der durchgeführten Operationen geht aus der Tabelle 1 hervor. Sie erfolgten in Inhalationsnarkose mit Enfluran/N_2O.

Tabelle 1. Art der Operationen

Operationen	Anzahl
Thoraxeingriffe	6
Ösophagusresektionen	4
Strumaresektionen	9
Karotisoperationen	7
Magen-Darm-Operationen	26
Gallen- und Gallengangoperationen	8
Leberresektionen	2
Pankreasresektionen	2
Nephrektomien	2
Hysterektomien	2
Laparotomien (Peritonitis oder Ileus)	7
By-pass-Operationen am Bein	6
Hüftgelenkersatz	9
Retroperitoneale Abszeßdrainage	1

---

[1] Die Untersuchungen wurden 1986 am St. Josef-Hospital, Universitätsklinik der Ruhr Universität Bochum in Zusammenarbeit mit M. Haupts und G. Kordt der Neurologischen Klinik sowie B. Dieckelmann, E. Rembs und V. Zumtobel der Chirurgischen Klinik durchgeführt (Dieckelmann et al. 1989; Haupts et al. 1989).

Tabelle 2. Begleiterkrankungen und klinisch faßbare Ursache bei postoperativem Psychosyndrom

Leberinsuffizienz:	2 Patienten
Entzugsdelir:	2 Patienten
Pneumonie:	5 Patienten
septische Komplikationen:	2 Patienten
akute Linksherzdekompensation:	1 Patienten
keine direkt faßbare Ursache:	27 Patienten

Tabelle 3. CCT-Befunde bei Patienten mit akutem postoperativem Psychosyndrom (N=36)

unauffällig bzw. unspezifische Erweiterung der Liquorräume:	13 Patienten	(36,1 %)
subkortikale vaskuläre Enzephalopathie	17 Patienten	(47,3 %)
ischämischer Insult:	4 Patienten	(11,1 %)
zentrale pontine Myelinolyse:	1 Patient	
Meningeom:	1 Patient	

(3 der 39 Patienten mit postoperativem Syndrom sind vor der CCT-Durchführung verstorben)

12.3 Ergebnisse

Alle 92 Patienten verblieben postoperativ mindestens 4 Tage auf der Intensivstation; 53 Patienten (57,8 %) davon waren psychopathologisch unauffällig, 39 (42,2 %) entwickelten ein akutes postoperatives Psychosyndrom. Bei zwei Patienten war dies durch eine akute hepatische Enzephalopathie bei Leberteilresektion bzw. Leberzirrhose bedingt, bei weiteren durch ein Alkoholentzugsdelir. Diese Patienten wurden aus der weiteren Beobachtung ausgeschlossen. Die Letalität betrug insgesamt 13,1 % (12 von 92 Patienten) wobei in der Gruppe der psychopathologisch unauffälligen Patienten 3,8 % verstarben (2 von 53) im Vergleich zu 25,7 % (10 von 39) in der Gruppe mit postoperativen Psychosyndromen. Bei den Todesursachen dominierten restpiratorische Insuffizienz, akuter Hirninfarkt und Sepsis. Ansonsten entwickelten sich bei den auffällig gewordenen Patienten eine Reihe von Komplikationen, welche den Verlauf mitgestalteten (Tabelle 2). Das akute postoperative Psychosyndrom dauerte im Mittel 7 Tage.

Bei 36 der 39 Patienten konnte ein CCT durchgeführt werden (3 Patienten starben vor der Durchführung). Diese Befunde gehen aus Tabelle 3 hervor.

Als präoperativ, nur mit anamnestischen Angaben faßbare, besondere Risikofaktoren stellten sich – durchaus erwartungsgemäß – hohes Alter und kombinierte vaskuläre Risikofaktoren heraus (Hypertonie, Diabetes mellitus, Fettstoffwechselstörung, Nikotinabusus, kardiale Vorerkrankung) (Tabellen 4, 5). Bei den psychopathologischen Auffälligkeiten dominierten Durchgangssyndrome mit Störungen von Orientierung, Denk- und Auffassungsvermögen und/oder Antrieb ohne wesentliche Bewußtseinseinschränkungen. Delirante und paranoid-halluzinatorische Syndrome waren selten. Symp- tomwandel im Rahmen des Psychosyndroms war allerdings häufig. Bei 17 Patienten (43,7 %) entwickelten sich gleichzeitig akute neurologische Herdsymptome.

Tabelle 4. Alter und vaskuläre Risikofaktoren

Alter (N=92)	postoperatives Psychosyndrom	postoperativ unauffällig
bis 40 Jahre	–	5
40–49 Jahre	5 (50,0 %)	5
50–59 Jahre	4 (21,1 %)	15
60–69 Jahre	6 (40,0 %)	15
70–79 Jahre	14 (60,9 %)	9
80–87 Jahre	10 (66,7 %)	5

Alter (N=71) und vaskuläre Risikofaktoren	1 Riskiofaktor		> 1 Risikofaktor	
	postoperatives Psychosyndrom	postoperativ unauffällig	postoperatives Psychosyndrom	postoperativ unauffällig
18–59 Jahre	2	10	4	8
60–69 Jahre	1	4	5	5
70–84 Jahre	1	5	20	6

Tabelle 5. Relatives Risiko für postoperatives Psychosyndrom (N=88: Patienten mit Entzugsdelir und Leberversagen ausgeschlossen)

Variable			Anzahl der Patienten		
		poPS	gesamt	p-Wert
Beatmung: (länger als 1 Tag postoperativ)	ja	16 (72,7 %)	22 (100 %)	0,0002*
	nein	19 (28,8 %)	66 (100 %)	
Herzinsuffizienz: (Anamnese)	ja	21 (58,4 %)	36 (100 %)	0,0011*
	nein	14 (27,0 %)	52 (100 %)	
Dobutamin:	ja	6 (100 %)	6 (100 %)	0,0015*
	nein	29 (35,4 %)	82 (100 %)	
Alter:	> 65	25 (55,5 %)	45 (100 %)	0,0017*
	< 65	10 (23,2 %)	43 (100 %)	
pO2 1. Tag: postoperativ	< 70 mm Hg	28 (46,7 %)	60 (100 %)	0,0386*
	> 70 mm Hg	7 (25,0 %)	28 (100 %)	
Peritonitis: präoperativ	ja	5 (71,4 %)	7 (100 %)	0,0760
	nein	30 (37,0 %)	81 (100 %)	
Hirninfarkt: (anamnestisch)	ja	6 (66,7 %)	9 (100 %)	0,0836
	nein	29 (36,7 %)	79 (100 %)	
Hypertonie	ja	13 (52,0 %)	25 (100 %	0,1431
	nein	22 (34,9 %)	63 (100 %	

* statistisch signifikant auf dem 5 % Niveau

12.4 Diskussion

Rund 42 % des untersuchten Kollektivs boten postoperativ Auffälligkeiten im Sinne eines Psychosyndroms, teilweise kombiniert mit fokalen neurologischen Defiziten. Die Inzidenz liegt somit in der Größenordnung der aus der Herzchirurgie bekannten Zahlen (Slogoff et al. 1982; Speidel et al. 1979). Die Erklärung ist hochwahrscheinlich in der Selektion des Patientengutes zu sehen, wobei insbesondere die Variable „Alter" eine entscheidende Rolle spielt. Das hier vorgestellte Kollektiv ist deutlich älter als die bisher veröffentlichten Kollektive kardiochirurgischer Eingriffe.

Weiterhin stimmte der Beginn der psychopathologischen Störung mit den aus der Herzchirurgie bekannten Befunden überein. In der Regel traten die Störungen innerhalb der zwei ersten postoperativen Tage bzw. im Laufe des ersten Tages nach Extubation auf.

Die psychiatrische Klassifikation war auf Grund der Besonderheiten der klinischen Symptomatologie und der Besonderheiten der Untersuchungssituation auf der Intensivstation unmittelbar postoperativ nur grob möglich. Die Ätiologie war z.T. eindeutig, z.T. nicht sicher zu klären. Die hepatischen Enzephalopathien und die Entzugsdelirien stellten bei insgesamt 4 Patienten klare Ursachen der Symptome dar. Die Hypoxie dürfte bei Patienten mit Pneumonie, Sepsis und Linksherzinsuffizienz die entscheidende Rolle gespielt haben. Bei den Übrigen 27 Patienten war die Zuordnung zu bestimmten Ursachen nicht eindeutig möglich.

Neben dem bereits erwähnten Alter stellte eine präoperative Herzinsuffizienz einen entscheidenden Risikofaktor dar. Alle 7 Patienten, die kardial mittels Dobutamin postoperativ unterstützt werden mußten, wurden auffällig. Auf die Hypoxie als Auslöser weist auch die Variable „Dauer der Respiratortherapie" hin. Erniedrigter arterieller Sauerstoffdruck intraoperativ bzw. am ersten postoperativen Tag korreliert mit zerebral ischämischen Schäden und akuten Psychosyndromen (Hole 1982; Tufo et al. 1970). Für die Bedeutung einer verminderten Toleranz gegenüber Sauerstoffmangel sprechen die CCT-Befunde bei 17 Patienten mit Veränderungen im Sinne einer zerebralen Mikroangiopathie. Frische ischämische Insulte spielten bei 4 Patienten die entscheidende Rolle. Vor allem jenseits des 70. Lebensjahres waren präoperativ vorhandene „stumme" ischämische Hirnläsionen bedeutsam. In dieser Gruppe führte auch die Häufung vaskulärer Risikofaktoren, im Gegensatz zu den jüngeren Patienten, im Zusammenhang mit akuter Herzkreislauf- oder resporatorischer Insuffizienz zur Dekompensation der zerebralen Funktionen.

Die Gefährdung der Patienten mit postoperativem Psychosyndrom dokumentiert sich in der Letalitätsrate von knapp 26 %.

Wünschenswert wäre natürlich präoperativ faßbare Prädiktoren für das Auftreten postoperativer psychopathologischer und neurologischer Störungen herauszufinden. Die hier vorgestellten präoperativ zu erhebenden Variablen sind jedoch derzeit zu unspezifisch um verläßlich eine Prognose bezüglich des Auftretens solcher postoperativer Störungen zu erlauben. Dies liegt auch darin, daß zusätzliche peri- und postoperative Faktoren eine entscheidende Rolle mitspielen.

Verstärkte Aufmerksamkeit sollte den vaskulären Risikofaktoren, vor allem im Zusammenhang mit der Variable „Alter", geschenkt werden. Darüber hinaus sind klinisch praeexistente mikroangiopathische Veränderungen des Gehirns zu berücksichtigen, wobei diese mit einer neurologisch-psychiatrischen Untersuchung nicht sicher erfaßt werden können. Das EEG könnte prinzipiell hilfreich sein, die Erfahrung mit isolierten mikroangiopathischen Störungen der weißen Hirnsubstanz zeigt jedoch, daß sogar bei manifesten dementiellen Syndromen diese Form der vaskulären Hirnstörung durchaus mit einem normalen EEG einhergehen kann.

Konsequenzen ergeben sich in der Notwendigkeit der besonderen Beachtung des Sauerstoffpartialdruckes präoperativ, bei der Operationseinleitung, intraoperativ und in der postoperativen Betreuung. Pulmonale und Herzfunktionen müssen optimal unterstützt werden. Relevante Blutdruckschwankungen sind, vor allem im Hinblick auf die cerebrale Mikroangiopathie, unbedingt zu meiden. Es erhebt sich die Frage der möglichen medikamentösen perioperativen Prophylaxe.

Literatur

Bonhoeffer K (1910) Die symptomatischen Psychosen. Deuticke Leipzig-Wien

Dieckelmann A, Haupts M, Kaliwoda A, Rembs E, Haan J, Zumtobel V (1989) Akute postoperative Psychosyndrome: Eine prospektive Studie und multivariante Analyse von Risikofaktoren. Chirurg 60:470

Dubin WR, Field HL, Gastfriend DR (1979) Postcardiotomy delirium: A critical review. I Thorac Cardiovasc Surg 77:586

Ewert T (1986) Postoperative Durchgangssyndrome. Dtsch Ärzteblatt 83:956

Haupts M, Dieckelmann A, Kordt G, Haan J (1989) Risiko postoperativer Psychosen im höheren Lebensalter. Z Geriat 2:448

Hole A (1982) Psychological alterations after anaesthesia and surgery. Reg Anesth (Suppl) 7:1141

Huse-Kleinstoll G, Dahme B, Flemming B, Haag A, Meffert I, Polonius MJ, Rodewald G, Speidel H (1976) Einige somatische und psychologische Prädiktoren für psychopathologische Auffälligkeiten nach Herzoperationen. Thoraxchirurgie 24:386

Knox SJ (1961) Severe psychiatric disorders in postoperative period: Five year survey of Belfast hospitals. J Ment Sci 107:1078

Kornfeld DS, Zimberg S, Malm JR (1965) Psychiatric complications of open heart surgery. N Engl J Med 273:287

Lehmann HJ, Grahmann H, Hauss K, Redeald G, Schmitz T (1968) Akute organische Psychosyndrome nach Herzoperationen. Nervenarzt 39:529

Lennartz H, Derra E, Jörg J (1976) Delirante und komatöse Zustände im Rahmen der chirurgischen Intensivtherapie. Chirurg 47:181

Muncie W (1934) Postoperative states of excitement. Arch Neurol 32:681

Peter K, Unerth K, Henrich G, May M, Bruno F (1980) Das Anästhesierisiko. Anaesthesio Intensivmed 21:240

Sadler PD (1981) Incidence, degree and duration of postcardiotomy delirium. Heart Lung 10:1084

Slogoff S, Girgis KZ, Keats AS (1982) Etiological factors in neuropsychiatric complications associated with cardiopulmonary bypass. Anesth Analg 61:903

Speidel H, Dahme B, Flemming B, Götze P, Huse-Kleinstoll G, Meffert HJ, Rodewald G (1979) Probleme der Klassifizierung psychopathologischer Auffälligkeiten nach Herzoperationen mit extracorporaler Zirkulation. Psychiat Clin 12:57

Tufo HM, Ostfeld AM, Shekelle R (1970) Central nervous system dysfunction following open-heart surgery. JAMA 212:1333

Wieck HH (1956) Zur Klinik der sogenannten symptomatischen Psychosen. D Ztsch Med Wochenschr 81:1345

Diskussion zu Vortrag 12

Prof. Dr. H. Huber
Haben sie die vaskuläre Enzephalopathie, die bei fast 50 % der Patienten auftritt, nur
aufgrund des Computertomogramms festgestellt?

Prof. Dr. J. Haan
Ja, ist eine reine CT-Diagnose. Wenn man bei einem Kollektiv, das postoperativ
dekompensiert, plötzlich 50 % solcher vaskulärer Auffälligkeiten findet, dann entspricht das natürlich nicht dem sonstigen Durchschnitt.

Prof. Dr. H. Huber
Waren unter Ihren Patienten auch solche mit einfachen Operationen, die postoperativ
noch ungefähr eine Woche lang untersucht wurden? Nach meiner eigenen Erfahrung
zeigen mehr als die Hälfte der Patienten postoperativ irgendwelche psychopathologischen Störungen, obwohl sie ansonsten keine schwereren Erkrankungen haben.

Prof. Dr. J. Haan
Nein. Bei unseren Patienten handelte es sich um eine ziemliche Negativauswahl. Wir
wollten erst einmal sehen, was überhaupt passiert.

Prof. Dr. E.-H. Egberts
Ließe sich die von Ihnen gefundene Häufung von psychiatrischen Veränderungen bei
langzeitbeatmeten Patienten nicht auch darauf zurückführen, daß diese Patienten alle
sediert sind und eine Reihe zentralnervös wirksamer Substanzen erhalten?

Prof. Dr. J. Haan
Der Einwand ist berechtigt. Die beatmeten Patienten konnten wir nicht, wie im Unter-
suchungsdesign ursprünglich vorgesehen, bereits am ersten postoperativen Tag untersuchen. Wir haben die Patienten untersucht, als sie nicht mehr intubiert und nicht
sediert waren. Wir haben auch darauf geachtet, daß die übrige Medikation, wie beispielsweise Analgetika, die Befunderhebung nicht so weit beeinträchtigte, daß wir
keine verwertbaren Daten mehr erhielten.

Priv.-Doz. Dr. D. Naber
In unserer eigenen Studie in München haben wir bei Patienten, die sich einer Herzoperation
unterzogen, eine Reihe signifikanter Beziehungen nicht nur zu somatischen Variablen
gefunden, sondern auch zur präoperativen Psychopathologie und bestimmten Persönlich-
keitsmerkmalen, wie etwa der Bewältigung der Krankheit. Diejenigen Patienten, die besonders viel Angst vor dem Eingriff hatten, waren nachher auch deutlich auffälliger.

Prof. Dr. M. von Clarmann

Frage eins: Haben Sie die Länge der Narkosedauer berücksichtigt? Frage zwei: Wie lange blieben Ihre Patienten intubiert und beatmet?

Prof. Dr. J. Haan

Zur Frage eins: Wir fanden keine Korrelation zur Narkosedauer. Wir hatten eher den Eindruck, daß die Sorgfalt bei der Einleitung der Narkose von größerer Bedeutung war. Zur Frage 2: Die Dauer der postoperativen Beatmung richtete sich nach dem PO_2-Wert. Unsere Anästhesisten sind da eher vorsichtig.

Dr. H. O. Dumke

Insbesondere amerikanische Studien haben das sog. „postoperative care unit syndrome" beschrieben. Patienten, die gleich nach der Operation auf eine allgemeinchirurgische Station verlegt wurden, zeigten dieses Syndrom seltener als Patienten, die auf die Intensivstation kamen.

Aus Berichten von Ophthalmologen wissen wir, daß bei Patienten, bei denen postoperativ für mehrere Tage die Augen abgedeckt werden mußten, im Vergleich zu einem allgemeinchirurgischen Patientengut wesentlich häufiger ein derartiges Syndrom auftrat. Also spielt anscheinend auch ein kognitiver Faktor eine Rolle.

Prof. Dr. J. Haan

Die Reaktion auf die Belastung durch den Aufenthalt auf der Intensivstation ist sicher ein wichtiger Faktor, den wir aufgrund unserer Patientenauswahl aber nicht vermeiden konnten. Aus diesem Grunde haben wir auch nur solche Symptome gewertet, die ganz eindeutig die Kriterien eines Psychosyndroms erfüllten, sofern man überhaupt von harten Kriterien sprechen kann. Ich meine hier zum Beispiel Orientierungsstörungen, kognitive Störungen und Bewußtseinsstörungen. Depressive Reaktionen, mangelnde Kooperationsfähigkeit oder Antriebsstörungen haben wir nicht berücksichtigt.

13 Hepatische Enzephalopathie

E.-H. EGBERTS

Die hepatischen Enzephalopathien (HE) sind gekennzeichnet sowohl durch eine reversible Funktionsstörung des ZNS als auch durch eine verursachende oder zumindest begünstigende Lebererkrankung. Die häufigste Form ist die portosystemische Enzephalopathie (PSE), die sich aus einer Leberzirrhose mit portaler Hypertension entwickelt. Sie ist charakterisiert durch verschiedene, unspezifische Komponenten. Die Schädigung des ZNS zeigt sich in Form eines neuropsychiatrischen Syndroms mit zerebralen Funktionsstörungen, die das Bewußtsein, die intellektuelle Funktion und das Verhalten beeinträchtigen. Drei Verlaufsformen wurden beschrieben: das akut rezidivierend oder episodisch auftretende, exogene oder auch Leberausfallkoma, die chronische persistierende PSE und die latente oder subklinische PSE. Da die Pathogenese der PSE weitgehend ungeklärt ist, beruhen bislang alle therapeutischen Ansätze auf Hypothesen.

13.1 Einleitung

Bereits von den Babyloniern und im alten China um die Jahrtausendwende vor Christi wurde ein Zusammenhang zwischen geistig-seelischen Funktionen und der Leber angenommen. Hipprokrates beschrieb ein delirantes Zustandsbild, vermutlich bei einer fulminanten Hepatitis. Eine große Bedeutung kam einer gestörten Lebersekretion für psychopathologische Veränderungen bei der von Galen vertretenen „Säftelehre" zu. Dies spiegelt sich auch heute noch in alltäglichen Redewendungen wider. Eingehendere Beschreibungen und Untersuchungen der neuropsychiatrischen Symptomatik bei Lebererkrankungen beginnen aber erst im 18. Jahrhundert. Ab Mitte der 50er Jahre werden systematische Untersuchungen über Hirnfunktionsstörungen bei Leberkranken durchgeführt und wirksame Behandlungsmaßnahmen entwickelt.

13.2 Definition

Die hepatischen Enzephalopathien (HE) sind Komplikationen verschiedener Leberkrankheiten, die zwei Gemeinsamkeiten aufweisen: erstens eine reversible Funktionsstörung des zentralen Nervensystems (ZNS) und zweitens eine Lebererkrankung, die eine Enzephalopathie verursacht oder ihr Auftreten begünstigt. Die Enzephalopathie selbst unterscheidet sich in ihrem klinischen Bild nicht von anderen metabolischen Hirnfunktionsstörungen. Mit anderen Worten Koma ist Koma, ob hepatisch oder nicht hepatisch. Diese Aussage trifft auch für die verschiedenen Schweregrade einer Enzephalopathie zu (Conn u. Bircher 1988).

Tropon-Symposium, Bd. VIII
Organische Psychosyndrome
Hrsg. R. Schüttler
© Springer-Verlag Berlin Heidelberg 1993

Tabelle 1. Formen der hepatischen Enzephalopathie

– Portosystemische Enzephalopathie
– Pseudoportosystemische Enzephalopathie
– Leberzerfallskoma
– Harnstoffzyklus-Enzymmangel: angeboren   erworben

13.3 Ätiologie

Verschiedene Formen der HE sollten unterschieden werden, um das Verständnis dieser Störungen zu erleichtern (s. Tabelle 1).

Die weitaus häufigste Form (über 90 % aller HE) der hepatischen Enzephalopathie entwickelt sich auf dem Boden einer Leberzirrhose mit portaler Hypertension. Pathogenetisch ausschlaggebend sind portosystemische Kollateralen, die das Pfortadersystem unter Umgehung der Leber mit dem systemischen Kreislauf verbinden. Deshalb wird diese HE als portosystemische Enzephalopathie (PSE) bezeichnet. Synonyma sind exogenes Leberkoma, Leberausfallskoma u. a.

Als Pseudo-PSE oder Mischform können Hirnfunktionsstörungen bei Leberzirrhotikern bezeichnet werden, die durch Medikamente wie Tranquillizer, Sedativa und Analgetika oder durch Diuretika bei Patienten mit gesteigerter Empfindlichkeit für die Ausbildung einer HE ausgelöst werden. Dieses Syndrom ist von einer PSE nicht zu unterscheiden. Häufig sind die Ammoniakwerte jedoch normal, da der auslösende Mechanismus nicht primär über eine erhöhte Stickstoffbelastung erfolgt.

Ein glücklicherweise seltenes Ereignis ist das endogene Leberkoma, primäre Leberkoma oder Leberzerfallskoma bei akutem Leberzerfall, z. B. infolge einer fulminanten Virushepatitis oder schweren Intoxikation. Ursache der dabei auftretenden Enzephalopathie ist die ausgedehnte Leberzellnekrose mit Zusammenbruch der Organfunktion, während Umgehungskreisläufe keine Rolle spielen. Dieser Zustand entspricht einer virtuellen Hepatektomie und ist mit dem Leben nicht vereinbar. Komplizierend tritt meistens ein Hirnödem auf, welches dann die neurologische Symptomatik beherrscht und zu irreversiblen morphologischen Veränderungen führen kann. Dann ist es nicht möglich, den Anteil der eigentlichen HE von den Auswirkungen des Hirnödems zu trennen.

Sehr selten sind angeborene Enzymdefekte des Harnstoffzyklus, die vorwiegend bei Neugeborenen und Kindern beobachtet werden und mit exzessiven Erhöhungen des Ammoniakspiegels im Blut einhergehen können. Das Ausmaß des Enzymdefektes entspricht dem Schweregrad der Enzephalopathie. Ihre Symptomatologie ist der Hirnfunktionsstörung bei PSE sehr ähnlich.

Erworbene und damit reversible Störungen der intramitochondralen Enzyme des Harnstoffzyklus mit konsekutiver Hyperammoniämie sind beim Reye-Syndrom wahrscheinlich Auslöser der akuten Enzephalopathie. Diese seltene Krankheit tritt bei Kindern im Anschluß an einen Virusinfekt auf. In der Leber ist dann eine mikrovesikuläre fettige Infiltration vorhanden. Die Prognose ist bei Überstehen der Akutphase ausgezeichnet.

Tabelle 2. Pathogenese der portosytemischen Enzephalopathie

Bluthirn-Schranke	Vermehrt permeabel für Toxine
ZNS-Energiestoffwechsel	Glukosemetabolismus gestört
Neurotoxine	Ammoniak, Merkaptane, kurze Fettsäuren, Phenole
Neurotransmission	„Falsche" Neurotransmitter, GABA-erger Tonus erhöht

13.4 Pathogenese

Die Pathogenese der HE ist nicht geklärt, so daß verschiedene Hypothesen aufgestellt wurden (Tabelle 2). Sie beruhen fast alle auf experimentellen Befunden am Tier mit fulminatem Leberversagen, induziert durch Galaktosamin oder Thioctacid. Der Prototyp der HE beim Menschen ist jedoch die PSE infolge einer Leberzirrhose mit Umgehungskreisläufen. Dafür gibt es bisher kein geeignetes Tiermodell (Ferenci 1991).

13.4.1 Blut-Hirn-Schranke

Die Blut-Hirn-Schranke schützt das Gehirn vor metabolischen Veränderungen im Organismus. Der Transport von Substraten in die extrazelluläre Flüssigkeit des Gehirns ist abhängig von ihrer Lipidlöslichkeit oder wird durch spezifische Transportmechanismen geregelt, die in den kapillären Zellmembranen lokalisiert sind. Bei akuter Leberinsuffizienz ist die Permeabilität unspezifisch erhöht, so daß sich ein Hirnödem entwickeln und verschiedene, im Blut zirkulierende neurotoxische Substanzen in das ZNS gelangen können (Livingstone et al. 1977). Bei chronischer HE kommt es zu Veränderungen der spezifischen Transportsysteme, die insbesondere den Aminosäuretransport beeinflussen (James et al. 1978).

13.4.2 ZNS-Energiestoffwechsel

Ein ungestörter Energietransport und Metabolismus ist die Voraussetzung für eine normale Hirnfunktion. Bei HE wurden unterschiedliche Veränderungen des Glukosestoffwechsels und deutliche Verminderungen des ATP-Gehaltes im ZNS festgestellt (Hindfelt et al. 1977).

13.4.3 Neurotoxine (Toxinhypothese, Ammoniakhypothese)

Durch orale Zufuhr stickstoffhaltiger Substanzen läßt sich eine HE auslösen oder verschlechtern (Van Caulert et al. 1932). Diese klinische Beobachtung zusammen mit den dabei meist erhöhten Ammoniakspiegeln im Blut und den gesteigerten Liquorkonzentrationen von Glutamin, dem zerebralen Endprodukt der Ammoniakentgiftung, die sich auch bei Kindern mit Enzephalopathie bei angeborenen oder erworbenen Störun-

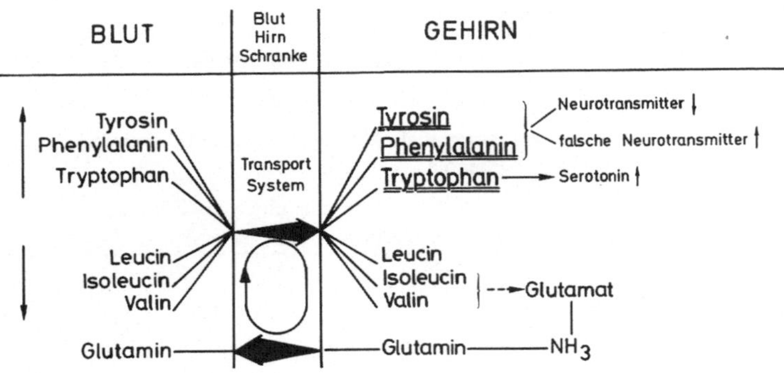

Abb. 1. „Falsche"Neurotransmitterhypothese

gen des Harnstoffzyklus nachweisen lassen, sind nur einige der Argumente, die für eine neurotoxische Wirkung des Ammoniak angeführt werden. Im Tierexperiment verstärken Mercaptane, Abbauprodukte schwefelhaltiger Aminosäuren, sowie kurzkettige Fettsäuren die neurotoxische Wirkung von Ammoniak (Zieve et al. 1974).

13.4.4 Neurotransmission

In den letzten beiden Jahrzehnten sind zwei neue Hypothesen zur Pathogenese der HE entwickelt worden, die eine gestörte Neurotransmission in den Vordergrund stellen.

13.4.4.1 „Falsche" Neurotransmitter

Im Konzept der falschen Neurotransmitter (Abb. 1) steht eine gestörte Katecholaminsynthese mit Bildung der falschen Neurotransmitter Oktopamin und Phenyläthanolamin an Stelle der physiologischen Transmitter Dopamin und Norepinephrin sowie eine vermehrte Produktion des inhibitorischen Transmitters Serotonin im Vordergrund. Diese Vorgänge werden durch Änderungen der Aminosäurekonzentrationen im Blut und eine Aktivierung des Transportsystems in der Blut-Hirn-Schranke verursacht. Die Konzentrationen von Tyrosin und Phenylalanin, die Vorläufer der Katecholamine, sind ebenso wie die Konzentrationen von Tryptophan, dem Prekursor des Serotonin, im Blut von Leberzirrhotikern erhöht. Gleichzeitig sind die Konzentrationen der verzweigtkettigen Aminosäuren Leucin, Isoleucin und Valin vermindert. Da diese Aminosäuren an der Blut-Hirn-Schranke um ein gemeinsames Transportsystem konkurrieren, gelangen vermehrt Tyrosin, Phenylalanin und Tryptophan in das ZNS. Daraus resultiert einerseits die Synthese falscher Neurotransmitter und andererseits die vermehrte Produktion von Serotonin. Verstärkt wird dieser Vorgang durch die Aktivierung des Transportsystems für diese Aminosäuren durch die intrazerebral erhöhten Glutaminspiegel. Damit wird eine Brücke zur Toxinhypothese geschlagen, denn der Glutaminanstieg ist die Resultante der Hyperammoniämie (James et al. 1979).

13.4.4.2 GABA

Gamma-Amino-Butter-Säure (GABA) ist der wichtigste inhibitorische Neurotransmitter im Säugetierhirn. Verschiedene Tierexperimente zeigen einen erhöhten GABA-ergen Tonus bei HE. Der aktivierte GABA-Rezeptor bewirkt über einen postsynaptischen Einstrom von Chloridionen eine Hyperpolarisation und damit ein inhibitorisches Potential. Er ist eng verbunden mit Rezeptoren für Benzodiazepine und Barbiturate, durch welche die GABA-Wirkung potenziert wird. Dadurch wird nicht nur die pharmakologische Wirkung von Benzodiazepinen erklärt, sondern auch die nachgewiesene, erhöhte Sensitivität von Kranken mit Leberzirrhose auf diese Medikamente und ebenso die Besserung einer HE bei bisher allerdings wenigen Patienten durch den Benzodiazepinantagonisten Flumazenil (Kretz et al. 1990). Im Liquor, Plasma und Urin und auch im Gehirn von Kranken mit HE lassen sich Benzodiazepine nachweisen, ohne daß eine vorherige Einnahme dieser Substanzen in Form von Medikamenten erfolgte (Mullen 1990). Die bei diesen Untersuchungen nachgewiesenen Benzodiazepinkonzentrationen entsprechen denen, die man bei niedrig dosierter Therapie mit Benzodiazepinen erwarten kann. Woher diese Benzodiazepine stammen, ist unklar. Da sie nicht von Säugetieren synthetisiert werden können, stammen sie entweder aus der Nahrung, aus der Darmflora oder aus beidem (Basile 1991).

14.5 Symptomatologie

Eine der häufigsten Enzephalopathien tritt bei Kranken mit Leberzirrhose und mit portosystemischen Shunts auf. Die PSE ist charakterisiert durch verschiedene, unspezifische Komponenten. Die Schädigung des ZNS manifestiert sich in Form eines neuropsychiatrischen Syndroms mit zerebralen Funktionsstörungen, die das Bewußtsein, die intellektuelle Funktion und das Verhalten beeinträchtigen bis hin zum Bewußtseinsverlust, dem Koma im engeren Sinne. Außerdem treten neuromuskuläre Abnormalitäten auf, wie z. B. der Flattertremor – Asterixis –, ein unspezifisches Zeichen für eine gestörte Funktion des deszendierenden retikulären Systems. Für das klinische Erscheinungsbild ist die große Spannweite der Krankheitszeichen typisch, die von klinisch nicht ohne weiteres erkennbaren Veränderungen über eindeutige neurologisch-psychiatrische Symptome bis hin zum tiefen Koma reichen (Abb. 2). Das Auftreten der mentalen Störungen ist bei jedem einzelnen Patienten in unterschiedlicher Weise ausgeprägt, so daß eine unbegrenzte Symptomvielfalt und Kombination möglich ist. Im EEG lassen sich Veränderungen nachweisen, die durch eine Frequenzabnahme und eine Zunahme der Amplitudengröße gekennzeichnet sind. Je geringer die Frequenz, um so ausgeprägter die Enzephalopathie.

Neuerdings können auch evozierte Potentiale zur Beurteilung einer Hirnfunktionsstörung herangezogen werden. Als besonders empfindlich hat sich dabei die Untersuchung endogen evozierter Potentiale anhand der sog. P300-Welle erwiesen. Die diagnostische Treffsicherheit war größer als mit dem EEG und mit visuell evozierten Potentialen (Weissenborn et al. 1990).

Diese Symptome werden in etwa 90 % von einer Erhöhung des Ammoniakspiegels im Blut begleitet. Foetor hepaticus und Hyperventilation sind weitere, aber inkonstante Merkmale. Alle diese Krankheitserscheinungen sind potentiell reversibel.

13.5.1 Schweregrad

Verschiedene semiquantitative Graduierungen mit klinischen Parametern, die sich alle sehr ähneln, wurden entwickelt, wobei eine Einteilung in 4 oder 5 Stadien erfolgt (Abb. 2). Keine Abweichung vom Normalen entspricht dem Stadium 0. Schlafstörungen, Beeinträchtigung der Aufmerksamkeit und Konzentration sowie der intellektuellen Leistungsfähigkeit und Veränderungen der Persönlichkeit, die man mit dem Schlagwort „geistesabwesend" charakterisieren kann, werden als Stadium I bezeichnet. Auffällige Verlangsamung, deutliche Verminderungen der intellektuellen Funktionen und prägnante Persönlichkeitsveränderungen kennzeichnen das Stadium II. Im Stadium III ist der Patient somnolent und desorientiert. Die intellektuellen Funktionen sind erloschen. Im Stadium IV liegt eine Bewußtlosigkeit vor, so daß dieser Zustand dem Koma im engeren Sinne entspricht.

13.5.2 Psychometrie

Während die Stadien II–IV relativ einfach und zuverlässig festzustellen sind, kann die Beurteilung des Stadium I oder des Überganges zwischen dem Normalen und dem Pathologischen schwierig sein. Denn die verbale Intelligenz ist in den Anfangsstadien noch erhalten, jedoch sind psychomotorische Fähigkeiten, Reaktionsgeschwindigkeit, Gestaltserfassung, Gedächtnis und Konzentration beeinträchtigt. Eine objektive Beurteilung leichtgradiger Veränderungen ist mit psychometrischen Testverfahren möglich. Sie gestatten eine meßbare Beurteilung differenter Hirnfunktionen, wobei die Testergebnisse auf Normwerte bezogen werden, so daß eine quantifizierbare Aussage möglich ist. Am bekanntesten ist der Zahlenverbindungstest („trail making test, number connection test"), der am häufigsten zur Beurteilung einer HE herangezogen wird. Darüber hinaus werden häufig keine, manchmal wenige zusätzliche Teste und gelegentlich komplexe Testbatterien zur Diagnostik verwandt, wobei von den einzelnen Untersuchern verschiedene Testverfahren in unterschiedlichen Kombinationen eingesetzt werden. Ein standardisiertes, allgemein anerkanntes Untersuchungsprogramm zur Bewertung einer Enzephalopathie gibt es leider noch nicht. In einer Diskriminanzanalyse an Patienten mit Leberzirrhose, Alkoholikern ohne Zirrhose und Kontrollen war eine bestmögliche Trennung der Gruppen durch die Bereiche der intellektuellen und mnestischen Funktionen (CFT2 „Culture Fair Intelligence Test", Zahlensymboltest/HAWIE, Benton-Test), Aufmerksamkeit und Konzentration (Test d2) und Feinmotorik (Liniennachfahren, Zielpunktieren „aiming", Handruhe „steadiness") gegeben. Damit sind die Dimensionen, die schon von den „alten" Klinikern bei ihren orientierenden Untersuchungen (Schriftprobe, serielle Subtraktionsaufgaben, Reproduktion einfacher geometrischer Figuren) als bedeutsam angesehen wurden, in ihrer diagnostischen Wertigkeit bestätigt (Schomerus et al. 1981).

Eine minimale Psychometrie ist mit dem PSE-Syndrom-Test möglich, mit dem das Zahlenverbinden und das Liniennachfahren geprüft werden. Er ist kostenlos erhältlich und der Zeitaufwand ist mit ca. 7 min. gering. Dieser Test kann auch zur Verlaufs- und damit zur Therapiekontrolle herangezogen werden.

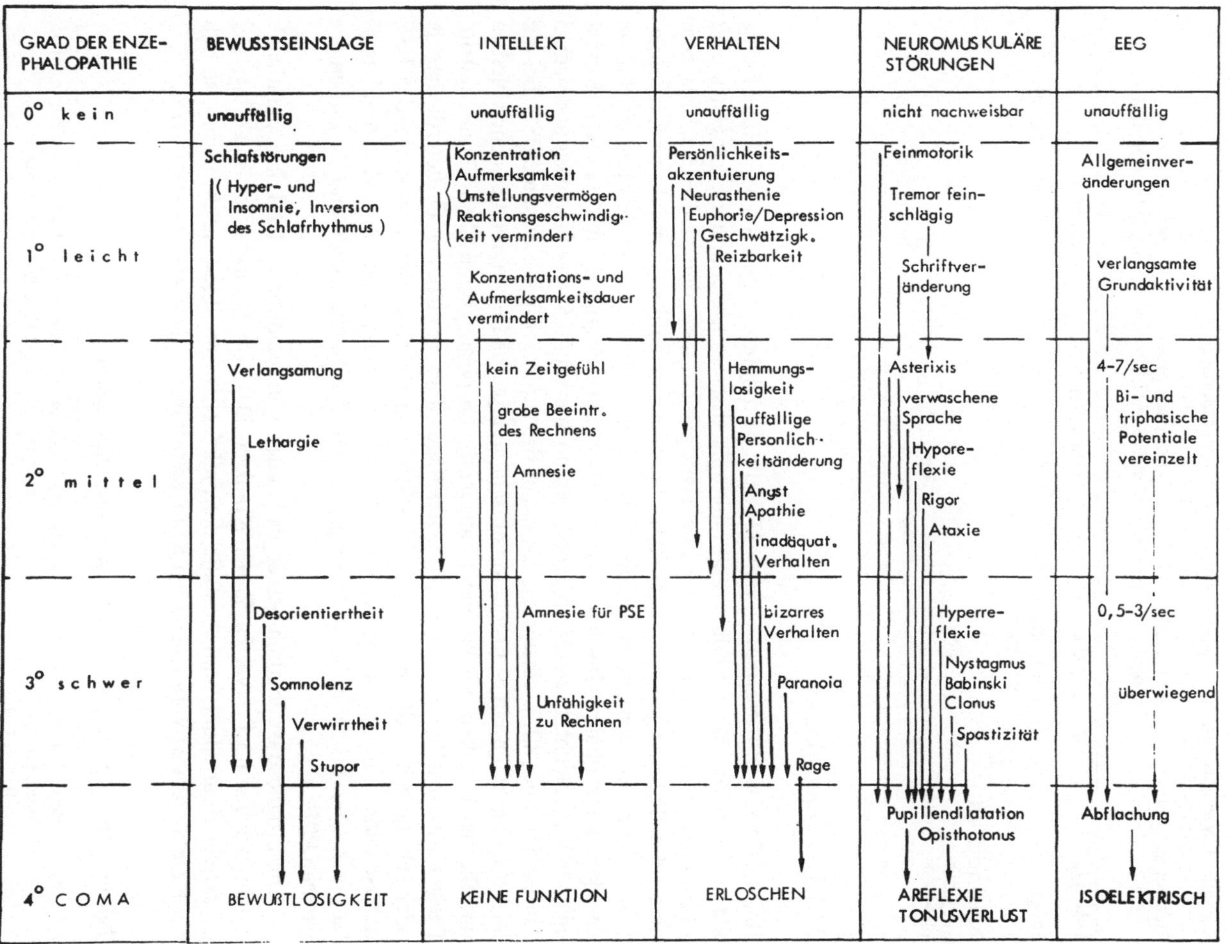

Abb. 2. Symptomatologie bei portosystemischer Enzephalopathie (Mod. nach Conn u. Lieberthal 1979)

Tabelle 3. Verlaufsformen der portosystemischen Enzephalopathie

Bezeichnungen	akut rezidiv. PSE, exogenes Leberausfallskoma	chronisch persistierende PSE	latente PSE subklinische PSE
Prävalenz	ca. 25 %	sehr selten	ca. 60 %
Prognose	in 5 Jahren ca. 80 % verstorben	?	in 5 Jahren ca. 50 % verstorben
Krankheitswert subjektiv objektiv	erheblich erheblich	deutlich deutlich	geringe gering besonders Feinmotorik

13.5.3 Verlaufsformen

Bei der PSE sind 3 Verlaufsformen (Tabelle 3) möglich (Egberts 1987). Erstens die klassische Form, akut rezidivierend oder episodisch auftretend, auch exogenes oder Leberausfallskoma genannt. Über ihre Häufigkeit finden sich zahlreiche, aber sehr unterschiedliche Angaben. Bei 25–50 % aller Leberzirrhotiker ist mit dieser Komplikation im Krankheitsverlauf zu rechnen. Der Krankheitswert ist subjektiv und objektiv in der akuten enzephalopathischen Phase erheblich. Die Prognose nach der ersten Komaepisode ist schlecht, nach einem Jahr leben noch etwa 50 % der Patienten und nach 5 Jahren sind über 80 % verstorben. Zweitens die chronisch-persistierende PSE, bei der leicht- und mittelgradige enzephalopathische Symptome fortwährend bestehen bleiben und die bei Kranken mit besonders ausgeprägten portosystemischen Shunts auftritt. Diese Form ist selten. Prognostische Daten liegen über sie nicht vor. Drittens die latente oder subklinische PSE, die sich nur graduell von der chronisch-persistierenden PSE unterscheidet. Ihre Prävalenz bei Zirrhotikern mit portosystemischem Kollateralkreislauf ist häufig, bis zu 60 %, in Abhängigkeit von Patientenauswahl und Definition der latenten PSE.

Die Prognose ist deutlich besser als bei der akut rezidivierenden Form, denn nach 5 Jahren leben noch etwa 50 % der Kranken. Das Krankheitsgefühl ist gering. Bei objektiver Beurteilung sind Ausfälle der praktischen Intelligenz nachweisbar, so daß der Krankheitswert vorwiegend bei Kranken mit manuellen Berufen zutage tritt.

Tabelle 4. Differentialdiagnose metabolischer Enzephalopathien

Ursache	Bewußtsein und intellektuelle Funktion	Asterixis	andere neurologische Zeichen	Foetor hepaticus	Atemfrequenz	EEG-Frequenz	Ammoniak
PSE	↓	+	+	(+)	↑	langsam	
Leberzerfallskoma	↓	+	+	+	↑	langsam	
CO_2 Narkose	↓	+	selten	−	↓	langsam	normal
Urämie	↓	+	selten	−	↓	langsam	normal
Barbituratintoxikation	↓	selten	selten	−	↑	langsam	normal

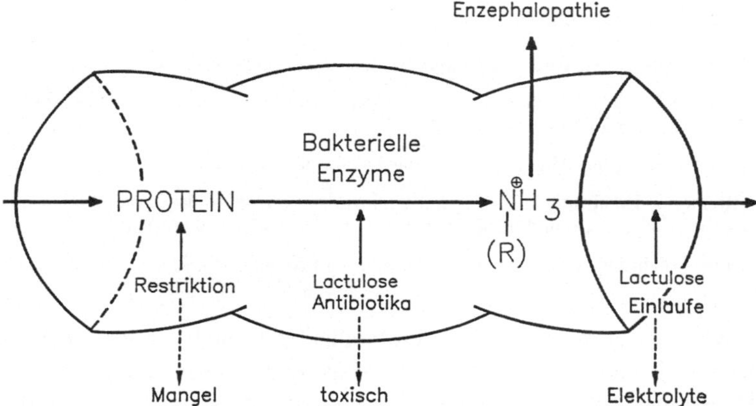

Abb. 3. Toxinhypothese

13.6 Differentialdiagnose

Da aufgrund der zentralnervösen Symptomatik keine Differenzierung der Komagenese erfolgen kann, müssen alle Erkrankungen, die mit einem Koma einhergehen können, in die Differentialdiagnose mit einbezogen werden (Tabelle 4). Der Flattertremor „Asterixis" ist nicht pathognomonisch für eine HE, sondern häufig besonders gut bei Urämie und CO2-Narkose nachweisbar. Foetor hepaticus und erhöhte Ammoniakkonzentrationen sind die wichtigsten Kriterien für die Diagnose einer HE, aber der Foeter hepaticus ist ein inkonstantes Merkmal und bei HE sind in bis zu 10 % die Ammoniakwerte normal. Die Kombination einer Leberkrankheit mit erhöhtem Ammoniak und einem Koma aus ganz anderer Ursache ist möglich, so daß erhöhte Ammoniakwerte allein nicht diagnostisch für eine HE sind.

13.7 Therapie der PSE

Da die Pathogenese der PSE nach wie vor ungeklärt ist, beruhen alle therapeutischen Maßnahmen auf Hypothesen. Die konventionelle Therapie (Abb. 3) besteht in Eiweißrestriktion, der Gabe schwer resorbierbarer Antibiotika und Lactulose sowie Purgieren. Die therapeutische Wirksamkeit dieser Maßnahmen ist gesichert. Sie haben ihre rationale Grundlage in der Toxin- oder Ammoniakhypothese. Der Angriffspunkt der Behandlung ist im Dickdarm, wo durch Bakterien aus stickstoffhaltigen Substraten toxische Produkte gebildet werden. Sie werden von der Leber nicht mehr entgiftet oder gelangen durch Kollateralkreisläufe an der Leber vorbei in den systemischen Kreislauf. Durch Eiweißrestriktion erfolgt eine Substratverminderung, so daß weniger Toxine gebildet werden können. Bei chronischer PSE muß die Eiweißverträglichkeit individuell ermittelt werden. Verschiedene Eiweiße wirken sich in unterschiedlicher Weise auf die Enzephalopathie aus, so daß man eine Hierarchie in der Proteintoxizität aufstellen kann: am gefährlichsten ist Blut, dann folgt Fleisch, Fisch und Milcheiweiß, während rein pflanzliches Protein die geringsten Auswirkungen zeigt. Deshalb läßt sich mit einer konsequenten vegetarischen Diät eine bessere Eiweißverträglichkeit erreichen.

Tabelle 5. Komatherapie ab Grad II

- Diuretika/Sedativa absetzen, Blutung stillen, Infektion beseitigen

- Einläufe 1 l 50 % Lactulose 2- bis 3mal am 1. Tag Lactulose 3 x 30 ml pro 24 h + Neomycin
  4 x 1,5 bis 2 g/24 h oral/Sonde

- Glukose 200 g pro 24 h + Komalösung 1–1,5 l pro 24 h i.v.

- Parenterale Ernährung ab 2. Tag mit Glukose und mit leberadaptierten Aminosäurelösungen 1 g/kg
  Körpergewicht/24 h und mit Fett bis 50 % der Nicht-Eiweißkalorien

- Orale Ernährung so früh wie möglich mit 20 g Proteinrestriktion, Steigerung 10g-weise alle 3 Tage

Mit schwer resorbierbaren Antibiotika oder durch nur von Dickdarmbakterien zu
metabolisierenden Disacchariden wie Laktulose und neuerdings auch Lactitol werden
die Darmbakterien so beeinflußt, daß weniger Toxine produziert werden.

Schließlich können die Giftstoffe aus dem Dickdarm durch laxierende Maßnahmen
beschleunigt entfernt werden.

Die Behandlung mit verzweigtkettigen Aminosäuren (VKAS), Leucin, Isoleucin
und Valin, basiert ursprünglich auf der Falschen-Neurotransmitter-Hypothese. Durch
gesteigerte Zufuhr von VKAS soll das Aminosäurenungleichgewicht im Blut verbessert und der gestörte Transport dieser Aminosäuren in das Gehirn normalisiert werden,
um so eine Überflutung des Gehirns mit den um ein gemeinsames Transportsystem
konkurrierenden Aminosäuren Phenylalanin und Tyrosin sowie Tryptophan zu brem-
sen und dadurch die Synthese falscher Neurotransmitter und des Serotonin zu vermindern. Inzwischen ist diese kontrovers diskutierte Annahme um einen zusätzlichen
Wirkungsmechanismus, die Verbesserung der intrazerebralen Ammoniakentgiftung,
erweitert worden, womit eine Brücke zur Ammoniakhypothese geschlagen wird. Die
Behandlung mit VKAS wird nicht allgemein anerkannt, obwohl kritische Bewertungen
der mittlerweile sehr zahlreichen klinischen Untersuchungen eine therapeutische Wirksamkeit aufzeigen (Naylor et al. 1988). Keine Unstimmigkeiten bestehen jedoch hinsichtlich der gefahrlosen Stickstoffzufuhr mit VKAS, die es ermöglicht, die Stickstoff-
bilanz zu verbessern, wenn infolge ausgeprägter Proteinintoleranz das Eiweißminimum
in der Diät unterschritten werden muß.

13.7.1 Praktisches Vorgehen

Bei der Therapie einer Komaepisode Stadium II ist eine stationäre Behandlung erforderlich (Tabelle 5). An erster Stelle der Komatherapie steht die Beseitigung der auslö-
senden Ursachen, wie z. B. die Stillung einer gastrointestinalen Blutung, das Absetzen
von Diuretika, Sedativa, Hypnotika und Analgetika sowie die Behandlung einer Infektion. Aber nicht immer ist die Komaursache bekannt und nicht immer läßt sie sich
ausschalten.

Obligat ist die Behandlung der Hyperammoniämie. Hohe Einläufe mit 1 l mit
Wasser verdünnter Lactulose im Verhältnis 1:1 werden in den ersten 24 h zwei- bis
dreimal durchgeführt, um die Zeit bis zum Wirkungseintritt der oral oder per Sonde
applizierten Lactulose von etwa 3 x 30 ml pro 24 h und der gleichzeitigen Gabe von
Neomycin 4 x 1,5–2 g pro 24 h zu überbrücken. Eine Zufuhr von Kalorien in Form von
Glukose vermindert die Katabolie als mögliche Miturssache eines Komas und sollte

sofort eingeleitet werden. In den ersten 24 h werden 200 bis 300 g Glukose, dann 400–500 g Glukose pro Tag infundiert. Komalösungen enthalten eine besonders hohe Konzentration verzweigtkettiger Aminosäuren und sind nur für die Behandlung des Komas und nicht für die parenterale Ernährung geeignet. Sie sollten deshalb nicht länger als 2 Tage gegeben werden. Unter hochdosierter Infusion 1–1,5 l pro 24 h kommt es manchmal zu einer erstaunlich raschen Besserung. Bei länger anhaltendem Koma wird eine komplette parenterale Ernährung und damit auch die Zufuhr von Aminosäurelösungen erforderlich, die ein vollständiges Aminosäuremuster enthalten. Unter Berücksichtigung der charakteristischen Aminosäureimbalanz bei chronisch Leberkranken ist dabei den leberadaptierten Aminosäurelösungen der Vorzug zu geben. Diese Aminosäurelösungen enthalten einen besonders hohen Anteil verzweigtkettiger und einen verminderten Anteil aromatischer Aminosäuren. Ein Teil der Nicht-Eiweißkalorien, bis zu 50 %, können in Form von Fett appliziert werden, womit eine Glukoseverwertungsstörung umgangen wird. Die orale Ernährung sollte so früh wie möglich wieder aufgenommen werden, zunächst mit einer Proteinrestriktion von etwa 20 g Eiweiß pro Tag mit schrittweiser Steigerung um 10 g etwa alle 3 Tage bzw. nach Verträglichkeit.

Bei der chronischen portosystemischen Enzephalopathie (Tabelle 6) muß die Eiweißtoleranz individuell ermittelt werden. Eine generelle Eiweißrestriktion bei Kranken mit Leberzirrhose ist Unsinn. Vielmehr soll eine ausreichende Eiweißzufuhr sichergestellt werden, um eine Verschlechterung des Ernährungszustandes zu verhindern. Die Eiweißtoleranz kann durch diätetische Maßnahmen, wie z. B. durch Bevorzugung pflanzlichen Proteins, faserreicher Kost und durch eine gleichmäßige Verteilung der Eiweißzufuhr über den Tag hin, verbessert werden. Durch Lactulose läßt sich die Eiweißtoleranz ebenfalls steigern, wenn sie so dosiert wird, daß zwei Stühle pro Tag abgesetzt werden. Bei Malnutrition oder bei einer Eiweißintoleranz, die eine minimale Proteinzufuhr von 50 g (0,8 g/kg Körpergewicht) Eiweiß pro Tag nicht gestattet, sollten Eiweißbausteine in Form verzweigtkettiger Aminosäuren in einer Dosierung von 0,25 g/kg Körpergewicht und Tag, verteilt auf 3 Dosen, zugeführt werden.

13.7.2 Benzodiazepinantagonisten

Mit dem Benzodiapezinantagonisten Flumazenil ist ein neues Behandlungsprinzip gefunden worden, welches seine rationale Begründung in der GABA-Hypothese findet. Unkontrollierte Studien mit Flumazenil zeigen eine Ansprechrate von 66 %, während zwei Placebo-kontrollierte Untersuchungen enttäuschende, eine dritte jedoch vorteilhafte Ergebnisse lieferten. Allerdings war die Besserung der Enzephalopathie nur sehr

Tabelle 6. Dauertherapie der PSE

– Eiweißzufuhr nach individueller Toleranz beschränken

– Bevorzugung pflanzlicher Proteine, faserreiche Kost, gleichmäßige Verteilung

– Lactulose nach Stuhlfrequenz dosieren: 2 Stühle/24 h

– VKAS 0,25 g/kg/24 h in 3 Dosen bei Malnutrition und bei Eiweißtoleranz < als 50 g (0,8 g/kg Körpergewicht) Eiweiß pro 24 H kurzfristig und graduell. Bis zur Klärung der Behandlungsindikation, Dosierung und Dauer, ist die Therapie mit Flumazenil als experimentell anzusehen. Lediglich im Falle einer durch Benzodiazepingabe (z. B. Sedierung bei Endoskopie) ist die Behandlung mit Flumazenil auch außerhalb von Studien gerechtfertigt (Übersicht: Plauth u. Egberts 1992).

Literatur

Basile AS, Hughes RD, Harrison PM et al. (1991) Elevated concentrations of 1,4-benzodiazepines in fulminant hepatic failure. N Engl J Med 325:473–478

Conn HO, Bircher J (eds) (1988) Hepatic encephalopathy: Management with Lactulose and related carbohydrates. Medi-ED Press, East Lansing; Michigan

Conn HO, Lieberthal M (eds) (1979) The hepatic coma syndromes and lactulose. Williams & Wilkens CO, Baltimore

Egberts EH (1987) Therapie der hepatischen Enzephalopathie. Leber Magen Darm 4:244–273

Ferenci P (1991) Pathophysiology of hepatic encephalopathy. Hepato-Gastroenter 38:371–376

Hindfelt B, Plum F, Duffy TE (1977) Effect of acute ammonia intoxication on cerebral metabolism in rats with portocaval shunts. J Clin Invest 59:386–396

James JH, Escourrou J, Fisher E (1978) Blood brain neutral amino acid transport activity is increased after portocaval anastomsis. Science 200:1395–1397

James JH, Zipparo V, Jeppson B et al. (1979) Hyperammonemia, plasma amino acid imbalance and blood-brain amino acid transport: a unified theory of portal-systemic encephalopathy. Lancet ii:772–775

Kretz FJ, Löscher W, Peisdersky B et al. (1990) Flumazenil (Anexate): Pharmakodynamik, Pharmako-kinetik, Indikationen und Kontraindikationen. Med Klin 85:156–160

Livingstone AS, Ptovin M, Goresky CA (1977) Changes in the blood brain barrier in hepatic coma after hepatectomy in the rat. Gastroenterology 73:697–704

Mullen KD, Szauter KM, Kaminsky-Russ K (1990) „Endogenous“ benzodiazepine activity in body fluids of patients with hepatic encephalopathy. Lancet 336:81

Naylor CD, O Rourke K, Detsky AS, Baker JP (1988) Parenteral nutrition with branched-chain amino acids in hepatic encephalopathy. A meta-analysis. Gastroenterology 97:1033–1042

Plauth M, Egberts EH (1993) Was ist gesichert in der Therpaie der hepatischen Enzeophalopathie. Internist 34:35–42

Schomerus H, Hamster W, Blunck et al. (1981) Latent portosystemic encephalopathy. Dig Dis Sci 26:622–630

Van Caulert C, Deviller C, Halff M (1992) Troubles provoques par l'ingestion de sels ammoniacaux chez l'homme atteint de cirrhose de Laennec. C R Soc Biol 111:739–748

Weissenborn K, Scholz M, Hinrichs H et al. (1990) Neurophysiological assessment of early hepatic encephalopathy. J Electroenceph Clin Neurophysiol 75:289–295

Zieve L, Doizaki WM, Zieve FJ (1979) Synergism between mercaptans and ammonia and fatty acids in the production of coma: a possible role for mercaptans in the pathogenesis of hepatic coma. J Lab Clin Med 83:16–28

Diskussion zu Vortrag 13

N. N.
Welche Rolle spielen die Phenole bei der hepatischen Enzephalopathie?

Prof. Dr. E.-H. Egberts
Die Rolle der Phenole ist beim Menschen nur schlecht untersucht. Sie ist methodisch schwer zu bestimmen, im Schrifttum liegen nur vereinzelte Mitteilungen dazu vor.

Die Phenole sind im Serum von Leberzirrhotikern erhöht, wobei keine gute Korrelation zum Ausmaß der hepatischen Enzephalopathie besteht.

N. N.
Stammt das Ammoniak ausschließlich von Darmbakterien oder entsteht es auch intramediär?

Prof. Dr. E.-H. Egberts
Das Ammoniak stammt sicher zum Teil aus dem Dickdarm, zu einem erheblichen Teil entsteht es allerdings auch intermediär im Dünndarm.

Bei Experimenten am isolierten Rattendünndarm wird die Ammoniakproduktion durch Zugabe von Neomycin in der Rattendünndarmschleimhaut vermindert. Inwieweit Neomycin auch beim Mensch in der Dünndarmschleimhaut zu einer Verminderung der Ammoniakproduktion führt, ist unbekannt. Bisher geht man davon aus, daß durch Neomycin vor allem die Ammoniakproduktion der Dickdarmflora herabgesetzt wird.

N. N.
Sind die Patienten, außer daß sie apathisch und in ihrer Konzentration eingeschränkt sind, psychopathologisch in irgendeiner Weise auffällig? Ich frage wegen des erhöhten Serotonins.

Prof. Dr. E.-H. Egberts
Da es sich meist um internistische Patienten handelt, gibt es dazu keine aussagekräftigen Untersuchungen, lediglich einige Kasuistiken.

Prof. Dr. G. Huber
Wurden ihre Patienten auch psychopathometrisch untersucht?

Prof. Dr. E.-H. Egberts
Ja. Diese Untersuchungen waren sehr umfangreich und wurden in Zusammenarbeit mit einem Psychologen im Rahmen von Fahrtauglichkeitsuntersuchungen durchgeführt.

Wir haben ihm Patienten geschickt, die wir nach einer orientierenden klinischen Prüfung nicht für neurologisch bzw. psychiatrisch auffällig hielten. Bei einem relativ hohen Prozentsatz dieser Patienten fanden sich jedoch so erhebliche Einschränkungen der Reaktionsgeschwindigkeit und der Konzentrationsfähigkeit, daß sie eine Fahrtauglichkeitsprüfung nicht bestanden hätten.

Mit dem Freiburger Persönlichkeitsinventar – in dem Polaritätenprofil unter Eigenschaftswörterliste sowie einer Liste körperlicher Symptome – wurde bei diesen Untersuchungen eine vermehrte affektive Stör- und Irritierbarkeit und affektive und stimmungsmäßige Labilisierung sowie Beeinträchtigung der subjektiven Befindlichkeit mit vermehrten Beschwerden gefunden.

Prof. Dr. D. Ploog
Welche Histopathologie findet man bei der Enzephalopathie?

Prof. Dr. E.-H. Egberts
Histopathologisch findet man bei einer portosystemischen Enzephalopathie fast kein pathologisches Substrat, lediglich eine geringe unspezifische Vermehrung der Gliazellen, wobei es sich um Alzheimer-Typ II-Zellen handelt. Dazu paßt, daß die Erkrankung voll reversibel ist. Ein völlig anderes Bild ergibt sich beim Leberzerfallskoma. Hier kommt es in 70–80 % der Fälle zu einem schweren Hirnödem, das letzlich das Krankheitsbild terminiert.

Schlußwort

R. SCHÜTTLER

Wir sind am Ende eines anstrengenden, aber auch sehr anregenden Tages angelangt. Anregend insbesondere deswegen, als wir heute ausgiebig Gelegenheit gehabt haben, ein bißchen über die engeren Grenzen der Psychiatrie hinauszuschauen, den einen oder anderen Gedanken aufzugreifen, in welchen Punkten eine bessere Zusammenarbeit mit anderen ärztlichen Disziplinen sinnvoll und für das Wohl unserer Patienten wünschenswert wäre.

Ich danke Herrn Rohde für die Gastfreundschaft, die wir im Hause Tropon wieder einmal erfahren haben, und ich würde mich freuen, wenn uns diese Zusammenkünfte trotz der zunehmend schwierigeren Kostensituation auch in den kommenden Jahren erhalten blieben. Ich danke Herrn Heininger für die sorgfältige Vorbereitung dieses Symposiums und allen Mitarbeitern der Firma Tropon, die zum reibungslosen und erfolgreichen Ablauf dieser Veranstaltung beigetragen haben. Allen Referenten und Diskutanten danke ich für ihre fundierten Beiträge, und nicht zuletzt möchte ich auch dem Auditorium meinen Dank aussprechen für die Disziplin, bis zum Abend auszuharren. Ich wünsche Ihnen allen einen guten Heimweg und ein schönes Wochenende.

Sachverzeichnis